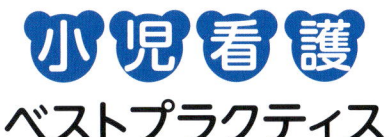

小児看護ベストプラクティス

小児看護とアレルギー疾患

[監　修] 及川郁子（聖路加看護大学教授）
[責任編集] 山元恵子（富山福祉短期大学看護学科教授）

アレルギーマーチとともに歩む
子どもたちへの看護

Care for Children with Allergic Diseases
Progressing throughout Their Lives
— Allergy March.

監修のことば

　わが国の小児の保健・医療水準が世界トップレベルにあるといわれるようになったのは、いつごろからでしょうか。今日の子どもたちを取り巻く家庭や社会環境は厳しく、家庭機能の弱体化、社会的格差や貧困は、子どもの生活や健康にも影響を及ぼしています。他方、医療の高度化・複雑化に伴う業務量の増大は医療現場の疲弊をもたらし、小児医療環境においても例外ではありません。2010年3月に出された「チーム医療の推進に関する検討会報告書」によると、医療に従事する多種多様な医療スタッフが各々の専門性を高め、互いに連携・補完し合うことが医療や患者の生活の質の向上に必要であるとしています。

　未来を担う子どもたちを健やかに育てることは、小児看護の重要な役割です。家庭にいる子どもたち、医療の場に身を置かなければいけない子どもたち、施設で過ごす子どもたち、どのような状況にある子どもたちであっても、子どもらしく安心して過ごすことができるように保障されなければなりません。家族を含めた子どもたちにかかわる多くの人々（職種）とともに、小児看護が担うべき役割を明確にしながら子どもたちを支援していくことが求められていると思います。

　『小児看護ベストプラクティス』は、小児の保健・医療が抱える今日的課題を視野に入れながら、小児看護を実践していくうえで重要と考えられるテーマを巻ごとに選定し、編集しました。それぞれの第一線で活躍している実践家や研究者に執筆をお願いし、科学的・論理的裏づけを基に、子どもや家族への看護に必要な知識や技術、アプローチの手法をていねいに解説いただきました。また、小児看護を専門としている看護師のみならず、成人の混合病棟で子どものケアに携わる看護師、新人看護師、学校や地域などで子どもたちをケアする看護職の方々にも活用していただけるよう、子どもの発達段階の特徴や具体的事例なども盛り込んでいます。

　子どもや家族のケアで困ったとき、もっとよいケアを提供したいと思うとき、手に取ってみてください。きっと多くのヒントを与えてくれるでしょう。

　小児看護に携わる多くの方々に活用いただけることを願っています。

2010年8月

『小児看護ベストプラクティス』監修者
及川郁子

序文
アレルギーマーチとともに歩む子どもたちへの看護

> 歩こう歩こう私は元気／歩くの大好きどんどん行こう
> 坂道 トンネル 草っぱら／一本橋にデコボコ砂利道
> クモの巣くぐって下り道
> （「さんぽ」（『となりのトトロ』挿入歌。作詞：中川季枝子、作曲：久石譲）
>
> 日本音楽著作権協会（出）許諾第 1110156-101 号

——こう口ずさみながら、アレルギーマーチの道のりを一歩一歩、健康な状態に向かって元気に歩いているアレルギーの子どもたちの姿を想像してください。

　アトピー皮膚炎やぜんそく、花粉症、シックハウス症候群で苦しみながらも、さまざまな症状を渡り歩き、時にくじけそうになっても、前進し、アレルギーを克服し、「トトロの森」から社会へ羽ばたいていく。私たちは臨床現場でそういう子どもをたくさん見てきました。

　私は、小児看護の実践者の立場からアレルギー（疾患）をとらえ、子どもたちやご家族を支援することの重要性を感じています。子どもたちは日々成長・発達する存在であり、これは"アレルギーマーチ"を進む子どもたちも同様です。その子たちにとっての成長・発達は、その時期に現れるアレルギーとともにあります。

　アレルギー症状は自らの努力と環境によってコントロールできることもあります。"アレルギーマーチ"を進む子どもは、アレルギーについて、専門的で適正なケアや知識の提供を受けることにより、自身のもつ免疫力と回復力を活かし、ケアを継続させる精神力を向上させ、セルフケア能力を高めていきます。すなわち、"アレルギーマーチ"を進む子どもは、適切な看護介入により、アレルギーとうまく付き合いつつ、明るく元気な成長・発達を遂げ、さらに困難に打ち勝つ精神力を身につけることができるのです。

　子どもたちを取り巻く社会環境、生活環境は年々、複雑さを増し変化しています。日々の生活では知らないうちに、化学物質などの環境中に潜む有害物質が、一番の弱者である「子どもの成長・発達」の環境因子として影響を与え、アレルギー疾患を引き起こす要因となっています。家族や学校などのあり方や生活様式（食事、睡眠、住居、衣類）の変化など、さまざまな要因が絡み合った結果なのでしょうが、この20年間で喘息の子どもは3倍、肥満傾向の子どもは1.5倍になっています。また、男児の出生率の低下等の変化もあります。

私は、子どもの病気はアレルギーに限らず、単に「個体のもつ特有の脆弱な状態」ではなく、「大人が長い時代で引き起こした自然環境の破壊や社会環境の悪化や変化のリスクの積み重ねによるツケ」が、子どもに転嫁された結果であると考えています。それが子どもの先天的疾患の発生を高めたり、アレルギーマーチの根っこの部分を形成しているのではないでしょうか。子どもは、お母さんのお腹の中では、胎児として母体に蓄積された化学物質を直接取り入れ、出生後には、新生児として母乳をとおして母親の身体の中にある化学物質を引き継いでいきます。乳児、幼児は、成人と比較して乳製品や果物等の摂取量が相対的に多いことから、それらの食品に特に残留傾向の強い化学物質を多く摂取することになります。生活の中では、新生児・乳児は床、カーペット、ベビーベッドなどで過ごす機会が多いため、その表面に付着したダニやハウスダスト、化学物質に侵されやすい環境にあります。アレルギーは世代の連鎖によって形成される側面があるのです。これについては平成22年度から、環境省が、子どもの健康と環境に関する「エコチル調査」として、大規模な疫学調査を開始しました。この調査の成果により、アレルギーの要因が究明され、アレルギーの子どもたちの未来に心地よい生活が期待できるかもしれません。

　本書は子どものアレルギーにかかわる専門職がチームとして作成した書であり、子どもたちが自らの成長の過程のなかでアレルギーを克服していく「応援の行進曲」です。アレルギーをもつ子どもたちは、そうでない子どもたちと同様、日々成長・発達しています。本書が、子どもたちの未来に影響を与える小児看護の実践に活かされることを期待しています。

『小児看護とアレルギー疾患』責任編集者

山元恵子

シリーズ：小児看護ベストプラクティス
アレルギー疾患の看護

■監修
及川郁子　　聖路加看護大学小児看護学　教授

■責任編集者
山元恵子　　富山福祉短期大学看護学科　教授／春日部市立病院　看護部顧問

■編集協力者
高橋　亮　　国際親善総合病院　看護課長／桜美林大学加齢・発達研究所　連携研究員

■医学監修
澁谷和彦　　東京都立小児総合医療センター　総合周産期母子医療センター新生児部門　部門長
　　　　　　　　　　　　　　　　　　　　救命・集中治療部　部門長
　　　　　　　　　　　　　　　　　　　　循環器科部長

■編集委員（五十音順）
及川郁子　　聖路加看護大学小児看護学　教授
草場ヒフミ　宮崎大学医学部看護学科　教授
澁谷和彦　　東京都立小児総合医療センター　部長
西海真理　　国立成育医療研究センター　小児看護専門看護師
古橋知子　　福島県立医科大学看護学部／附属病院　小児看護専門看護師
山元恵子　　富山福祉短期大学看護学科　教授／春日部市立病院　看護部顧問

■執筆者（執筆順）
山元恵子
白石昌久[1]　獨協医科大学越谷病院小児科
赤澤　晃[1]　東京都立小児総合医療センター
　　　　　　からだの専門診療部アレルギー科
高橋　亮
宮口由美　　国立病院機構相模原病院
奥野由美子　福岡女学院看護大学看護学部看護学科
徳永美由紀　国立病院機構相模原病院
細谷美幸　　元国立病院機構相模原病院
真鍋健一[2]　熊本医療センター薬剤科
阿部さとみ　元国立病院機構相模原病院
林　哲也　　積水化学工業株式会社住宅カンパニー技術部
加瀬由美子　国立成育医療研究センター
相良眞一[2]　国立成育医療研究センター薬剤部

高橋英夫[1]　名古屋大学大学院医学系研究科
　　　　　　救急・集中治療医学
奥山眞紀子[1]　国立成育医療研究センターこころの診療部
益子育代　　東京都立小児総合医療センター専門外来
　　　　　　（小児アレルギー・エデュケーター）
嶋田清隆[3]　国立病院機構福岡病院呼吸リハビリ棟
小田嶋博　　国立病院機構福岡病院小児科
池本美智子[4]　国立病院機構九州医療センター栄養管理室
住吉敦子[5]　国立病院機構福岡病院臨床検査科
西浦明彦[5]　国立病院機構福岡病院臨床検査科
栗山真理子　ＮＰＯ法人アレルギー児を支える全国ネット
　　　　　　「アラジーポット」
保坂幸一[4]　春日部市立病院栄養科

[1]医師　[2]薬剤師　[3]健康運動指導士　[4]栄養士　[5]臨床検査技師

Contents

監修のことば（及川郁子）·················1

序文（山元恵子）·················2

Chapter1　小児アレルギーの理解（白石昌久）
- **Section1**　小児アレルギー疾患のとらえ方·················8

Chapter2　アレルギー疾患の病態と理解（赤澤　晃）
- **Section1**　アレルギーの発症機序·················16
- **Section2**　アレルギーの原因物質·················22
- **Section3**　皮膚の構造と病変の見方·················28
- **Section4**　呼吸器の構造と病変の見方·················32
- **Section5**　免疫学的機序と食物アレルギー·················42

Chapter3　年代別にみたアレルギー疾患の症状とケア
- **Section1**　Chapter3の内容と目的（山元恵子、高橋　亮）·················48
- **Section2**　乳児期の症状とケア
  - アトピー性皮膚炎（宮口由美）·················52
  - 気管支喘息（奥野由美子）·················62
  - 食物アレルギー（徳永美由紀）·················68
  - 蕁麻疹（細谷美幸）·················76
- **Section3**　幼児期の症状とケア
  - アトピー性皮膚炎（宮口由美）·················80
  - 気管支喘息（奥野由美子）·················88
  - 食物アレルギー（徳永美由紀）·················94
  - 蕁麻疹（細谷美幸）·················102

Section4 学童期の症状とケア
アトピー性皮膚炎（宮口由美）…………106
気管支喘息（奥野由美子）…………112
食物アレルギー（徳永美由紀）…………118
蕁麻疹（細谷美幸）…………123
シックハウス（スクール）症候群（阿部さとみ）…………126

Section5 思春期・青年期の症状とケア
アトピー性皮膚炎（阿部さとみ）…………134
気管支喘息（奥野由美子）…………140
食物アレルギー（徳永美由紀）…………146
蕁麻疹（細谷美幸）…………149
シックハウス（スクール）症候群（阿部さとみ）…………152

Section6 その他のアレルギー疾患
アレルギー性結膜疾患（奥野由美子）…………158
花粉症（加瀬由美子）…………163

Chapter4 アレルギーとセーフティマネジメント
Section1 臨床現場でのアレルギーに関連するリスク要因（赤澤 晃）
―ラテックスアレルギーの対応と予防―…………166
Section2 薬剤（相良眞一）…………170
Section3 アナフィラキシーショック（高橋英夫）…………177
Section4 患児のアレルギー情報とリスク対策（加瀬由美子、山元恵子）…………181
Section5 いじめや虐待を受けている患児への対応（奥山眞紀子）…………188

Chapter5　セルフケア支援
- **Section1**　アレルギー児への患者教育（益子育代）..................192
- **Section2**　看護に役立つ患者教育の具体的アプローチ（益子育代）..................204
- **Section3**　運動療法の進め方（嶋田清隆）..................215

Chapter6　チームで支えるセーフティネット
- **Section1**　チームで患児を支えるとは（小田嶋博）..................224
- **Section2**　チームでかかわる食物アレルギー児のフォロー（池本美智子）..................231
- **Section3**　アレルギーと検査データ（住吉敦子、西浦明彦）..................237
- **Section4**　薬剤とアレルギー（真鍋健一）..................249
- **Section5**　健康運動指導士のかかわり（嶋田清隆）..................256
- **Section6**　患児と家族を支える（栗山真理子、編集部）..................266

付録　食物アレルギー代替食品一覧（保坂幸一）..................278

Column ....9（白石昌久），87（真鍋健一），133（林　哲也），216（嶋田清隆），
217（嶋田清隆），241（住吉敦子、西浦明彦）

保護者・患者のみなさまへ..................284

索引..................286

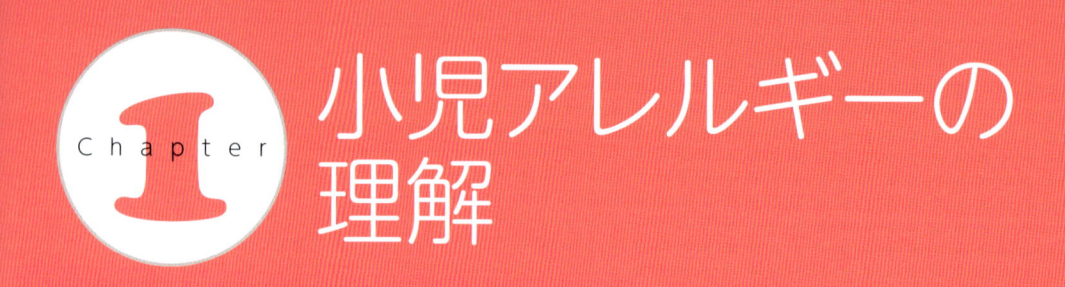

Chapter 1 小児アレルギーの理解

Section1 小児アレルギー疾患のとらえ方

✚ はじめに

　アレルギー（allergy）という言葉は、医療従事者でなくても、アトピー性皮膚炎、卵アレルギー、気管支喘息、花粉症、蕁麻疹などの言葉が連想できるほど、社会一般的に広く知られている言葉である。1992〜1994年度にかけて実施された厚生科学研究の全国調査（「アレルギー疾患の疫学的研究」［班長：関西電力病院・三河春樹］）によると、何らかのアレルギー疾患を有する者は、乳児28.9％、幼児39.1％、小児35.2％、成人29.1％であった。つまり、わが国の全人口の約3人に1人が何らかのアレルギー疾患に罹患していることを示しており[1]、国民病ともいえるほどである。

アレルギーの歴史

　人類とアレルギーのかかわりの歴史は古く、紀元前27世紀に古代エジプトの王が蜂に刺されて死亡したという記録が残っている。アレルギーは今や社会一般用語として広く用いられているが、その語源はギリシャ語で、allos（異常な）とergon（反応）が合わさってできた言葉とされている。歴史的には1906年のピ

ルケ（von Pirquet CF）の論文に登場したのが最初といわれている。アトピー（atopy）は、1923年にコカ（Coca AF）がある物質に対して家系的（先天的）に過敏に反応するものを、strange disease（不思議な病気）という意味をもつ「アトピー」とよんだのが最初である。

　世界アレルギー機構は、アレルギーとは「免疫学的機序によって開始される過敏症（反応）」と定義しているが[2]、現在ではアレルギーとアトピーという言葉は同義語として広く一般に使用されている[3]。実際はアレルギーにはいくつもの性質があり、1963年にクームス（Coombs RRA）とゲル（Gell PGH）により提唱されたアレルギーの分類（クームス分類［詳細はColumn参照］）が現在もよく用いられているが[4]、その症状は多岐にわたり古くからアレルギーに代表される免疫システムは複雑な連携が絡み合うことで成り立っていると考えられてきた。現在ではアレルギーに関与するさまざまな因子が解明され、その連携も証明されてきている。

Column

✚ クームス分類

Ⅰ型アレルギー
　即時型アレルギー、アナフィラキシー型といわれる。主にIgEが関与し、気管支喘息、アレルギー性鼻炎、蕁麻疹、アトピー性皮膚炎、アナフィラキシーなどに代表される。

Ⅱ型アレルギー
　細胞障害型、細胞融解型といわれる。細胞表面に付着した抗原に対するIgG・IgMが関与し、自己免疫性溶血性貧血、新生児溶血性貧血、特発性血小板減少性紫斑病、顆粒球減少症、グッドパスチャー症候群などに代表される。

Ⅲ型アレルギー
　免疫複合型、アルサス型といわれる。組織内で抗原と抗体（IgG・IgM）の免疫複合体が形成され、補体が活性化されることで生じる。SLE、関節リウマチ、急性糸球体腎炎、過敏性肺炎などに代表される。

Ⅳ型アレルギー
　遅延型、細胞性免疫、ツベルクリン型といわれる。ある抗原に感作されたT細胞が、再びその抗原と反応すると、IFN-α、TNF-α、IL-2などのサイトカインを放出し、細胞障害を引き起こす。接触性皮膚炎、結核の空洞形成、サルコイドーシスなどの類上皮性肉芽腫に代表され、天然痘や麻疹などの発疹もⅣ型アレルギーが関与しているといわれている。

Ⅴ型アレルギー
　Ⅱ型アレルギーの特殊型である。細胞表面上のホルモンの受容体に抗体（抗レセプター抗体）が結合することにより生じる反応である。抗インスリン抗体による高血糖、低血糖や抗アセチルコリンレセプター抗体による重症筋無力症、抗甲状腺刺激ホルモン受容体抗体によるバセドウ病、甲状腺機能低下症などがある。

アレルギー疾患の背景

➕遺伝的要素

　小児科領域では、アトピー性皮膚炎、食物アレルギー、気管支喘息、アレルギー性鼻炎などのアレルギー疾患は、臨床的、統計学的検討、遺伝子研究から遺伝的要素が強いと証明されている。

　馬場らの研究によるデータでは、両親がアトピー性皮膚炎と気管支喘息をもつ（アトピー素因、アトピー体質[1]をもつ）場合は、児がどちらか一方、もしくは両方の疾患をもつ確率が高くなり、片親が両方の疾患をもつ場合よりも有意に高かった（表1）[5]。さらに、両親が両疾患をもつ場合は、片親のみが有する場合と比べてより低年齢で発症する傾向があるとされている（表2）[5]。またエドフォース・リューブス（Edfors-Lubs ML）による研究では一卵性双生児のほうが二卵性双生児よりも二人が同じアレルギー疾患をもつ確率が高かったと報告されている[5]。

　しかしながら、遺伝的要素だけでは説明ができない場合も多くある。両親にアレルギー疾患がまったく存在しない場合でも児に発症する場合もあり、その発症と経過には遺伝的要素だけでなく環境的要素（上気道感染、大気汚染、シックハウス症候群、受動喫煙など）も強くかかわっており、臨床症状にさまざまな修飾を加えていると考えられる。

➕衛生仮説

　アレルギー疾患が近年増加傾向にあるのは、環境因子の影響が大きいと考えられている。

　衛生状態の改善に伴い、感染症の減少による免疫応答の低下が免疫系のバランスを崩し、アレルギー疾患の増加をもたらしたという仮説を衛生仮説という。乳幼児期に細菌などの微生物にさらされる環境で過ごしたほうがアレルギー疾患を発症しにくいという考えである。

➕アレルギーマーチ

　小児では乳児期に食物アレルギーを発症した児が、その後の成長とともに食物アレルギーは軽快したが、アトピー性皮膚炎が顕著に現れた、喘息を発症した、などというケースによく出会う。このようにアレルギー体質を有する個体が、年齢経過とともに原因と発現臓器を変えながら、いくつかのアレルギー疾患を発症していくことを、あたかもアレルギーを渡り歩いていくような様子から「アレル

---

[1] アトピー素因、アトピー体質
遺伝的または後天的な原因により、アレルギー反応を起こすIgE抗体をつくりやすい体質のこと。

ギーマーチ（アレルギーの行進）」という。

　この概念は1951年にラトナー（Ratner P）が、気管支喘息やアレルギー性鼻炎が、アトピー性皮膚炎などの皮膚症状とある関係をもって発症、消退することをallergic dermal-respiratory syndrome（アレルギー性皮膚呼吸器症候群）と名づけたことから始まる。1970年に馬場によって概念化されたが、アトピー性皮膚炎、気管支喘息、アレルギー性鼻炎などの主にIgE抗体が関与する疾患が一個体において次から次へと発症していく現象を表現している（図1[6)]、2[5)]）。

　年齢別にみてみると、1〜2歳ではアトピー性皮膚炎が最も頻度が高く、5〜6歳では気管支喘息の割合が増加、12〜13歳ではアレルギー性鼻炎の増加が認められる（表3）[7)]。

表1　両親のアレルギー疾患保有状態と児の発症

	アトピー性皮膚炎（AD）あるいは気管支喘息（A）		アトピー性皮膚炎（AD）および気管支喘息（A）		なし
親	両親（28例） AD　AD+A　A	片親（18例） AD　AD+A　A	両親（26例） AD　AD+A　A	片親（14例） AD　AD+A　A	両親（20例） AD　AD+A　A
児	8　　5　　6 19（67.9%）	3　　3　　2 8（44.4%）	9　　7　　6 22（84.6%）	3　　2　　3 8（57.1%）	2　　0　　1 3（15.0%）

（馬場　実：小児アレルギーのすべて；アレルギーマーチ．小児科診療，61（4）：482，1998[5)] より）

表2　アトピー素因と気管支喘息発症年齢

アレルギー疾患の有無	発症年齢							2歳未満発症
	0歳	1歳	2歳	3歳	4歳	≥5歳	計	
両親（+）	16 26.2%	19 31.1%	14 23.0%	2 3.3%	6 9.8%	4 6.6%	61 100%	49 80.3%
片親（+）	12 16.6%	18 25.0%	26 36.1%	8 11.1%	4 5.6%	4 5.6%	72 100%	56 77.7%
両親（−）	4 7.1%	7 12.5%	12 21.4%	18 32.2%	11 19.7%	4 7.1%	56 100%	23 41.0%

（馬場　実：小児アレルギーのすべて；アレルギーマーチ．小児科診療，61（4）：482，1998[5)] より）

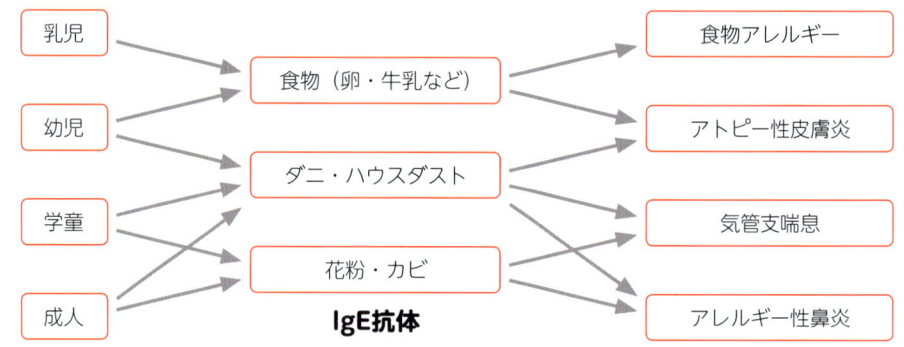

図1 小児アレルギー疾患の推移
(厚生労働省健康局疾病対策課:平成20年度リウマチ・アレルギー相談員養成研修会テキスト．p97，2008[6] より)

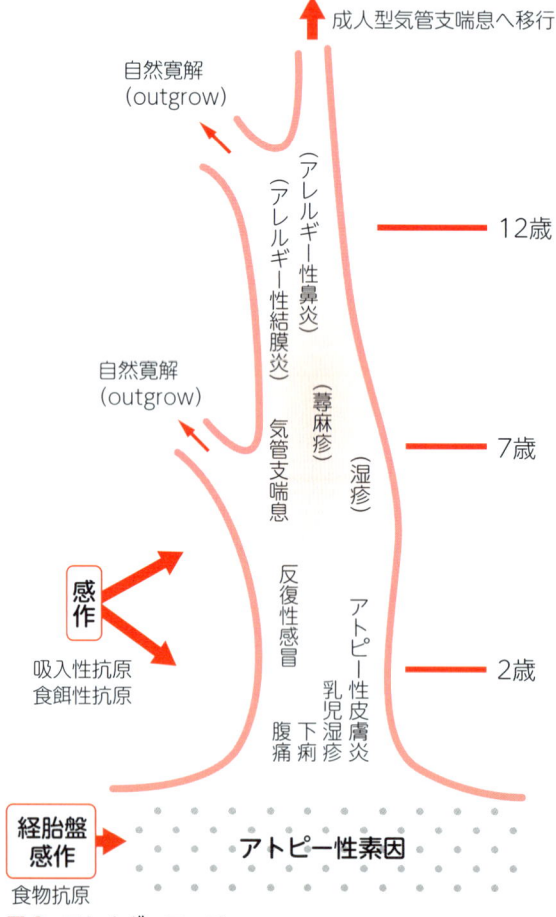

図2 アレルギーマーチ
アレルギーマーチを呈するアトピー素因をもつ個体は，母親の胎内で母親が摂取した食物により，すでに感作が起こっていると考えられている．そして出生後に経口的に食物抗原の刺激を受け，アトピー性皮膚炎を発症する．幼児期になると吸入抗原の刺激を絶え間なく受けるようになり，学童期にかけて気管支喘息がみられるようになり，その後は花粉症やアレルギー性鼻炎の頻度が高くなっていく（表3）[7]．
(馬場　実:小児アレルギーのすべて；アレルギーマーチ．小児科診療，61（4）：482，1998[2] より)

表3　年齢別にみたアレルギー疾患とその組み合わせ

	1～2歳	5～6歳	12～13歳
気管支喘息	24（18.5%）	228（65.7%）	96（63.6%）
アトピー性皮膚炎	84（64.6%）	36（10.4%）	22（14.6%）
アレルギー性鼻炎	1（0.8%）	3（0.6%）	5（3.3%）
気喘＋ア皮	18（13.9%）	68（19.6%）	16（10.6%）
気喘＋ア鼻	1（0.8%）	8（2.3%）	9（6.0%）
気喘＋ア鼻＋ア皮	2（1.5%）	4（1.2%）	3（2.0%）
合計	130例	347例	151例

（馬場　実：アレルギーマーチとその臨床．免疫アレルギー，11（2）：17，1993[7]より）

アレルギーの診断

アレルギー疾患をもつ児に対して、何によって症状が引き起こされているか、何によって症状が増悪するのかを知ることは非常に大事である。以下にその方法を示す。

＋問診

小児では年齢に応じてアレルギー疾患の標的臓器、抗原、症状が変化していく（アレルギーマーチ）ため、診断の際にはこの点を考慮しなければならない。

問診は最も大事な診察行為であり、児の症状（いつから、どのような、どこに）、既往歴、家族歴、生活環境（受動喫煙、ペットの有無など）などについて、ていねいに聴取する必要がある。

＋血液検査

開業医を含めた小児科外来では、アレルギー検査といえば血液検査をさすことが一般的である。検査に必要な項目は、白血球数、白血球分画、血清総IgE量（非特異的IgE抗体）、特異的IgE抗体（RAST）、多項目測定検査（MAST）が汎用されている[8]。

その他の検査ではヒスタミン遊離試験[2]がある。

▶2 ヒスタミン遊離試験（histamine releasing test：HRT）
抗原抗体反応により好塩基球上のIgEレセプターを架橋させ、遊離されたヒスタミン量を測定する検査法。少量の血液で多数のアレルゲンについて検査可能である。

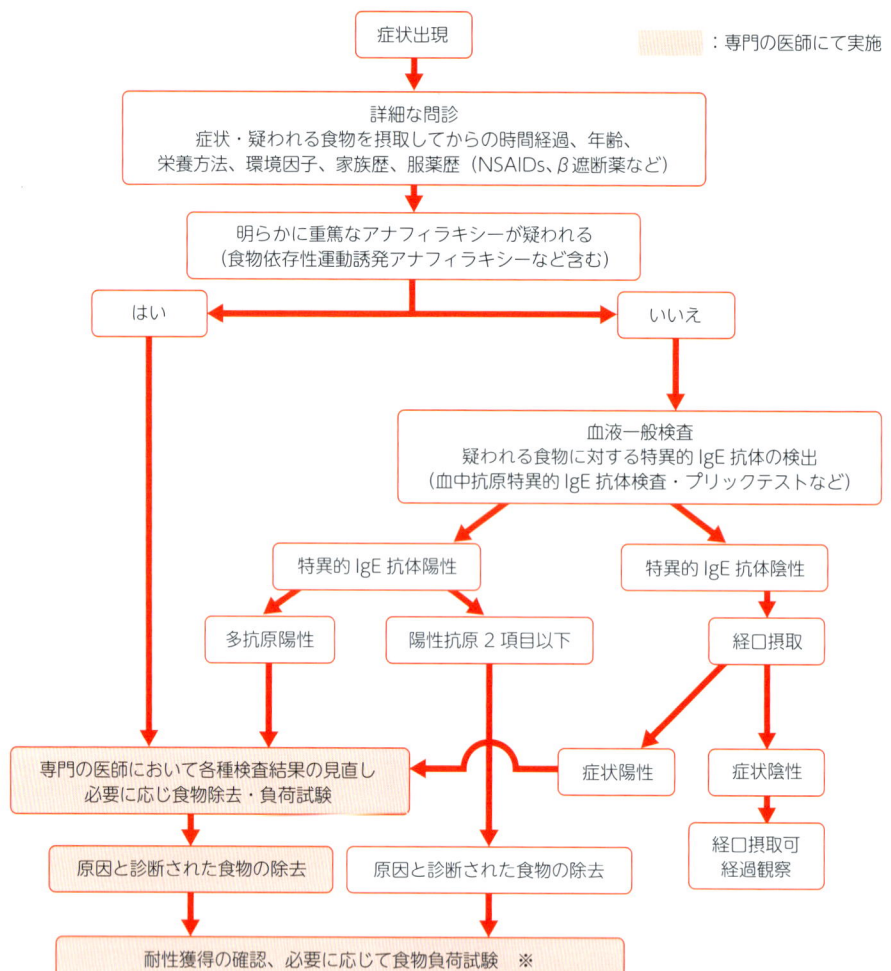

図3　食物アレルギー診断のアプローチ
(主任研究者・海老澤元宏：厚生労働科学研究班による食物アレルギーの診療の手引き2008. p7, 2008[3] より)

▶[3] アレルゲン
アレルギー疾患をもつ人の抗体と特異的に反応する抗原のことである。一般的には環境由来のものをさし、I型アレルギーの原因となる物質でIgE抗体を誘導しアレルギー疾患を引き起こす。

▶[4] プリックテスト
即時型皮膚テストのなかで、吸収される抗原量が最も少ない。前腕屈側の皮膚に抗原液を滴下し、皮膚に直角に専用の針を出血しないように押し当てる。15～30分後に陰性対照液と陽性対照液による反応とを比較して判定する。

▶[5] 皮内テスト
抗原液を皮内注射して反応をみる。陰性対照液の反応と比較して判定する。

▶[6] アナフィラキシー
アレルギーが原因で蕁麻疹、浮腫、嘔吐、呼吸困難、血圧低下など複数の臓器に症状が現れ、ときに全身性のショック症状も誘発する主に即時型の病態である。ソバアレルギーやスズメバチによるものが有名であるが、その他の食べ物、薬物、ラテックスなども原因となる。

✚皮膚検査

　アレルゲンを皮膚に接種し、その反応をみることで診断を得る方法である。
　IgEの関与するアレルギー疾患の原因となる抗原（アレルゲン▶[3]）を同定する検査としては、プリックテスト▶[4]と皮内テスト▶[5]があり、どちらも診断的価値は非常に高い。しかし皮内テストは毛細血管を傷つけることから直接的に抗原が血中に入り、アナフィラキシー▶[6]を起こす可能性があること、乳児には実施が困難であることなどから欧米では、プリックテストが推奨されている。この値を利用することで後述の負荷試験を回避することも可能である。

遅発・遅延型反応を同定する検査としてはパッチテスト[7]がある。主に皮膚炎の原因が刺激反応か、アレルギー反応かを鑑別することが可能である。

✚食物除去試験

アレルゲンとして疑わしいものを1〜2週間除去して症状が改善するかを確認する検査法である。対象となる児が母乳を飲んでいる場合は、母親の食事からもアレルゲンを疑うものを除去してから検査を行う。

✚食物負荷試験

食物アレルギーにおいては唯一の正確な診断法である（吸入抗原など食物アレルギー以外は検査できない）。

患者自身が検体となり、アレルギー症状を誘発する可能性のある検査であるため、入院施設のある医療機関で行うことが望ましい。アレルギーの原因検索と耐性獲得の判断のために実施する。ただし、アナフィラキシーの既往や血中特異的IgE抗体が異常に高い場合は適応とはならない。

なお、食物アレルギーの診断アプローチは図3[9]のとおりである。

アレルギーの診断は血液検査だけでは不十分である。他の検査、臨床症状や経過とあわせて総合的に診断することが必要である。

（白石昌久）

> [7] パッチテスト
> 原因と思われる物質をパッチテストユニットで48時間皮膚病変のない部分に閉鎖貼付する。除去後、1時間後、24時間後に判定する。物質によっては反応に時間を要するものもあるので1週間後に再度確認する。紅斑に浮腫性変化を伴うものを陽性とする。

---

1) 厚生科学審議会疾病対策部会リウマチ・アレルギー対策委員会：リウマチ・アレルギー対策委員会報告書（平成17年10月），2005
2) 斎藤博久：アレルギー用語の世界統一案解説．小児科診療，68（8）：1379-1383，2005
3) 西間三馨：アレルギー，アトピー；その語義，考え方，過去・現在・未来（特集／アトピー性疾患；気管支喘息，アトピー性皮膚炎，食物アレルギー）．小児内科，35（4）：513-516，2003
4) 厚生労働省健康局疾病対策課：平成20年度リウマチ・アレルギー相談員養成研修会テキスト．p5-7，2008
5) 馬場 実：小児アレルギーのすべて；アレルギーマーチ．小児科診療，61（4）：481-485，1998
6) 前掲書4），p97
7) 馬場 実：アレルギーマーチとその臨床．免疫アレルギー，11（2）：16-21，1993
8) 小俣貴嗣：血液検査（五十嵐隆総編集，海老澤元宏専門編集：年代別アレルギー疾患への対応＜小児科臨床ピクシス5＞）．中山書店，p31，2009
9) 主任研究者・海老澤元宏：厚生労働科学研究班による食物アレルギーの診療の手引き2008．p7，2008

Chapter 2 アレルギー疾患の病態と理解

Section1 アレルギーの発症機序

アレルギーとは

　アレルギーという言葉は、医学領域以外にも何かに対して過敏に反応している状態を表現する場合にしばしば使われることがあり、言葉としては一般的にも使われている。それでは本来、医学においてアレルギーとはどういう状態かというと、アレルギーは個々の生体にとって異物として認識されたものに対して過敏に反応し、不利益な免疫反応を示している状態である。同じような症状を示す病態として過敏症というのがある。過敏症はしばしばアレルギーと混同されるが、WAO[1]の定義は次のようになっている。

過敏症（過敏反応）hypersensitivity：
正常被験者には耐えられる一定量の刺激への曝露により、客観的に再現可能な徴候を引き起こす疾患（反応）のこと。

アレルギー allergy：
免疫学的機序によって開始される過敏症（反応）のこと。

　したがって、アレルギーも過敏症の一種であるが、免疫学的機序が証明されているものがアレルギーということになる。たとえば過敏症として、日本人成人の多くでみられる「牛乳を飲むと下痢をする」というのは、日本人は遺伝的に牛乳

[1] WAO（World Allergy Organization；世界アレルギー機構）
世界保健機構（WHO）の下部組織として発足した団体で、世界中のアレルギー学会の連携を図る団体。

に含まれる乳糖を分解する酵素を産生する能力が低く腸内で乳糖を分解できないために症状が出る乳糖不耐症である。乳糖不耐症は、アレルギーではなく、遺伝的というか人種的に乳糖分解酵素の産生が悪いために起こっているものである。その他にも、鮮度の落ちた魚などで蛋白質の分解が進み食品中のヒスタミンが増加している場合に、その食品の摂取で皮膚の痒み、蕁麻疹など食物アレルギーと同様の皮膚症状を呈することがある。放射線検査で使用する造影剤では、造影剤の浸透圧、非親水性などの特性でマスト細胞などからのヒスタミン遊離反応が起こり、アレルギーに似たさまざまな症状が起こることがあり、造影剤の副作用としては頻度が高いが、これらも過敏症である。

免疫反応とアレルギー

　アレルギー反応も免疫反応の一つであると述べてきたが、それでは免疫反応とはどのようなものかを簡単に説明する。
　あらゆる生物は、外界からの異物に対して自らを守る生体防御の方法として、「自然免疫」とよばれるものと、脊椎動物以上ではさらに「適応免疫」とよばれる免疫システムをもっている。どちらの免疫システムも外界からの異物（抗原）を自分のものではない（非自己）と認識して対応するが、自然免疫では抗原に対して幅広く非特異的に反応し、適応免疫では抗原ごとに特異的に対応する抗体や細胞が産生・誘導され複雑な免疫ネットワークを形成している。

✚免疫反応のしくみ

　適応免疫のシステムが抗体を産生する流れを簡単に説明する（図1）。外界から生体内への病原体や毒素などの異物の侵入は、皮膚、粘膜など外界と接触している組織のバリアが破壊されたときに起こる。それは病原体の産生する毒素による組織の破壊、物理的な破壊であったりする。組織内に侵入した異物（抗原）は、病原体であれば増殖をするために生体の細胞を破壊したり感染をしていく。この一方で、皮膚、粘膜に存在する抗原提示細胞は、抗原の侵入を感知して、その貪食作用により抗原を認識し、抗原特有の情報をリンパ球（T細胞）に伝達する。伝達されたリンパ球は、抗体を産生するリンパ球（B細胞）にその情報を伝えることでB細胞は抗原に特異的な抗体（IgM、IgG抗体など）の産生を始める。こうして産生されてきた抗体は、抗原侵入部位にいる病原体や毒素などの異物を攻撃し排除することになる。

✚アレルギー反応の感作のしくみ

　アレルギー反応の場合も、皮膚や粘膜のバリアが障害された部位から抗原が侵入すると、免疫反応の場合と同様に抗原提示細胞が異物であることを認識する（図2）。アレルギー反応では、抗原のことを「アレルゲン」とよんでいる。抗原提示細胞は、アレルゲンの情報をT細胞に伝達し、T細胞はB細胞にアレルゲンに特異的なIgE抗体を産生させる。IgE抗体は、粘膜や皮膚に存在するマスト細胞の表面のIgE受容体に固着してアレルギー反応が起こる準備状態となる。この状態を「感作が成立」あるいは「感作された状態」という。

　アレルギーの血液検査でアレルゲンに特異的IgE抗体が上昇している場合やアレルゲンでの皮膚テストが陽性の場合は、生体がそのアレルゲンで感作された状態を示していることになる。ここで注意が必要なのは、感作されたことがすぐ診断ではないことである。具体的には、血液検査をしたところスギ花粉に対する特異的IgE抗体値が上昇していた場合に、その人がスギ花粉の飛散時期に目、鼻の花粉症状がなければスギ花粉に感作されてはいるが、花粉症は発症していない状態ということになる。他にも小児では食物アレルギーの診断を血液検査だけでしてしまい、不必要な食物制限が指導されていることがしばしば起こっているので注意が必要である。

✚即時型アレルギー反応のしくみ

　感作された状態から症状が起こるのは、皮膚、粘膜から再び生体内にアレルゲンが侵入した場合である。われわれの皮膚、粘膜には、通常は外界から異物が侵

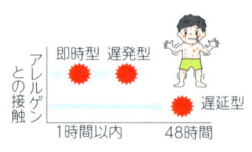

アレルギー反応：即時型・遅発型と遅延型

【Note】
「遅発型」と「遅延型」
遅発型反応：即時型反応に続いて数時間後に起こる好酸球浸潤を中心とする反応。
遅延型反応：24〜48時間で起こる反応。

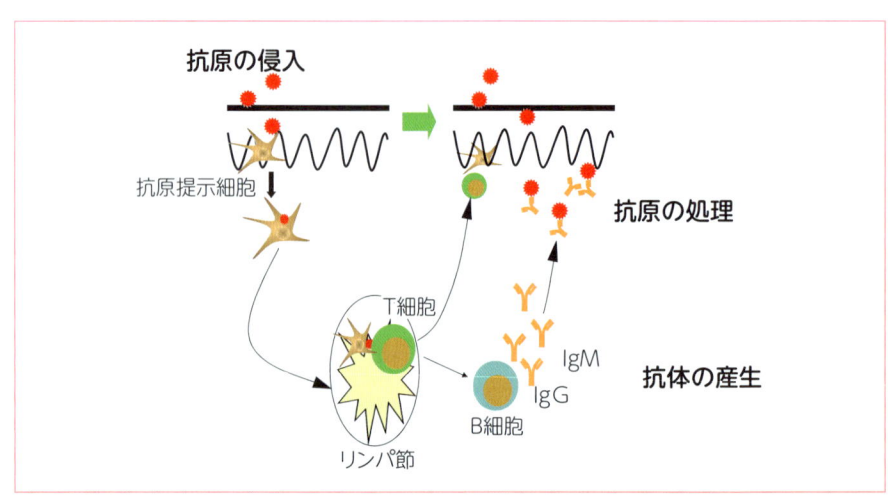

図1　免疫反応のしくみ

Section1 アレルギーの発症機序

入するのを防ぐ構造がある。皮膚は、角質層の細胞と細胞間の脂質によって病原体や異物が容易に侵入できないようになっている。粘膜も粘液の分泌、線毛運動、粘液などで異物の侵入を防いでいる。こうしたバリア機能が、物理的作用、強い感染性の微生物などで破壊されるとアレルゲンの侵入が起こってしまう。

　バリアを通過して侵入してきたアレルゲンは、皮膚の角質層直下から真皮にかけて存在するマスト細胞上のIgEと結合する（図3）。粘膜であれば粘膜直下に同様にマスト細胞が存在している。アレルゲンは、マスト細胞上に結合しているそのアレルゲンに特異的に反応するIgE抗体2分子と結合することでマスト細胞内にシグナルが伝達され、マスト細胞は蓄えていたヒスタミンを一気に遊離させ、同時にロイコトリエンを産生する。周囲の組織内に放出されたヒスタミンは、毛細

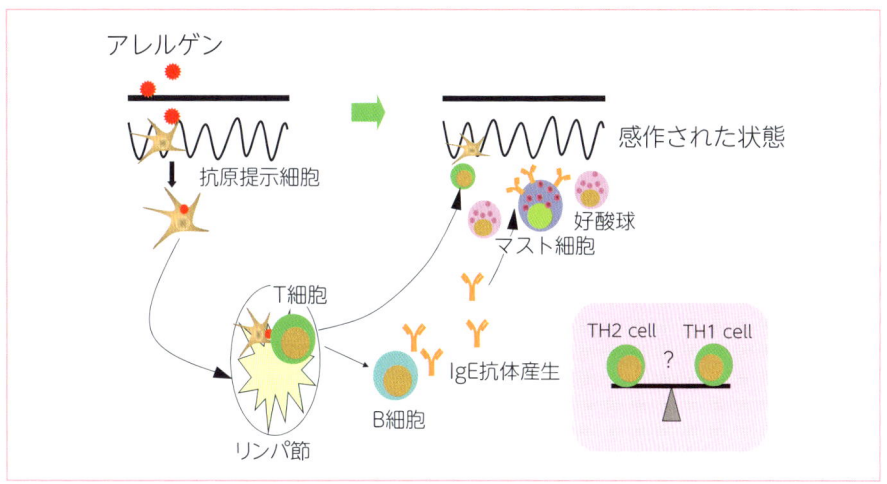

図2　アレルギー反応　感作の成立

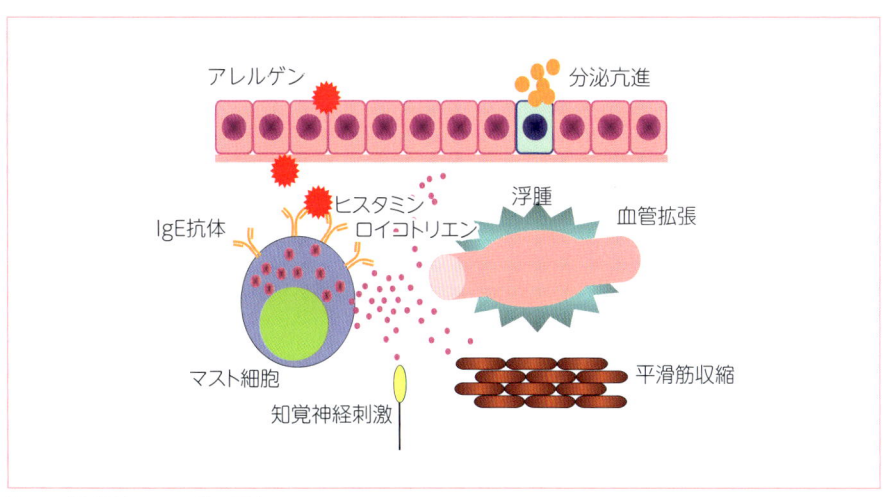

図3　即時型アレルギー反応

血管を拡張させることで皮膚粘膜の発赤を起こし、血管から血漿が漏れることで浮腫を起こす。神経を刺激して痒みを起こし、粘液分泌細胞を刺激して粘液分泌を促進する。気管支、消化管では周囲の平滑筋を刺激して収縮が起こる。こうした一連の作用により、蕁麻疹、粘膜浮腫、喘息発作、腹痛などの症状が起こり、その反応が広範囲、全身に及べば血管拡張などの作用により血圧低下、意識障害、アナフィラキシーショックという重篤な全身反応を引き起こすことがある。

✚遅発型アレルギー反応のしくみ

即時型アレルギー反応は、アレルゲンがIgE抗体と結合して数秒でヒスタミン遊離が始まり、15分で最大の遊離が起こり、症状が進行する。この間にマスト細胞からは、IL-4、IL-5などのサイトカインという情報を伝達する物質が遊離され、これが血液を介して全身に広がり、好酸球の誘導が起こる（図4）。好酸球は、アレルギー反応が起こっている局所に集まり、細胞内に蓄えている細胞障害性の高い蛋白により、粘膜の破壊、皮膚組織の障害を引き起こす。これにより気管支粘膜細胞が障害・脱落し、粘膜バリアの破壊、組織の炎症、気道過敏性の亢進が起こる。この一連の反応は、即時型アレルギー反応が分単位で進行するのに対して数時間単位で進行するので、「遅発型アレルギー反応」とよばれている（Note）。

即時型アレルギー反応は、ヒスタミンなどが分解されていくと症状も可逆的に終息していくが、遅発型アレルギー反応では、組織障害を起こしているので、その後も炎症として残る。この状態を、アレルギー性炎症、慢性炎症状態とよぶ。

喘息を例に、みてみよう。

ハウスダストやダニにより起こる喘息の場合、患者は布団のほこりを吸い込む

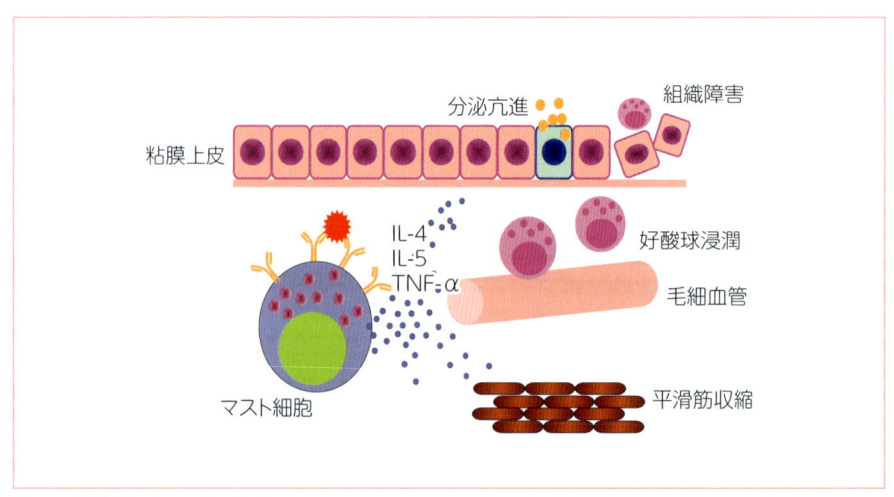

図4　遅発型アレルギー反応

と、気管支粘膜からアレルゲンが侵入し、即時型アレルギー反応によりヒスタミン、ロイコトリエンが放出され、それにより気管支平滑筋の収縮、痰の分泌、粘膜浮腫が起こり、喘鳴、呼吸困難が出現する。しばらくすると自然にあるいは気管支拡張薬による治療により呼吸困難は解消するが、遅発型アレルギー反応により慢性炎症状態となっている。この状態では、粘膜のバリア機能が低下し、気道過敏性が亢進しているため、軽微な刺激でも喘息発作を起こしやすい状態となっている。そうすると、喘息発作の治療として考えなくてはいけないことは、急性期の呼吸困難に対する治療と、その後の慢性炎症を鎮静化し喘息発作が起こらないようにコントロールすることである。

喘息の治療上、重要になるのが慢性炎症のコントロールということになり、いわゆる非発作時の治療の継続性が喘息のコントロール、治癒させるために重要となる。

✚遅延型アレルギー反応のしくみ

遅延型反応は、主にリンパ球が主体となる反応であり、アトピー性皮膚炎以外に接触皮膚炎が代表的である。アレルゲンとの接触から24時間、48時間という単位で症状が進行していくことが特徴である。

アレルギー反応とアレルギー疾患

即時型、遅発型アレルギー反応は、IgE抗体を介したアレルギー反応であり、古くからアレルギー反応を説明するために用いられてきたクームスとゲル（Coombs & Gel）の分類のⅠ型に相当しているが、その他にアトピー性皮膚炎では遅延型のアレルギー反応も病態に大きく関与していることがわかってきた。

気管支喘息、アトピー性皮膚炎は、アレルギー疾患として扱われているが、その病態のすべてがアレルギー反応で説明できるものではなく、発症要因、悪化要因の一つとして環境性あるいは食物性のアレルギーが関与している。小児の喘息では、その多くは乳児期にはウイルス感染を繰り返すことにより喘息症状を繰り返すようになり、その後、ダニなどのアレルゲンに感作されるとそれが原因となって喘息発作を起こすようになると考えられている。

気管支喘息という疾患名は、喘鳴を繰り返す症状につけられた疾患名であり、その原因は多彩であるが、日本の小児の喘息ではダニなどのアレルギー反応が関与していることが多いので、アレルギー性疾患としてとらえられている。

（赤澤　晃）

Section2 アレルギーの原因物質

　アレルギー反応は、生体内に侵入した異物（アレルゲン）に対する免疫反応により、さまざまな障害が引き起こされる状態である。このアレルゲンとなる物質の特徴を知ることでアレルゲンとの接触回避、生体内への侵入を予防することは、アレルギー症状をコントロールするうえで重要なことである。

アレルゲンの特徴

　生体内に侵入した物質が抗原提示細胞に認識されアレルゲンとなるためには、その物質が皮膚、消化管粘膜、気道系粘膜、その他の粘膜のバリアを通過し、抗原提示細胞に取り込まれ、異物として認識される必要がある。そのためには、物質の大きさ、構造、組成などが大きく影響している。

　アレルゲンとなる物質は、蛋白質が基本になっている。蛋白質のアミノ酸の種類、配列と立体構造によってそのアレルゲンの特徴が決まるので、Section 1「アレルギー反応の感作のしくみ」で述べたように、抗原提示細胞は、蛋白質の長いアミノ酸配列のうちの10個前後のアミノ酸配列のところを抗原決定基としてリンパ球に提示して、そのアミノ酸配列と立体構造に合致するIgE抗体を産生する（図1）。

　乳幼児でしばしばみられる牛乳アレルギーのアレルゲンとなる牛乳には、主要な蛋白質としてのカゼインをはじめ、βラクトグロブリン、αラクトアルブミンなど何十種類もの蛋白質が含まれる。このうち、アレルゲンになりやすい蛋白質

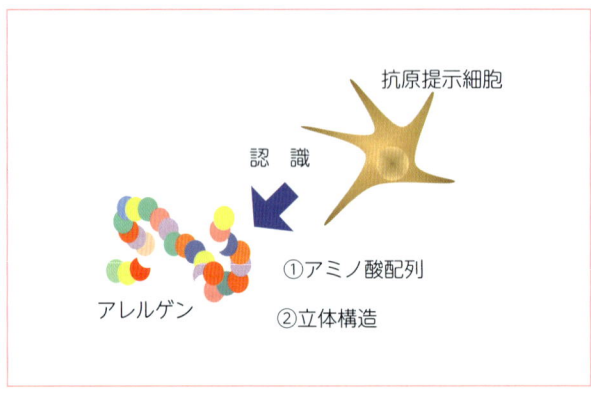

図1　免疫反応のしくみ

を主要アレルゲンとよび、カゼインには「Bos d8」と名前がつけられている（表1）。

　アレルゲンになりうる物質は、その人が生活している環境、食生活に大きく左右されるので、接触しないもの、摂取しないものには原則的には感作されることはほとんどない。逆に接触する機会が多いものには感作されやすいので、アレルゲンは、地域、国、食生活、文化、気候などによって大きく異なっている（表2）。

　食物アレルゲンについてみてみると、日本では鶏卵、牛乳の摂取量の増加とともに鶏卵、牛乳アレルギーが増加し、最近ではピーナッツ、甲殻類の摂取量の増加とともにそれらのアレルギーが増加している。また、そばアレルギーはそば摂取量の多い日本人に特有なアレルギーである。環境性アレルゲンでは、日本の湿度の高い気候はダニの繁殖に適しており家中至る所にダニが生息するので、ダニアレルゲン感作率が高い。スギ花粉アレルゲンも日本特有のアレルゲンであり、スギ花粉飛散量の増加に伴って患者が増加している。近年、ペットとして猫、犬、齧歯類の飼育率が増加していることで、ペットアレルゲンへの感作も進んでいる。

表1　牛乳の主要アレルゲン

アレルゲン	化学名	分子量（kDa）
Bos d2	リポカリン（Lipocalin）	20
Bos d3	S100カルシウム結合蛋白質A7 （S100 calcium-binding protein A7）	11
Bos d4	αラクトアルブミン（Alpha-lactalbumin）	14.2
Bos d5	βラクトグロブリン（Beta-lactoglobulin）	18.3
Bos d6	血清アルブミン（Serum albumin）	67
Bos d7	免疫グロブリン（Immunoglobulin）	160
Bos d8	カゼイン（Caseins）	20〜30

▶[1] OAS（oral allergy syndrome）
口腔アレルギー症候群のこと。詳細はp27参照。

表2　代表的なアレルゲン

環境アレルゲン						食物アレルゲン			
喘息の原因						小児			
アレルギー性鼻炎・結膜炎の原因						成人			
									OAS[1]
室内塵	ペット	花粉		昆虫					
チリダニ カビ	ネコのフケ イヌのフケ 羽毛 ハムスター上皮	スギ ヒノキ シラカンバ ハンノキ コナラ	ブタクサ カモガヤ ハルガヤ オオアワガエリ	ガ ユスリカ ゴキブリ		鶏卵 牛乳 小麦	魚肉 大豆 魚卵 キウイ	ピーナッツ 甲殻類 そば 小麦	リンゴ サクランボ モモ

アレルゲンの侵入経路

われわれの体は、皮膚と粘膜によって外界と接している。普通は容易にはアレルゲンが生体内に侵入しないようにそれぞれ防御機構が存在する。

粘膜のうち、目の結膜と鼻粘膜からは、空気中の浮遊抗原としてハウスダスト、ダニ、カビ、花粉、ペットのアレルゲンが侵入する可能性がある。気管支粘膜は、鼻腔で除去されなかった細かいアレルゲンとして、ハウスダスト、ダニ、カビ、ペットのアレルゲンが侵入する。皮膚からは、すべての環境性アレルゲンと、時に食物アレルゲンも侵入する。消化管粘膜からは主に食物アレルゲンが侵入する。特殊な経路として、カテーテルの使用、手術などによりラテックスや医薬品が粘膜、皮膚から感作されることがある。

✚皮膚からのアレルゲンの侵入

皮膚のバリアを形成しているのは、角層の細胞とその細胞間の脂質であり、その最外層には皮脂腺から出た脂質が膜を形成している。角層の細胞は死んだ細胞であり、細胞間脂質が存在しなければ隙間だらけの状態となる。バリア機能が低下する要因としては、細胞間脂質の産生異常、強い洗浄による皮脂の脱落、物理的擦過、皮脂の分泌低下などである。

細胞間脂質の産生異常の原因として、近年、フィラグリン遺伝子の異常が見つかり、バリア機能障害となっている集団があることがわかった。今後も細胞間脂質に関してはその産生異常、機能低下が見つかる可能性がある。

強い洗浄、強い洗剤の使用は必要以上に皮脂を除去してしまうことがあるので、皮膚の状態に合わせた洗剤を使用する必要がある。物理的摩擦は、衣服によるこすれ、皮膚洗浄時の布の使用がある。必要以上に角層を傷つけないように使用することである。具体的なスキンケアの指導は、Chapter 3-Section 2の「アトピー性皮膚炎」の項で解説している。

✚粘膜からのアレルゲンの侵入

気道系からのアレルゲン侵入の場合、われわれは通常鼻で呼吸をしているので、粒子径の大きい浮遊物質は鼻の入り口の毛、鼻腔内の粘膜に吸着する。鼻腔内を通り抜けた小さな粒子は、その大きさによって気管支の末端まで進んでいく可能性がある。鼻腔、気管支粘膜の粘膜細胞には、繊毛細胞と分泌細胞があり、気道内に侵入した異物を分泌物と線毛運動と喀出運動で排出している。こうした粘膜細胞の機能が、ウイルス、細菌感染あるいは何らかの理由で低下したり破壊され

ると、そこからアレルゲンが侵入する。

　鼻腔内では比較的大きなアレルゲンから小さなアレルゲンまでが吸着するので、花粉、ハウスダスト、ダニ、カビ、動物のふけ、昆虫、食物の粉末などが侵入する可能性がある。気管支には、大きな花粉などが侵入することは少なく、細かなダニの粒子、カビなどが付着し侵入する可能性がある。

　眼結膜は、涙液により保護されているが、花粉など比較的大きなアレルゲンが侵入する可能性がある。

　消化管粘膜では、消化酵素により食物の蛋白質を切断・分解してペプチドとして粘膜から吸収する。しかし、すべての蛋白質の抗原性がなくなるまで分解されて消化管粘膜から取り込まれているのではなく、こうした蛋白質は、分泌型IgA抗体、消化管粘膜免疫組織により処理されアレルゲンにならないようなしくみが存在すると考えられている。乳幼児期は消化機能や免疫機能が未熟なために、さまざまな食物に感作が成立すると考えられている。

アレルゲンの種類

✚環境アレルゲン

　あらゆるものがアレルゲンになる可能性があるが、その人の生活している環境に存在するアレルゲンに感作される。日本国内では、チリダニ（コナヒョウヒダニ、ヤケヒョウヒダニなど）、花粉（ニホンスギ、ヒノキ、シラカンバ、ハンノキ、ブタクサなど）、カビ（カンジダ、アスペルギルス、アルテルナリアなど）、動物（猫、犬、ハムスターなど）、昆虫（蜂、蚊、蛾、ゴキブリなど）が主なアレルゲンである。

　チリダニは、ヒトやペットのフケ、カビ、食べ物かすを餌にして適度な湿気、温度を好み、綿ぼこりなどの中で繁殖する。屋内では、布団、カーペット、ぬいぐるみ、布製ソファがダニの増殖しやすい場所である。カビは、湿気の多い場所に発生する。屋内では、浴室、結露のある窓枠、押し入れの中、家具と壁の間などに発生しやすい。

✚食物アレルゲン

　食物アレルギーの原因になる食物は、小児では鶏卵、牛乳、小麦、ナッツ類、エビ、そば、大豆などが代表的であり、年齢が高くなると甲殻類、小麦、ナッツ類、そば、果物が代表的な食品となる。離乳食から小児、成人に至る食事で、その内容に沿ってアレルゲンが変わってくる。鶏卵、牛乳の蛋白質の多くは加熱の影響を受けや

すいこと、年齢とともに消化機能、免疫機能が発達しアレルゲンとなりにくくなるので、6歳ぐらいで8割前後の人が摂取可能になる。成人で多い、ナッツ類、甲殻類、そばアレルギーでは、アレルゲンが調理で変化しにくいこともあり、治りにくいアレルゲンとなっている。

➕その他のアレルゲン

環境アレルゲン、通常の経口感作される食物アレルゲンのほかに、職業などの環境で接触するアレルゲンがある。小児では頻度が少ないが、パン屋で小麦粉を吸入することで発症する喘息、薬剤師の薬剤アレルギー、医療従事者のラテックスアレルギーなどがある。ラテックスアレルギーは、小児でも天然ゴム製医療用具を頻回に使用している場合は注意が必要である。

年齢とアレルゲン感作

アレルギー症状を誘発するアレルゲンは、年齢や環境によって大きく異なっている。乳幼児期は主に食物アレルゲンに感作され、牛乳、鶏卵のアレルギーを発症する。年齢とともに摂取する食品が増え、接触する環境アレルゲンも多くなり、感作するアレルゲンが変化してくる（図2）。成長とともに感作アレルゲンが変化するので、乳幼児期に原因と考えられていたアレルゲンが年長になってもそのまま原因になっていることは少ないため、適切な間隔で再評価をすることが大切である。

交差反応性と口腔アレルギー症候群

➕交差反応性

食物アレルギーを起こす蛋白質は、植物・動物由来のものであり、その蛋白質のアミノ酸配列は、それぞれの生物の遺伝子によってプログラムされている。このため、その生物の進化の過程で遺伝子的に近い生物の間では同じアミノ酸配列が存在していることがある。同じ種属のものでは、エビ、カニなどの甲殻類のトロポミオシン筋肉蛋白質のなかで交差反応性があり、エビまたはカニの一方でアレルギー症状が出ると、もう一方の食品にもアレルギー反応を起こしてしまう、ということが起こる（図3）。

そのグループがわかりにくいものに、花粉・果物症候群、ラテックス・フルー

Section2 アレルギーの原因物質

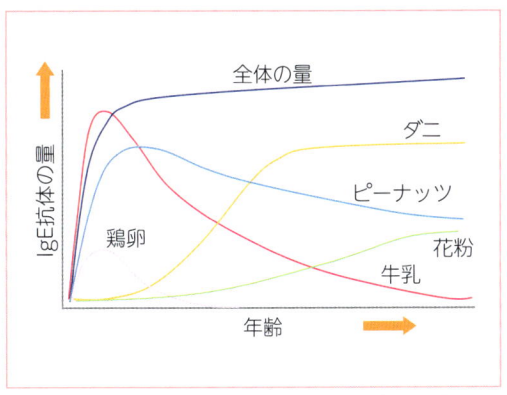

図2 加齢とともに変化する感作アレルゲンの例

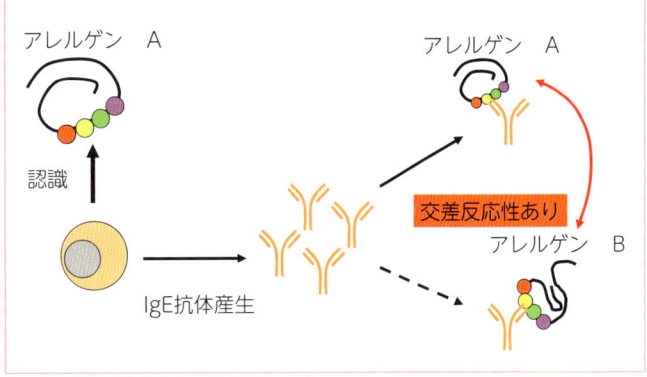

図3 アレルゲンの交差反応性

表3 花粉と交差反応性のある食物

花粉		交差反応性の報告されている食物
カバノキ科 (シラカンバ、ハンノキ)	バラ科	リンゴ、モモ、洋ナシ、イチゴ、サクランボ、スモモ、アンズ、ウメ、ビワ
	セリ科	ニンジン、セロリ
	ナス科	ジャガイモ、トマト
	その他	キウイ、クルミ、ヘーゼルナッツ、ブラジルナッツ
イネ科	ナス科	ジャガイモ、トマト
	ウリ科	メロン、スイカ
	その他	オレンジ
ブタクサ	ウリ科	メロン、スイカ、ズッキーニ、キュウリ
	その他	バナナ
ヨモギ	セリ科	ニンジン、セロリ
スギ科	ナス科	トマト

ツ症候群がある。花粉・果物症候群は、ハンノキ、シラカンバ花粉症とバラ科のリンゴ、モモ、サクランボの実が有名である（表3）。ラテックスアレルギーでは、バナナ、クリ、キウイを食べて始めてその存在に気づくこともある。

✛口腔アレルギー症候群

　口腔アレルギー症候群（oral allergy syndrome：OAS）は、口腔内に食物が入ったときにその局所で起こる即時型アレルギー反応である。ある食物に感作されていると口腔粘膜直下にいるマスト細胞上にもそのアレルゲンに対応するIgE抗体が存在している。食物が口腔内に入り、その一部が口腔粘膜から直接吸収された場合に、粘膜直下で即時型アレルギー反応が起こり、痒み、違和感、浮腫が起こるものが口腔アレルギー症候群の症状である。この症状が起こる状態は、経口感作された食物を摂取して起こる場合と、花粉・果物症候群でシラカバ花粉などの花粉で感作されたときにリンゴを摂取して交差反応でこの症状が起こる場合がある。

（赤澤　晃）

Section3 皮膚の構造と病変の見方

皮膚の構造

　皮膚は、外界とのバリアの役割を果たす重要な組織である。外界と接している角質層は、有棘細胞が基底膜のところから増殖し外に出ていくにしたがって細胞が死んで何層にも重なった細胞層で形成されている（図1）。角質層の細胞は、すでに細胞としての機能が停止した細胞が煉瓦状に重なる構造になるので、隙間があいている。この隙間を埋めているのが、セラミドをはじめとする細胞間脂質である。この脂質の分泌が少なかったり、ケラチン等の天然保湿因子の産生が少なかったり、強い洗浄剤、硬い布などでの摩擦によってとれてしまうと角質細胞は隙間だらけになり、さまざまな刺激が皮内に入りやすくなる（図2）。この角質細胞と細胞間脂質が、皮膚のバリアとして働いている。この脂質が少ない状態を皮膚のバリア障害とよんでいる。バリアが弱いと皮膚からの水分の蒸発も多くなり、かさかさの皮膚になる。これをドライスキンとよんでいるが、皮膚の水分量がいくつ以下という明確な基準はない。つまり、細胞間脂質の減少は、皮膚バリア機能を低下させ、皮膚からの水分蒸発を促進しドライスキンとなるとともに、外界からの異物の侵入を容易にする。

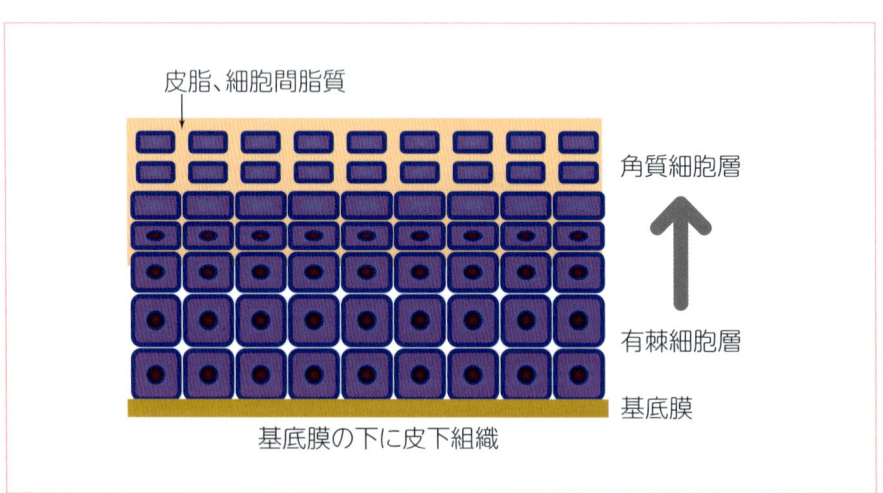

図1　皮膚の構造

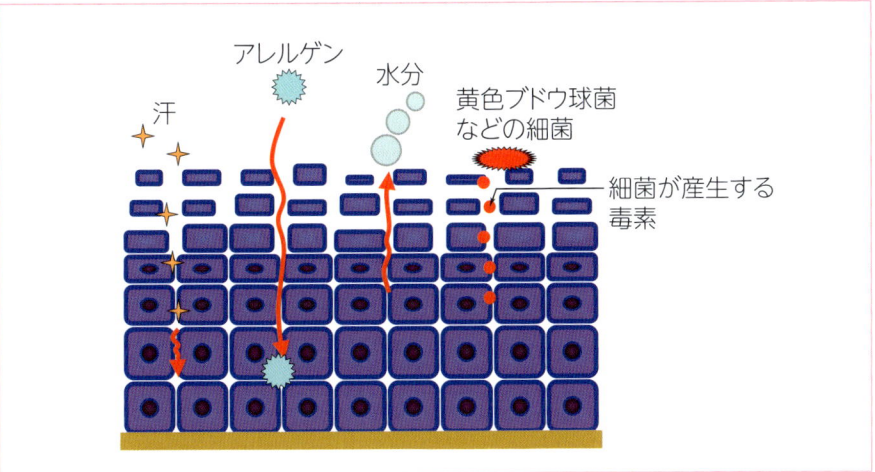

図2　細胞間脂質が減少した皮膚
水分の蒸発が促進され、異物の侵入を容易にする。

アトピー性皮膚炎

＋病理像

　皮膚の基底膜の周辺には、免疫細胞が散在している。皮膚バリアを通過してきた侵入物に対してそれが自分にとって異物かどうかを判定する抗原提示細胞、抗原に関して記憶をしているリンパ球、抗体産生をする形質細胞、アレルギー反応を起こすマスト細胞が存在し、アトピー性皮膚炎では病態によって好酸球浸潤の強い時期、リンパ球浸潤が強い時期があり、炎症が強くなると有棘細胞層の増殖が起こり角化が亢進してくる。

＋診断

　アトピー性皮膚炎の皮疹は、急性期、慢性期でさまざまな湿疹像を示すが、その定義は、「増悪・寛解を繰り返す、瘙痒のある湿疹を主病変とする疾患であり、患者の多くはアトピー素因をもつ」（表1）[1]となっている。

　診断基準は、世界的にはいくつか存在しているが、国内では、日本皮膚科学会のものと厚生労働省心身障害研究で作成されたものがある（表2）。大筋に相違はないが、アトピー性皮膚炎の診断を皮疹と症状で診断しているために微妙な違いが出てきている。小児のアトピー性皮膚炎の診断でわかりやすいのが、厚生労働省心身障害研究で作成されたものである（表3）[2]。

　小児のアトピー性皮膚炎では、乳児期から幼児、学童になるにつれて皮疹の出てくる部位が変わってくる。乳児では顔面、頭部を中心とした皮疹から、幼児・

表1 アトピー性皮膚炎の定義とアトピー素因

> 定義
> アトピー性皮膚炎は、増悪・寛解を繰り返す、瘙痒のある湿疹を主病変とする疾患であり、患者の多くはアトピー素因をもつ
>
> アトピー素因
> ①家族歴・既往歴（気管支喘息、アレルギー性鼻炎・結膜炎、アトピー性皮膚炎のうちいずれか、あるいは複数の疾患）、または
> ②IgE抗体を産生しやすい素因

(日本皮膚科学会：アトピー性皮膚炎の定義・診断基準．日本皮膚科学会雑誌，104 (9)：1210, 1994[1])より)

表2 アトピー性皮膚炎の診断基準

日本の診断基準	世界的な診断基準
1．日本皮膚科学会	1．Hanifin & Rajka の診断基準
2．厚生労働省心身障害研究	2．簡易版Hanifin & Rajka の診断基準

表3 アトピー性皮膚炎の診断

> Ⅱ．アトピー性皮膚炎の主要病変
> 1．乳児について
>   a．顔面皮膚または頭部皮膚を中心とした**紅斑**または**丘疹**がある。**耳切れ**が見られることが多い。
>   b．患部皮膚に**掻破痕**がある。
> 2．幼児・学童について
>   a．**頸部**皮膚または**腋窩、肘窩**もしくは**膝窩**の皮膚を中心とした紅斑、丘疹または**苔癬化**病変がある。
>   b．**乾燥性皮膚**や粃糠様落屑を伴う毛孔一致性角化性丘疹がある。
>   c．患部皮膚に**掻破痕**がある。
>
> Ⅲ．アトピー性皮膚炎の診断基準
> 1．乳児について
>   Ⅱ-1に示す病変のうちa、bの双方を満たし、［別表］に示す皮膚疾患を単独に罹患した場合を**除外**したものをアトピー性皮膚炎とする。
> 2．幼児・学童について
>   Ⅱ-2に示す病変のうちaあるいはb、およびcの双方、ならびに下記のイ）、ロ）の条件を満たし、［別表］に示す皮膚疾患を単独に罹患した場合を除外したものをアトピー性皮膚炎とする。
>   イ）皮膚に**痒み**がある
>   ロ）**慢性**（発症後6か月以上）の経過をとっている。
>
> ［別表］
> 以下に示す皮膚疾患を単独に罹患した場合はアトピー性皮膚炎から除外する。
>
> おむつかぶれ　　　　皮膚カンジダ症　　　　疥癬
> あせも　　　　　　　乳児脂漏性皮膚炎　　　虫刺され
> 伝染性膿痂疹（とびひ）　尋常性魚鱗癬（さめはだ）　毛孔性苔癬
> 接触皮膚炎（かぶれ）

(河野陽一，他監：付表2．アトピー性皮膚炎の診断の手引き（厚生省心身障害研究）（河野陽一，他監：厚生労働科学研究・アトピー性皮膚炎治療ガイドライン2008）．厚生労働科学研究，p10, 2008[2])より)

学童では、頸部、腋窩、肘窩、膝窩に広がり、炎症が繰り返していることから皮

表4　アトピー性皮膚炎の重症度分類

1. 日本皮膚科学会アトピー性皮膚炎重症度分類
2. 日本皮膚科学会アトピー性皮膚炎重症度分類（簡便法）
3. 厚生労働科学研究班による重症度のめやす
4. Severity Scoring of Atopic Dermatitis (SCORAD)
5. Eczema Area and Severity Index (EASI)
6. Rajka & Langeland による重症度分類
7. QOLによる評価　Skinindex-16
8. QOLによる評価　Dermatology Life Quality Index (DLQI)

表5　厚生労働科学研究班による重症度の目安

軽　症：面積にかかわらず、軽度の皮疹のみみられる
中等症：強い炎症を伴う皮疹が体表面積の10％未満にみられる
重　症：強い炎症を伴う皮疹が体表面積の10％以上、30％未満にみられる
最重症：強い炎症を伴う皮疹が体表面積の30％以上にみられる

（河野陽一，他監：厚生労働科学研究・アトピー性皮膚炎治療ガイドライン2008．厚生労働科学研究, p5，2008[3]より）

膚がごわごわする苔癬化が起こってくることが特徴となる。もちろん、皮膚の痒みがあり慢性の経過をとっていることが必要である。慢性とは6か月以上であるが、乳児では2か月以上の経過となる。

✚重症度

　アトピー性皮膚炎の重症度を評価する方法として、日本皮膚科学会の提唱する方法のほか、いくつかのものがある（表4）。紅斑、浮腫/丘疹、浸出液/痂皮、掻破痕、苔癬化、皮膚の乾燥、自覚症状として痒みと睡眠障害などを指標にしている。日本皮膚科学会のものは、「紅斑、急性期の丘疹」「浸潤・痂皮」「慢性期の丘疹、結節・苔癬化」の3要素と、皮疹の面積の評価として、「なし」「なし〜1/3」「1/3〜2/3」「それ以上」として重症度を評価している。

　簡便な方法としては、『厚生労働科学研究班アトピー性皮膚炎治療ガイドライン2008』の重症度の目安がある（表5）[3]。これは、皮疹の範囲を体表面積で評価して、軽症、中等症、重症、最重症とする方法であり、コメディカルにもわかりやすい。

（赤澤　晃）

文献
1) 日本皮膚科学会：アトピー性皮膚炎の定義・診断基準．日本皮膚科学会雑誌, 104（9）：1210，1994
2) 河野陽一，他監：付表2．アトピー性皮膚炎の診断の手引き（厚生省心身障害研究）（河野陽一，他監：厚生労働科学研究・アトピー性皮膚炎治療ガイドライン2008）．厚生労働科学研究, p10，2008
3) 河野陽一，他監：厚生労働科学研究・アトピー性皮膚炎治療ガイドライン2008．厚生労働科学研究, p5，2008

Section4 呼吸器の構造と病変の見方

呼吸器の構造

　「気道」といった場合には、鼻腔を含めることが多く、鼻口から鼻腔、咽頭、気管、気管支、肺胞までをさす。声門下から気管は左右の気管支に分岐し、さらに何度も分岐をして肺胞に到達する（図1）。気道粘膜は、気道上皮細胞と杯細胞があり線毛運動や分泌によりその機能を保っている（図2）。正常の気管支では、粘膜下層にほとんど細胞浸潤はみられない。さらに外側には、気管支を囲むように気管支平滑筋がある。

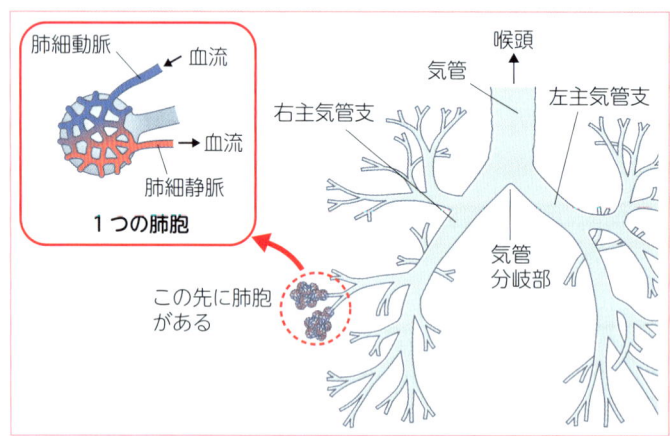

図1　分岐する気管支

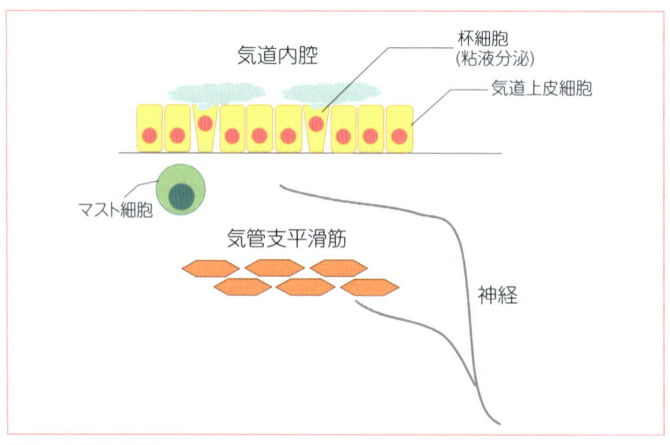

図2　気道の断面

小児気管支喘息

✚ 気管支喘息の病理

　気管支喘息発作時には、マスト細胞からヒスタミン、ロイコトリエン、その他のサイトカインが分泌され、気道収縮および気道炎症が起こる。粘膜下層にはリンパ球、好酸球の浸潤があり、気管支腔内には分泌物の貯留、好酸球の浸潤、気道上皮細胞の剥離、気管支平滑筋の収縮が起こり、気管支腔が狭くなり呼吸困難が起こる（図3）。気管支喘息患者の非発作時の気道においても、好酸球を主体とした炎症反応が続いている。気道炎症が続くと、上皮細胞直下の基底膜の肥厚、繊維化、平滑筋層の増殖等が進行していく。これを気道のリモデリングとよび、将来的に肺機能の低下につながると考えられている。

✚ 小児気管支喘息の診断

　小児気管支喘息の診断、治療に関しては、日本小児アレルギー学会から、『小児気管支喘息治療・管理ガイドライン2008（JPGL2008）』が発行されていて3年ごとに改訂されているので、あわせて参考にするとよい。

　小児気管支喘息の定義は、「発作性に笛声喘鳴を伴う呼吸困難を繰り返す疾患」となっている。診断は、5歳以上でこの症状を繰り返す場合は、表1[1]に示す鑑別診断ができれば比較的容易であるが、5歳以下ではしばしば喘息性（様）気管支炎、風邪によるゼイゼイであると説明を受けたり、気管支喘息とはいわれていないが気管支喘息の治療を受けている場合がある。6歳児の調査では、生まれてこれまでにゼイゼイ、ヒューヒューした既往のある人は、6歳の時点では約半数は症状がな

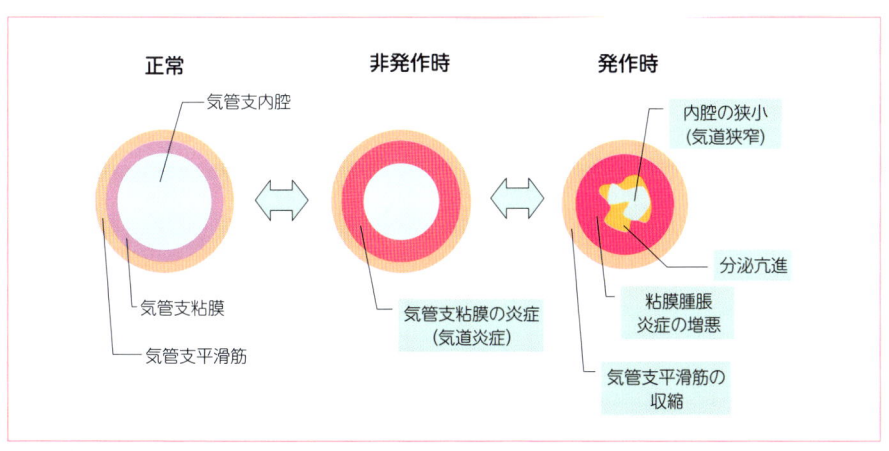

図3　気管支の断面

表1　鑑別を要する疾患

○先天異常、発達異常に基づく喘鳴
　大血管奇形
　先天性心疾患
　気道の解剖学的異常
　喉頭、気管、気管支軟化症
　線毛運動機能異常
○感染症に基づく喘鳴
　鼻炎、副鼻腔炎
　クループ
　気管支炎
　細気管支炎
　肺炎
　気管支拡張症
　肺結核

○その他
　過敏性肺炎
　気管支内異物
　心因性咳嗽
　声帯機能異常
　気管、気管支の圧迫（腫瘍など）
　肺浮腫
　アレルギー性気管支肺アスペルギルス症
　cystic fibrosis
　サルコイドーシス
　肺塞栓症

（日本小児アレルギー学会：小児気管支喘息治療・管理ガイドライン2008.協和企画, p13, 2008[1]より）

【Note】
喘息には気管支喘息と心臓喘息がある。通常「喘息」といえば気管支喘息のことをさす場合が多いが、本書では正確を期すため「気管支喘息」と表記している。ここで「乳児喘息」というのは、乳児の気管支喘息のことである。

くなっている。このため5歳以下では気管支喘息と診断をしていない医師が多くいるということである。

　ガイドラインで懸念することは、診断が遅れて治療が適切に行われず、発作、入院を繰り返し重症化することである。早期診断、早期治療が必要なため、JPGL2008では、2歳未満に関しては「乳児喘息」として扱っている。

　このなかで、気管支喘息の診断にあたっては、「気道感染の有無にかかわらず、明らかな呼気性喘鳴を3エピソード以上繰り返した場合に乳児喘息と診断する。ただし、繰り返す呼気性喘鳴3エピソードが乳児喘息の治療の開始に必須ということではない。また、エピソードとエピソードの間に無症状な期間が1週間程度以上あることを確認する」となっている。さらに診断に有用な所見として表2[2]をあげている。

＋喘鳴

気管支喘息の呼吸音は、ゼイゼイ、ヒューヒュー、ゼロゼロなどと表現されるが、気管支喘息は呼気性呼吸困難が強いので、呼気の延長が起こり、呼気時に笛が鳴るような音である笛声ラ音（wheeze）が典型であるが、気道分泌物が多ければゼイゼイ、ゼロゼロという音もあり、呼気だけでなく吸気性にも同様の音が聞こえる。特に、乳幼児では分泌物の音が主体になることが多い。

＋発作強度

発作強度は現在起こっている気管支喘息発作の重症度を判定するものであり、

表2 診断の目安となる参考事項

① 肺機能 ： スパイログラム、フローボリューム曲線、ピークフロー、$β_2$刺激薬に対する反応性・可逆性
② 気道過敏性試験 ： アセチルコリン、メサコリン、ヒスタミン閾値、運動負荷試験
③ 気道炎症を示す成績 ： 鼻汁中や喀痰中の好酸球、マスト細胞（好塩基球）、呼気中NO濃度
④ IgE ： 血清総IgE値、特異的IgE抗体、即時型皮膚反応、抗原吸入負荷試験
⑤ アレルギー疾患の家族歴、既往歴

(日本小児アレルギー学会：小児気管支喘息治療・管理ガイドライン2008. 協和企画, p13, 2008[2]より)

表3 発作強度の判定基準

		小発作	中発作	大発作	呼吸不全
呼吸の状態	喘鳴	軽度	明らか	著明	減少または消失
	陥没呼吸	なし～軽度	明らか	著明	著明
	呼気延長	なし	あり	明らか[†]	著明
	起座呼吸	横になれる	座位を好む	前かがみになる	
	チアノーゼ	なし	なし	可能性あり	あり
	呼吸数	軽度増加	増加	増加	不定
覚醒時における小児の正常呼吸数の目安			<2か月 <60/分 2～12か月 <50/分 1～5歳 <40/分 6～8歳 <30/分		
呼吸困難感	安静時	なし	あり	著明	著明
	歩行時	急ぐと苦しい	歩行時著明	歩行困難	歩行不能
生活の状態	話し方	一文区切り	句で区切る	一語区切り	不能
	食事の仕方	ほぼ普通	やや困難	困難	不能
	睡眠	眠れる	時々目を覚ます	障害される	
意識障害	興奮状況	正	やや興奮	興奮	錯乱
	意識低下	なし	なし	ややあり	あり
PEF*	(吸入前)	>60%	30～60%	<30%	測定不能
	(吸入後)	>80%	50～80%	<50%	測定不能
SpO_2 (大気中)		≥96%	92～95%	≤91%	<91%
$PaCO_2$		<41mmHg	<41mmHg	41～60mmHg	>60mmHg

判定のためにいくつかのパラメーターがあるが、全部を満足する必要はない。
† 多呼吸のときには判定しにくいが、大発作時には呼気相は吸気相の2倍以上延長している。
注）発作強度が強くなると乳児では肩呼吸ではなくシーソー呼吸を呈するようになる。呼気、吸気時に胸部と腹部の膨らみと陥没がシーソーのように逆の動きになるが、意識的に腹式呼吸を行っている場合はこれに該当しない。
＊PEF：ピークフロー，最良値に対する割合

(日本小児アレルギー学会：小児気管支喘息治療・管理ガイドライン2008. 協和企画, p15, 2008[3]より)

治療管理を行ううえで重要である。気管支喘息の長期管理を行ううえでの重症度は、この発作強度で判定した発作がどの程度の頻度で起こるかによって判断する。判定基準を表3[3]に示した。小発作、中発作、大発作、呼吸不全の4段階に判定

cf.
表3は、Chapter 3 Section3 幼児期／気管支喘息の項にも掲載 (p89)

するようになっている。この判定を目安に、家庭での対応、医療機関に救急で受診した際の治療計画を立てることができる。

✚重症度

　発作が治まると、気道炎症を鎮静化させ次の発作が起こらないようにするための治療が始まる。この治療を長期管理とよび、長期管理に使用する薬剤が長期管理薬（コントローラー）である。長期管理薬は、患者の重症度によって治療ステップを決定することで年齢によって使用する薬剤、用量の目安がある。重症度とは先の発作の程度とは異なり、ある期間にどの程度の気管支喘息症状が、どのくらいの頻度で起こったかを指標に判定される。重症度は、間欠型、軽症持続型、中等症持続型、重症持続型と分類し、これをもとに、長期管理の治療ステップを決定することができる（表4）[4]。たとえば、春と秋に発作を起こし、夏の間はまったく発作のない場合は、重症度は間欠型になる。毎日、喘鳴あるいは夜間の咳嗽などがあれば重症持続型である。重症度判定で注意が必要な点は、成人気管支喘息の治療管理ガイドラインでの重症度評価と小児では多少異なるので注意すること。さらにすでに気管支喘息治療薬が開始されている場合には、現在の治療ステップを考慮した重症度判定が必要となるので、表5[5]を用いて真の重症度を判定することができる。たとえば、すでに長期管理薬としてロイコトリエン受容体拮抗薬を内服している児が、月に1回程度の症状がある場合は、重症度は軽症持続型ではなく、1つ上の中等症持続型と判定し注意深くみていく必要がある。

✚治療ステップの決定

　重症度が決まると、年齢層に応じて長期管理薬を決定することができる。ガイドラインでは、2歳未満（表6）[6]、2〜5歳（表7）[7]、6〜15歳（表8）[8] 用の3種類の対応表を用いている。表5によって重症度から治療ステップ（ステップ1〜4）までが決まることになる。たとえば、3歳の幼児でこれまで気管支喘息の長期管理薬を使用していなかった児がここのところ月に1回以上の発作を起こしていれば重症度は軽症持続型であり、治療ステップはステップ2になり、まず使用する薬剤として基本治療であるロイコトリエン受容体拮抗薬の内服または吸入ステロイド薬を使用することになる。この児がすでにロイコトリエン受容体拮抗薬を内服していて月に1回以上の発作があれば、重症度は中等症持続型になるので治療ステップはステップ3となり、吸入ステロイド薬の使用が推奨される。

Section4 呼吸器の構造と病変の見方

表4 治療前の臨床症状に基づく小児気管支喘息の重症度分類

重症度	症状程度ならびに頻度
間欠型	・年に数回、季節性に咳嗽、軽度喘鳴が出現する ・時に呼吸困難を伴うこともあるが、β_2刺激薬の頓用で短期間で症状は改善し、持続しない
軽症持続型	・咳嗽、軽度喘鳴が1回/月以上、1回/週未満 ・時に呼吸困難を伴うが、持続は短く、日常生活が障害されることは少ない
中等症持続型	・咳嗽、軽度喘鳴が1回/週以上。毎日は持続しない ・時に中・大発作となり日常生活が障害されることがある
重症持続型	・咳嗽、軽度喘鳴が毎日持続する ・週に1～2回、中・大発作となり日常生活や睡眠が障害される
最重症持続型	・重症持続型に相当する治療を行っていても症状が持続する ・しばしば夜間の中・大発作で時間外受診し、入退院を繰り返し、日常生活が制限される

(日本小児アレルギー学会：小児気管支喘息治療・管理ガイドライン2008. 協和企画, p17, 2008[4]) より)

表5 現在の治療ステップを考慮した小児気管支喘息の重症度の判断

症状のみによる重症度（見かけ上の重症度）	ステップ1	ステップ2	ステップ3	ステップ4
間欠型 ・年に数回、季節性に咳嗽、軽度喘鳴が出現する ・時に呼吸困難を伴うが、β_2刺激薬頓用で短期間で症状が改善し、持続しない	間欠型	軽症持続型	中等症持続型	重症持続型
軽症持続型 ・咳嗽、軽度喘鳴が1回/月以上、1回/週未満 ・時に呼吸困難を伴うが、持続は短く、日常生活が障害されることは少ない	軽症持続型	中等症持続型	重症持続型	重症持続型
中等症持続型 ・咳嗽、軽度喘鳴が1回/週以上。毎日は持続しない ・時に中・大発作となり日常生活や睡眠が障害されることがある	中等症持続型	重症持続型	重症持続型	最重症持続型
重症持続型 ・咳嗽、喘鳴が毎日持続する ・週に1～2回、中・大発作となり日常生活や睡眠が障害される	重症持続型	重症持続型	重症持続型	最重症持続型

(日本小児アレルギー学会：小児気管支喘息治療・管理ガイドライン2008. 協和企画, p18, 2008[5]) より)

表6 小児気管支喘息の長期管理に関する薬物療法プラン（2歳未満）

		ステップ1	ステップ2	ステップ3[*6]	ステップ4[*6]
基本治療		なし （発作の強度に応じた薬物療法）	・ロイコトリエン受容体拮抗薬[*1] and/or ・DSCG吸入（2〜4回/日）[*2、*5]	・吸入ステロイド薬[*3] （FP or BDP 100μg/日、BIS 0.25〜0.5mg/日）	・吸入ステロイド薬[*3] （FP or BDP 150〜200μg/日、BIS 0.5〜1.0mg/日） 以下の1つまたは両者の併用 ・ロイコトリエン受容体拮抗薬[*1] ・DSCG吸入[*2、*5]（2〜4回/日）
追加治療		・ロイコトリエン受容体拮抗薬[*1] and/or ・DSCG吸入（2〜4回/日）[*2、*5]	・吸入ステロイド薬[*3] （FP or BDP 50μg/日、BIS 0.25mg/日）	以下の1つまたは複数の併用 ・ロイコトリエン受容体拮抗薬[*1] ・DSCG吸入（2〜4回/日）[*2、*5] ・β₂刺激薬[*5]（就寝前貼付あるいは経口2回/日） テオフィリン徐放製剤[*4]（考慮） （血中濃度5〜10μg/mL）	・β₂刺激薬[*5]（就寝前貼付あるいは経口2回/日） ・テオフィリン徐放製剤[*4]（考慮） （血中濃度5〜10μg/mL）

[*1] その他の小児喘息に適応のある抗アレルギー薬：化学伝達物質遊離抑制薬、ヒスタミンH₁拮抗薬の一部、Th2サイトカイン阻害薬。
[*2] DSCG吸入液をネブライザーで吸入する場合、必要に応じて少量（0.05〜0.1mL）のβ₂刺激薬と一緒に吸入する。
[*3] FP：フルチカゾンプロピオン酸エステル、BDP：ベクロメタゾンプロピオン酸エステル、BIS：ブデソニド吸入懸濁液。FP、BDPはマスク付き吸入補助器具を用いて、BISはネブライザーにて吸入する。
[*4] 6か月未満の児は原則として対象にならない。適応を慎重にし、けいれん性疾患のある児には原則として推奨されない。発熱時には一時減量あるいは中止するかどうかあらかじめ指導しておくことが望ましい。
[*5] β₂刺激薬は症状がコントロールされたら中止するのを基本とする。
[*6] ステップ3以上の治療は小児アレルギー専門医の指導・管理のもとで行うのが望ましい。ステップ4の治療で気管支喘息のコントロールが不十分な患者の治療は原則として専門医が行う。

（日本小児アレルギー学会：小児気管支喘息治療・管理ガイドライン2008．協和企画，p139，2008[6]より）

Section4 呼吸器の構造と病変の見方

表7 小児気管支喘息の長期管理に関する薬物療法プラン（幼児2〜5歳）

		ステップ1	ステップ2	ステップ3	ステップ4
基本治療		発作の強度に応じた薬物療法	・ロイコトリエン受容体拮抗薬[*1] and/or ・DSCG[*1, *5, *6] あるいは 吸入ステロイド薬[*2]（考慮）(FP or BDP 50〜100μg/日、BIS 0.25mg/日)	吸入ステロイド薬[*2] (FP or BDP 100〜150μg/日、BIS 0.5mg/日)	吸入ステロイド薬[*2, *4] (FP or BDP 150〜300μg/日、BIS 1mg/日) 以下の1つまたは複数の併用 ・ロイコトリエン受容体拮抗薬 ・DSCG[*5, *6] ・テオフィリン徐放製剤[*3] ・長時間作用性β_2刺激薬[*6]（吸入[*7]/貼付/経口）
追加治療		・ロイコトリエン受容体拮抗薬[*1] and/or ・DSCG[*1]	・テオフィリン徐放製剤[*3]	以下の1つまたは複数の併用 ・ロイコトリエン受容体拮抗薬 ・DSCG[*5, *6] ・テオフィリン徐放製剤[*3] ・長時間作用性β_2刺激薬[*6]（吸入[*7]/貼付/経口）	

[*1] その他の小児喘息に適応のある抗アレルギー薬：化学伝達物質遊離抑制薬、ヒスタミンH_1拮抗薬、Th2サイトカイン阻害薬。
[*2] FP：フルチカゾンプロピオン酸エステル、BDP：ベクロメタゾンプロピオン酸エステル、BIS：ブデソニド吸入懸濁液。BISの適応は6か月から5歳未満。
[*3] テオフィリン徐放製剤の使用にあたっては、特に発熱時には血中濃度上昇に伴う副作用に注意する。
[*4] ステップ4の治療で症状のコントロールができないものについては、専門医の管理のもとで経口ステロイド薬の投与を含む治療を行う。
[*5] DSCG吸入液をネブライザーで吸入する場合、必要に応じて少量（0.05〜0.1mL）のβ_2刺激薬と一緒に吸入する。
[*6] β_2刺激薬は症状がコントロールされたら中止するのを基本とする。
[*7] ドライパウダー定量吸入器（DPI）が吸入できる児（DPIの適応は5歳以上）。
付記）サルメテロールキシナホ酸塩・フルチカゾンプロピオン酸エステル配合剤（SFC）の適応は5歳以上である。したがって5歳においては治療ステップ3（追加治療）から使用可能であるが、エビデンスが不十分なため、本表には記載していない。

（日本小児アレルギー学会：小児気管支喘息治療・管理ガイドライン2008. 協和企画, p103, 2008[7]より）

╋長期治療管理の判定

気管支喘息の重症度が決まり、薬物をはじめ、さまざまな治療が開始された後に、症状が十分コントロールされているかどうかを判定することによって、その後の治療をステップアップするか、ステップダウンが可能か、そのまま維持するかを決定する方法が進められてきている。判定する簡便な質問用紙が2種類利用でき、診察時に患者が記入するもの（C-ACT［Childhood Asthma Control Test］。http://adoair.jp/disease_info/act/act_kids/を参照）と、医療従事者と一緒

○cf.
C-ACTについては、p206参照

表8 小児気管支喘息の長期管理に関する薬物療法プラン（年長児6〜15歳）

		ステップ1	ステップ2	ステップ3	ステップ4
基本治療		発作の強度に応じた薬物療法	吸入ステロイド薬（100μg/日）あるいは・ロイコトリエン受容体拮抗薬[*1] and/or ・DSCG[*1]	吸入ステロイド薬[*2]（100〜200μg/日）	吸入ステロイド薬[*2, *3]（200〜400μg/日）以下の1つまたは複数の併用・ロイコトリエン受容体拮抗薬・テオフィリン徐放製剤・DSCG・長時間作用性β₂刺激薬[*4]（吸入/貼付/経口）あるいはSFC[*5]（100/200μg/日）
追加治療		・ロイコトリエン受容体拮抗薬[*1] and/or ・DSCG[*1]	テオフィリン徐放製剤	以下の1つまたは複数の併用・ロイコトリエン受容体拮抗薬・テオフィリン徐放製剤・DSCG・長時間作用性β₂刺激薬[*4]（吸入/貼付/経口）または以下への切り替え・SFC[*5]（50/100〜100/200μg/日）	・経口ステロイド薬[*3]（短期間・間欠考慮）・施設入院療法（考慮）

[*1] その他の小児気管支喘息に適応のある抗アレルギー薬：化学伝達物質遊離抑制薬、ヒスタミンH₁拮抗薬、Th2サイトカイン阻害薬。
[*2] 吸入ステロイド薬：FP（フルチカゾンプロピオン酸エステル）あるいはBDP（ベクロメタゾンプロピオン酸エステル）。
[*3] ステップ4の治療で症状のコントロールができないものについては、専門医の管理のもとで経口ステロイド薬の投与を含む治療を行う。
[*4] β₂刺激薬は症状がコントロールされたら中止するのを基本とする。
[*5] SFC：サルメテロールキシナホ酸塩・フルチカゾンプロピオン酸エステル配合剤。用量の表示はサルメテロール/フルチカゾン。合剤の使用にあたっては、FPまたはBDPから切り替える。また、長時間作用性β₂刺激薬との併用は行わない。なお、ロイコトリエン受容体拮抗薬、DSCG、テオフィリンとの併用は可である。

（日本小児アレルギー学会：小児気管支喘息治療・管理ガイドライン2008．協和企画，p104，2008[8]）より）

に判定するもの（JPAC［Japanese Pediatric Asthma Control Program、図4][9]）。日本小児アレルギー学会ホームページ［http://www.iscb.net/JSPACI/］を参照）がある。

　コントロールがよければ、治療は維持、悪ければステップアップ、よい状態が続けばステップダウンができるかどうかを判定する。

（赤澤　晃）

Section4 呼吸器の構造と病変の見方

小児気管支喘息重症度判定と気管支喘息コントロールテスト

調査日　年　月　日
回答した人（本人、保護者）
患者さんの年齢（　　歳）

最近1か月間の気管支喘息症状と生活の障害について、1～5の質問にお答えください。
それぞれの質問に対する回数、程度にあてはまるところにチェックしてください。

1. この1か月間に、ゼーゼー・ヒューヒューした日はどのくらいありましたか。

| まったくなし（3） | 月1回以上、週1回未満（2） | 週1回以上、毎日ではない（1） | 毎日持続（0） |

2. この1か月間に、呼吸困難（息苦しい）のある発作がどのくらいありましたか。

| まったくなし（3） | 時に出現、持続しない（2） | たびたびあり、持続する（1） | ほぼ毎日持続（0） |

3. この1か月間に、気管支喘息症状で夜中に目を覚ましたことがどのくらいありましたか。

| まったくない（3） | 時にあるが週1回未満（2） | 週1回以上、毎日ではない（1） | 毎日ある（0） |

4. 運動したり、はしゃいだ時に咳が出たりゼーゼーして、困ることがありますか。

| まったくない（3） | 軽くあるが困らない（2） | たびたびあり困る（1） | いつもあり困っている（0） |

5. この1か月間に、発作止めの吸入薬や飲み薬、はり薬をどのくらい使いましたか。

| まったくない（3） | 週間に1回以下（2） | 週間に数回、毎日ではない（1） | 毎日使用（0） |

6. 現在使用している気管支喘息の長期管理薬（予防薬）の名前を教えてください（使用している薬に〇をつけてください）。吸入ステロイド薬を使用している場合には、1日の吸入回数がわかれば教えてください。

吸入ステロイド薬　①フルタイドディスカス（50μg）、（100μg）、（200μg）　[1日吸入回数：　回]
　　　　　　　　　②フルタイドロタディスク（50μg）、（100μg）、（200μg）　[1日吸入回数：　回]
　　　　　　　　　③フルタイドエアー（50μg）、（100μg）　[1日吸入回数：　回]
　　　　　　　　　④キュバール（50μg）、（100μg）　[1日吸入回数：　回]
　　　　　　　　　⑤パルミコート吸入液（0.25mg）、（0.5mg）　[1日吸入回数：　回]

ロイコトリエン受容体拮抗薬　　①オノン　②シングレア　③キプレス
長時間作用性β₂刺激薬　　　　　①セレベントディスカス　②セレベントロタディスク
テオフィリン徐放製剤　　　　　①テオドール　②スロービッド　③テオロング　④ユニフィル
インタール吸入　　　　　　　　①吸入液　②インタールカプセル（イーヘラー）　③エアゾール

図4　JPAC 設問票
（日本小児アレルギー学会：小児気管支喘息治療・管理ガイドライン2008．協和企画，p21，2008[9]　より）

文献
1) 日本小児アレルギー学会：小児気管支喘息治療・管理ガイドライン2008．協和企画，p13，2008
2) 前掲書1），p13
3) 前掲書1），p15
4) 前掲書1），p17
5) 前掲書1），p18
6) 前掲書1），p139
7) 前掲書1），p103
8) 前掲書1），p104
9) 前掲書1），p21

Section5 免疫学的機序と食物アレルギー

食物アレルギーの症状

　食物アレルギーは、原因食物を摂取した後に、免疫学的機序を介して生体にとって不利益な症状が惹起される現象である。『食物アレルギーの診療の手引き2008』の、症状、年齢、免疫反応による分類が理解しやすい（表1)[1]。食物アレルゲンは皮膚、消化管、気道、結膜、鼻粘膜、循環器系、神経系などさまざまな臓器に多彩な症状を引き起こすが（図1）、この分類ではそれを、年齢、免疫学的機序により分類している。

✚症状の種類

▶新生児消化器症状

　新生児消化器症状として分類されているものは、最近は新生児・乳児消化管アレルギーとよばれるようになっている。人工乳を開始することで下痢、血便を主症状として発熱や炎症反応が陽性になることがある。免疫反応としてはリンパ球を主体とした反応と考えられている。

▶食物アレルギーの関与する乳児アトピー性皮膚炎

　乳児期には、アトピー性皮膚炎を症状とする食物アレルギーがある。免疫反応としてIgE抗体の関与がある。気をつけなければいけないのは、この時期のアトピー性皮膚炎の原因がすべて食物アレルギーではないということだ。しばしばアトピー性皮膚炎イコール食物アレルギーのようにいわれたり指導されていることがあるが、そうではなく、アトピー性皮膚炎の原因として食物アレルゲンが関係している割合がこの時期には多いということであり、食物除去だけで治療しようとすることは不適切である。

▶即時型症状

　即時型症状は、蕁麻疹、皮膚の発赤、粘膜腫脹、喘息発作、腹痛、アナフィラキシーショックなど即時型アレルギー反応を起こすもので、食物アレルギーの症状としては最も多い病型である。
　ここでアナフィラキシー症状とは、2つ以上の臓器に症状が出現した場合にアナフィラキシーということになっている。さらに、血圧の低下がある場合がアナフィラキシーショックである。アナフィラキシーの重症度を示す方法がある（表2)[2]。

Section5 免疫学的機序と食物アレルギー

表1 臨床型分類

臨床型		発症年齢	頻度の高い食品	耐性の獲得（寛解）	アナフィラキシーショックの可能性	食物アレルギーの機序
新生児消化器症状		新生児期	牛乳（育児用粉乳）	(+)	(±)	主にIgE非依存型
食物アレルギーの関与する乳児アトピー性皮膚炎*		乳児期	鶏卵、牛乳、小麦、大豆など	多くは(+)	(+)	主にIgE依存型
即時型症状（蕁麻疹、アナフィラキシーなど）		乳児期〜成人期	乳児〜幼児：鶏卵、牛乳、小麦、そば、魚類など 学童〜成人：甲殻類、魚類、小麦、果物類、そば、ピーナッツなど	鶏卵、牛乳、小麦、大豆など (+) その他の多く (±)	(++)	IgE依存型
特殊型	食物依存性運動誘発アナフィラキシー（FEIAn/FDEIA）	学童期〜成人期	小麦、エビ、イカなど	(±)	(+++)	IgE依存型
	口腔アレルギー症候群（OAS）	幼児期〜成人期	果物・野菜など	(±)	(+)	IgE依存型

*慢性の下痢などの消化器症状、低蛋白血症を合併する例もある。
すべての乳児アトピー性皮膚炎に食物が関与しているわけではない。
(海老澤元宏，他：厚生労働科学研究班による食物アレルギーの診療の手引き2008[1]より)

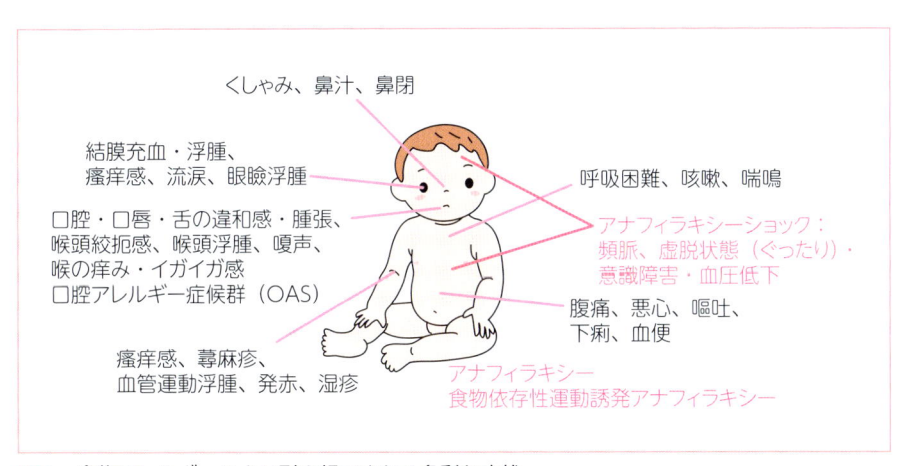

図1 食物アレルギーにより引き起こされる多彩な症状

それぞれの臓器で判断し、最も重症な症状で重症度を表す。
　これらの症状の多くは、食物の摂取後1時間以内に発症する。花粉症や喘息発作では、アレルゲンを吸入した直後から発症するが、食物アレルギーの場合は、食

表2 食物によるアナフィラキシーの臨床重症度

Grade	皮膚	消化器	呼吸器	循環器	神経
I	限局性瘙痒・紅斑・蕁麻疹・血管浮腫	口腔内瘙痒感・口腔内違和感・軽度口唇腫脹	−	−	−
II	全身性瘙痒・紅斑・蕁麻疹・血管性浮腫	上記に加え、悪心・嘔吐	鼻閉・くしゃみ	−	活動性変化
III	上記症状	上記に加え、繰り返す嘔吐	鼻汁・明らかな鼻閉・咽頭喉頭の瘙痒感/絞やく感	頻脈（＋15/分）	上記に加え、不安
IV	上記症状	上記に加え、下痢	嗄声・犬吠様咳嗽・嚥下困難・呼吸困難・喘鳴・チアノーゼ	上記に加え、不整脈・軽度血圧低下	軽度頭痛・死の恐怖感
V	上記症状	上記に加え、腸管機能不全	呼吸停止	重度徐脈・血圧低下・心肺停止	意識消失

(Sampson HA: Anaphylaxis and emergency treatment. Pediatrics, 111: 1601-1608, 2003[2]より)

物を摂取して胃を通過して小腸で吸収されるまでに時間がかかるため、1時間以内がその範囲と考えられている。

即時型反応の症状は、マスト細胞からのヒスタミン、ロイコトリエンの遊離により、これらが血管、知覚神経、粘膜分泌細胞、平滑筋等に作用することで症状が出現する（図2）。症状の出現頻度は、皮膚の痒み、蕁麻疹が多く、ぐったりする、息苦しいなどのアナフィラキシー症状の頻度は少ないが注意が必要な症状である（図3）[3]。この反応には、しばしば遅発型反応が伴うことがある。即時型反応が治まってから3、4時間後に再度症状が出ることがあるので、アナフィラキシー症状を起こした場合には注意が必要になる。

▶特殊型

特殊な症状として、食物依存性運動誘発アナフィラキシー、口腔アレルギー症候群がある。

食物依存性運動誘発アナフィラキシーは、食物の摂取と運動が単独であれば症状は出現しないが、特定の食物を摂取した後に運動をするとアナフィラキシー症状を起こすものである（図4）。多くは運動量の多い中学生前後の男児に発症する。

口腔アレルギー症候群（oral allergy syndrome：OAS）は、食物を口腔内に

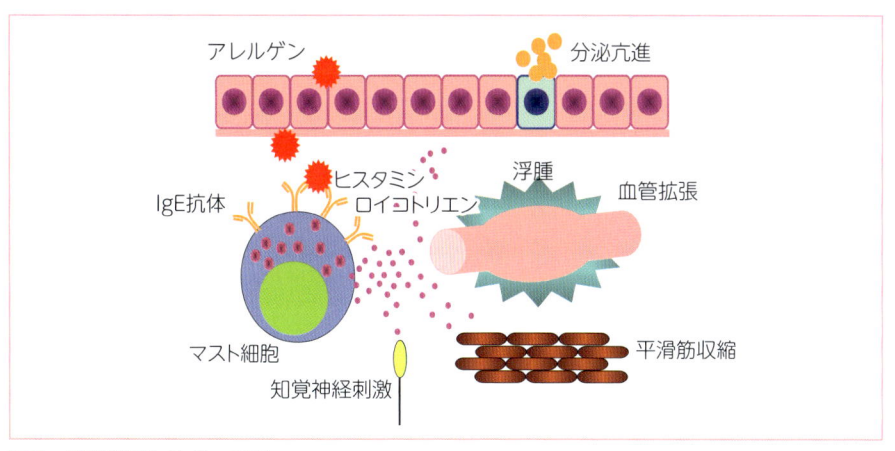

図2　即時型アレルギー反応

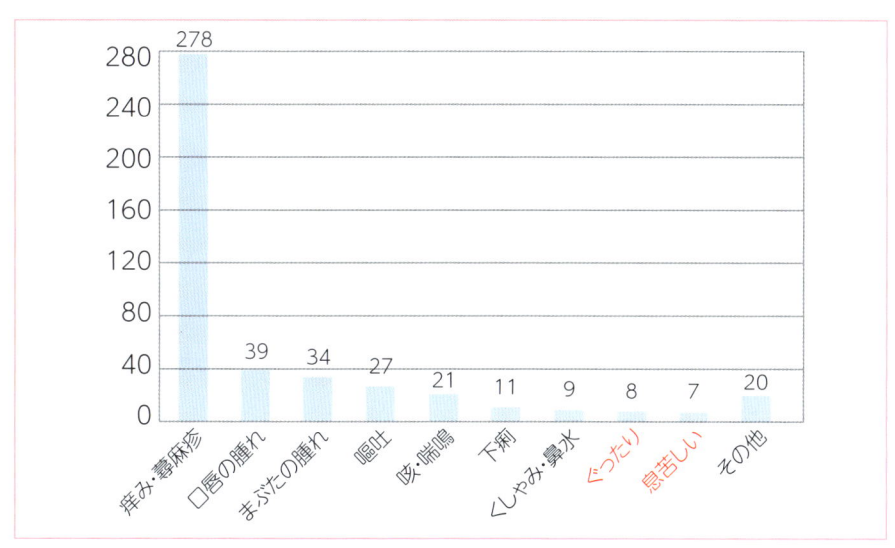

図3　小学校1年生の食物アレルギーを起こしたときの症状
（厚生省：平成9年度厚生省食物アレルギー対策検討委員会報告．1997[3]より）

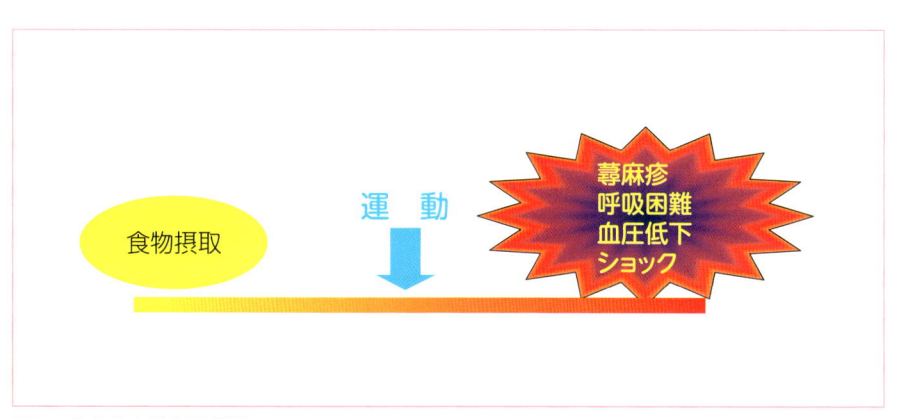

図4　食物依存性運動誘発アナフィラキシー

入れたときに、口腔内の粘膜から浸透したアレルゲンによって粘膜下のマスト細胞が反応してヒスタミン等が遊離することで、口腔内の痒み、違和感、粘膜・口唇腫脹を起こすものである。このうち、特に花粉等の交差反応性によって起こるものを狭義の口腔アレルギー症候群とよんでいる。交差反応は、花粉と果物間で起こるものがある（花粉・果物症候群）。シラカバ花粉、ハンノキ花粉に感作されると、これら花粉アレルゲンと共通のアミノ酸配列を有するリンゴの実、モモの実などの蛋白質に花粉に対して作られたIgE抗体が反応してしまい、リンゴの摂取で口腔内の症状を発症するものである。花粉症が先行するので発症年齢は比較的高くなる。

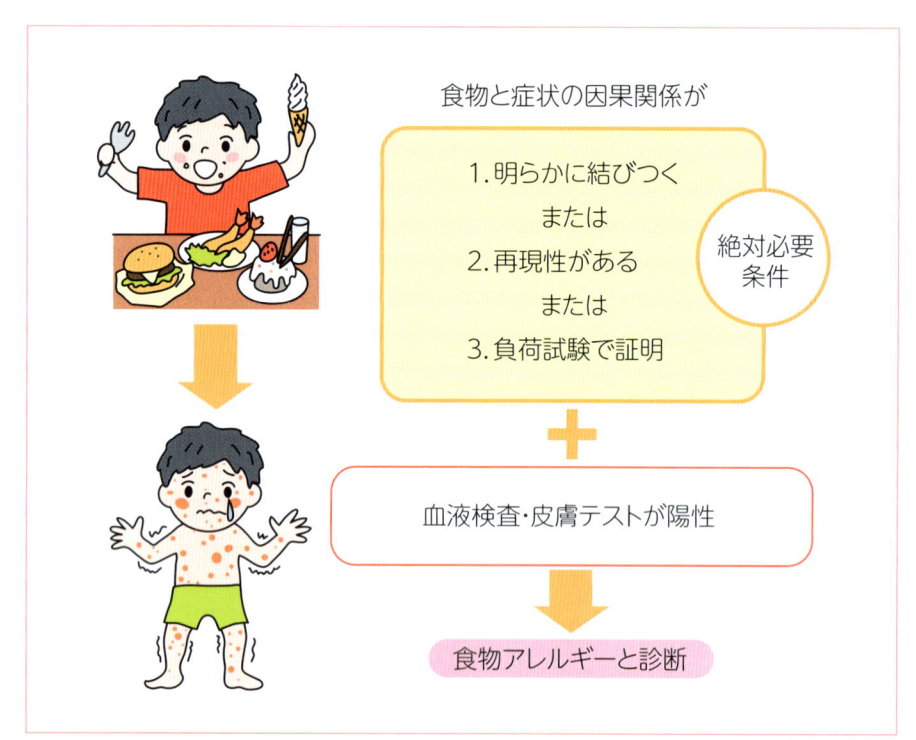

図5　食物アレルギーの診断

食物アレルギーの診断

食物アレルギーの診断は、原因となる食物を摂取して症状が出た場合に、その因果関係と免疫学的機序の裏づけをすることで診断する。食物と症状の因果関係は、明らかに結びつく場合、再現性がある場合、負荷試験で証明したものが必要である。そしてIgE抗体検査、皮膚テストなどは、その免疫学的裏づけとして実施する（図5）。

ここでしばしば過剰に診断されてしまっているのが、血液検査でアレルゲンに特異的IgE抗体を測定して、高値であることだけで診断され食物除去が指導されているケースである。IgE抗体の測定は、単に感作の状態をみているので、検査だけで診断されている場合は注意が必要である。

診断にあたっては、詳しい問診、血液検査、皮膚テストと進めていくが、判断ができない場合は、経口負荷試験を実施することがある（表3）。

表3 食物アレルギーの診断

1. 詳しい問診
   ①いつ？　　　　○月○日△時○分
   ②どこで？　　　家で、外食時、友人宅　など
   ③症状？
   ④前後の食事？　前日の食事から　など
   ⑤体調は？　　　かぜ、下痢　など
   ⑥服薬状況（NSAIDs、β遮断薬など）
2. 食物日誌
3. 血液検査
   ①抗原特異IgE抗体
   ②末梢血好塩基球からのヒスタミン遊離試験（HRT）
4. 皮膚テスト
   ①プリックテスト
   ②パッチテスト
5. 食物除去試験・負荷試験

（赤澤　晃）

文献

1) 海老澤元宏，他：厚生労働科学研究班による食物アレルギーの診療の手引き2008.
   http://www.allergy.go.jp/allergy/guideline/05/05.pdf
2) Sampson HA: Anaphylaxis and emergency treatment. Pediatrics, 111: 1601-1608, 2003
3) 厚生省：平成9年度厚生省食物アレルギー対策検討委員会報告. 1997

Chapter 3 年代別にみたアレルギー疾患の症状とケア

Section 1 Chapter 3 の内容と目的

✚ プロローグ：小児看護実践とアレルギー

　アレルギーをもつ子どもたちへの看護は、小児看護のあり方そのものを表すといっても過言ではない。

　アレルギーは、いったん症状が発現すると、それ以降ずっと子どもたちを苦しめる。「アレルギーマーチ」と呼ばれるように、年齢に応じてアレルギー疾患の標的臓器、抗原、症状などが徐々に変化していく（図）。

　そして、アレルギー疾患にはさまざまな種類があり、症状も呼吸症状や皮膚症状など多彩だが、本人には症状による苦しみとは別に、その症状（の出方）を周りの人からからかわれたり、それがいじめの対象になる場合さえある。

　このようにアレルギー疾患は、子どもにとって、単なる病気としてだけでなく、日常生活にへばりつくように存在し、そこに大きな影響を与えていく。

　しかしながら一方で、アレルギー疾患は、知識を学び、正しい対処方法を実践することで、症状のコントロールが可能となったり、発作症状をうまく乗り切ることができるようになるという側面がある。ゆえに、小児看護の実践においては、子どもたちが、アレルギーとうまく付き合いながら、たくましく、日々を明るく過ごしていけるような支援が求められることになる。

アレルギーをもつ子どもの中には、苦しみながらも、正しい対処方法を身につけ、症状を克服することで、我慢強くなったり、苦しいときでも気持ちを強くもって冷静な対処ができるようになったり、他者を思いやる優しい心を身につけたりと、人間として大きな成長を遂げる子どもたちも大勢いる。

小児看護は、単に表面的な健康問題の解決をもってよしとするものではなく、成長・発達過程にある子どもを心身ともに健やかにするよう支援することが求められている。「序文」でも述べたように、小児看護の実践は、アレルギーマーチを歩む子どもたちが、その歩みの中で、アレルギー疾患への対応というハードルを超えていくことで、人間的成長をいかに図るかという課題の解決への取り組みでもある。その取り組みは、子どもと家族が協力して進めていくものであり、その意味で、アレルギー疾患をもつ子どもの看護は、小児看護実践の核ともいえるのではないか。

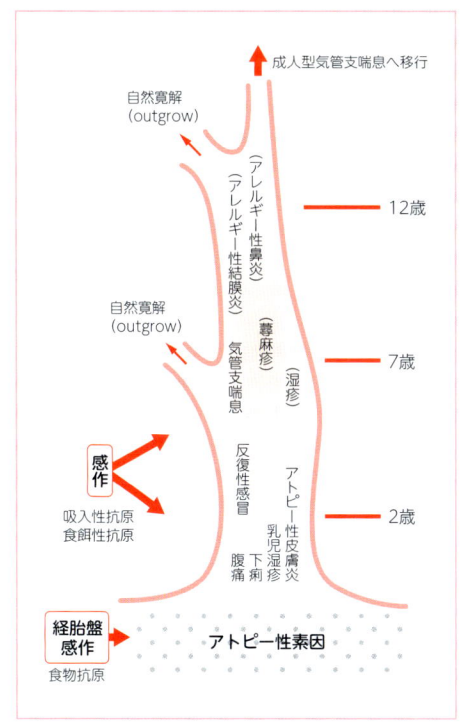

図　アレルギーマーチ（p12の図を再掲）

（山元恵子）

✚イントロダクション

小児を取り巻く生活環境の変化や疾病構造の変化などに伴い、小児のアレルギー疾患の増加が指摘されている。児童生徒のアレルギー疾患有病率は、アレルギー性鼻炎9.2％、気管支喘息5.7％、アトピー性皮膚炎5.5％、アレルギー性結膜炎3.5％、食物アレルギー2.6％、アナフィラキシー0.14％であり、代表的な疾患である気管支喘息における患者の割合は、幼稚園、小学校、中学校において過去10年間で増加傾向にあると報告されている[1]。これらの疾患は長期間に及ぶ管理が必要となり、場合によっては生命にかかわるといった局面もあることから、入院中だけでなく家庭や学校における疾患への対応に注意が必要である。

アレルギー疾患は、一度体内で免疫反応が成立してしまうと、日常生活におい

て抗原を受け続ける限り長い期間にわたり反応が引き起こされることから、慢性的な疾患ともいえる。アレルギー疾患の発症に至る原因は、単にIgE抗体だけが関与しているわけではなく、たとえば、ストレスや生活環境など、多くの要因が複雑に影響し多面的なメカニズムで発症していることが明らかになりつつある[2]。アレルギー疾患の病態や原因の解明が進み、新たな治療法が開発されると同時に、ケアの方法も変化し続けている。

　Chapter 3では、小児科およびアレルギー科でよく目にする、アトピー性皮膚炎や気管支喘息といったアレルギー疾患をいくつかあげ、その症状とケアについて最新の情報を踏まえて解説する。それぞれの疾患について、**「乳児期」「幼児期」「学童期」「思春期・青年期」**と4つの発達段階に分け、症状、反応時の対応、そして日常生活における注意点を、看護の視点で写真等を用いながらわかりやすく、具体的に説明している。よって、日々の看護の実践だけでなく家庭や学校といった院外における医療従事者以外の人たちが行うケアにおいても活用できると考えられる。ここで取り上げたアレルギー疾患は、**「アトピー性皮膚炎」「気管支喘息」「食物アレルギー」「蕁麻疹」**である。以下、各発達段階別に紹介していく。

　乳児期は、アレルギーマーチの出発点となるため、この時期の子どもの症状の特徴と反応時の対応をわかりやすく解説し、行われるケアについてはイメージ化できるように絵や図を多く活用することで、最新のケア実践の内容を初学者でも簡単に理解できるように解説している。具体的には、「アトピー性皮膚炎」の項目では、スキンケアや薬物療法（外用薬の塗布）について詳細に解説をしている。「気管支喘息」の項目では、急性期と慢性期それぞれに症状とケアの実際を説明している。「食物アレルギー」の項目では、症状の解説と出現時の対応をわかりやすく解説し、そのケアについて具体的に解説している。また、食物除去など食事についての注意点や援助方法も詳しく説明をしているので、家族への指導にも役立つものになると思われる。さらに、食物負荷試験における注意点やアナフィラキシーショックへの対応なども具体的に解説されているので、看護の実践に即活用できるものとなっている。「蕁麻疹」の項目では、蕁麻疹が起こるしくみや分類・病型の特徴、原因をわかりやすく解説しており、反応時の対応においてはアナフィラキシーショック時の対応も含めて解説している。

　幼児期では、「アトピー性皮膚炎」の項目ではスキンケアについて、その実際をわかりやすく解説しており、活動の増加に伴う注意点を踏まえた解説をしている。「気管支喘息」の項目では、特に急性期における小発作・中発作・大発作・呼吸不全の程度ごとに対応が解説されているのが特徴である。「食物アレルギー」の項目では、エピペン®の自己注射の解説があり、家庭での食事や保育園・幼稚園での生

活についてなど、幼児期の生活の特徴を踏まえた説明が多く述べられている。「蕁麻疹」の項目では、精神的なストレスや感染、疲労などによる影響についても解説し、幼児期の特徴を踏まえた説明をしている。

　学童期および**思春期・青年期**では、各疾患ともに、これまで述べられてきた内容に学校生活での留意すべき点を加え、あわせて心理社会面における援助についても説明しており、身体面だけでなく多面的な援助を行うことができるよう構成されている。なお、学童期と思春期・青年期においては、**「シックハウス（スクール）症候群」**についても解説している。「シックハウス（スクール）症候群」の項目では、その主な対象となりうる学童期と思春期・青年期に焦点を当てて、症状や反応時の対応を詳細に解説している。なかでも、家庭や学校における化学物質等の説明はイラストを用いてわかりやすく説明しているので、初学者でも容易に理解できるよう説明に工夫がなされている。また、日常生活の注意点については、学校における留意点も詳しく解説されているので、養護教諭などの学校関係者にとっても有用である。

　その他、上記の疾患以外で注意を要する症状などについても、最新の情報を踏まえて解説を加えた。

　アレルギー疾患をもつ小児においては、発達段階を考慮したセルフケア確立への支援、ならびに家族も含めたQOLの維持、向上を踏まえた援助が必要となる。本Chapterでは各疾患を発達段階別に分けて解説することで、子どもの身体的側面と心理社会的側面の両面の発達の特徴に合わせてケアを考え、実践することができるので、小児看護の初学者も小児アレルギー疾患の看護を容易に理解し、日々の看護に役立てることに寄与できるものとなっている。

〈高橋　亮〉

文献
1）アレルギー疾患に関する調査研究委員会：アレルギーに疾患に関する調査研究報告書．p3-29, 2007
2）大矢幸弘，吉田　桃：最近の子どものアレルギー事情＜今井有紀子編：特集／子どものからだ；体力・睡眠・アレルギー＞．子どもと健康，82：31-39, 2005

Section2 乳児期の症状とケア

アトピー性皮膚炎

　乳児期の湿疹をすべてアトピー性皮膚炎と診断する風潮が一部にあるが、乳児アトピー性皮膚炎は2か月以上慢性的に経過する痒みを伴う湿疹のことをいう。重要な鑑別疾患として脂漏性湿疹（いわゆる乳児湿疹）などがある。

✚症状

▶急性期

　乳児期の特徴としては、顔面および頭部から発症し、特に頬部、口周囲に瘙痒を伴い強く現れることが多い（図1）。また、耳朶下部にいわゆる耳切れがみられることが多い。顔面から始まる湿疹は、頸部から前胸部へ広がる傾向がある。そして強い痒みも伴うため、児は搔破し、さらに湿疹が悪化し、感染を合併し湿潤局面と変化していく。痒みが強いと、機嫌が悪くなり、ぐずる時間が長かったり、寝つきが悪くなったりすることもある。

　ただし、上記の急性期の特徴だけをもってアトピー性皮膚炎と診断することはできず、脂漏性湿疹も類似した症状を呈する。

▶慢性期

　上記の症状が、2か月以上慢性的に良くなったり、悪くなったりを繰り返す。また、乳児期は食物アレルギーに関連して症状が出現することが多い。

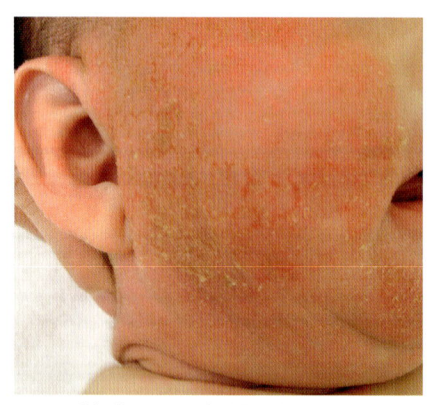

図1　乳児期のアトピー性皮膚炎の症状

✚反応時の対応

アトピー性皮膚炎の治療は、原因物質の検索と除去、スキンケア、薬物療法（主に軟膏療法）となる。どれも重要であり、3つの歯車がしっかりと噛み合うように治療を進めることが重要である。

特に入院加療を要するような重症患児の場合には、家族の疾患に対する理解度、スキンケアや軟膏塗布の手技、精神的なストレスの有無などを十分観察および情報収集し、治療に反映させることが大切である。

▶原因の検索と除去

アトピー性皮膚炎の治療において最も大事なことは、アレルギーの原因を除去することである。アトピー性皮膚炎の主な原因因子を表1に示す。

●食物が原因となる場合の対応

乳児期のアトピー性皮膚炎と食物アレルギーは合併していることが多い。原則として、アレルゲンとなる食物の除去を行う。食物に関しては、独自の判断で除去するのではなく、専門の医師の診察を受け、正しい診断のもとに必要最小限の除去を行うよう助言する。

◎cf.
幼児期、学童期／反応時の対応／原因の検索と除去

●生活環境の整備と対策

乳児期の子どもの生活環境は床面との距離が近いことが多く、生活スペースをきれいに保つように、指導する。

原因因子であるダニやほこりを環境から除去する目的で、床の掃除機がけを行う。

環境抗原として最も重要なダニは高温多湿を好み、ほこりやカビを住み家としている。生活環境のなかでは、床（絨毯＞畳＞フローリングの順）と寝具に最も多く存在する。このため、床面の掃除をするときは、ていねいに掃除機がけを行う。目安として$1m^2$当たり20〜30秒くらいをかけることが推奨される。また見逃されがちな本棚やタンスの上なども、こまめに拭き掃除をするとよい。さらに照明

◎cf.
幼児期、学童期／反応時の対応／原因の検索と除去／生活環境の整備と対策

表1　アトピー性皮膚炎の主な原因因子

食物（鶏卵、牛乳、小麦、大豆など）
環境抗原（ダニ、ほこり、ペット） 乾燥
感染（細菌、ウイルス、真菌）
物理化学的刺激（よだれ、汗、石けん、洗剤、衣服の擦れ） 掻破

【Note】ペットについて
犬、猫など、毛のある動物は、毛やフケそのものがアレルギーの原因となるだけでなく、毛や体に付着・寄生するダニ、ハウスダストもアレルギーの原因となるので、飼うのは避けたほうがよい。すでに飼っている場合は、室外で飼う、掃除や動物の毛や体の手入れを念入りに行うなど、きめ細かい対策が必要である。
一方、カメや魚など、毛がない動物であれば、アレルギーの原因になるものが少ないので、飼ってもよい。

器具の笠の上や掃除機やエアコンのフィルターの清掃も定期的に行う（図2）。

寝具も床と同様、ダニの住み家となるため、清潔に保つことが大切となる。布団は、こまめに両面干し（片面20分以上）し、干した後は叩かず、床面と同様にていねいに掃除機がけを行い、ダニを吸い取る（図3）。梅雨時期など、布団を干せないときは、布団乾燥機でも代用できる。

◉皮膚の汚れへの対応（スキンケア）

原因物質である汚れ（細菌、ウイルス、真菌）や汗、よだれは、症状悪化の大きな要素であるため、シャワー浴による皮膚の清潔保持が重要である。

図2　家の生活環境の整備

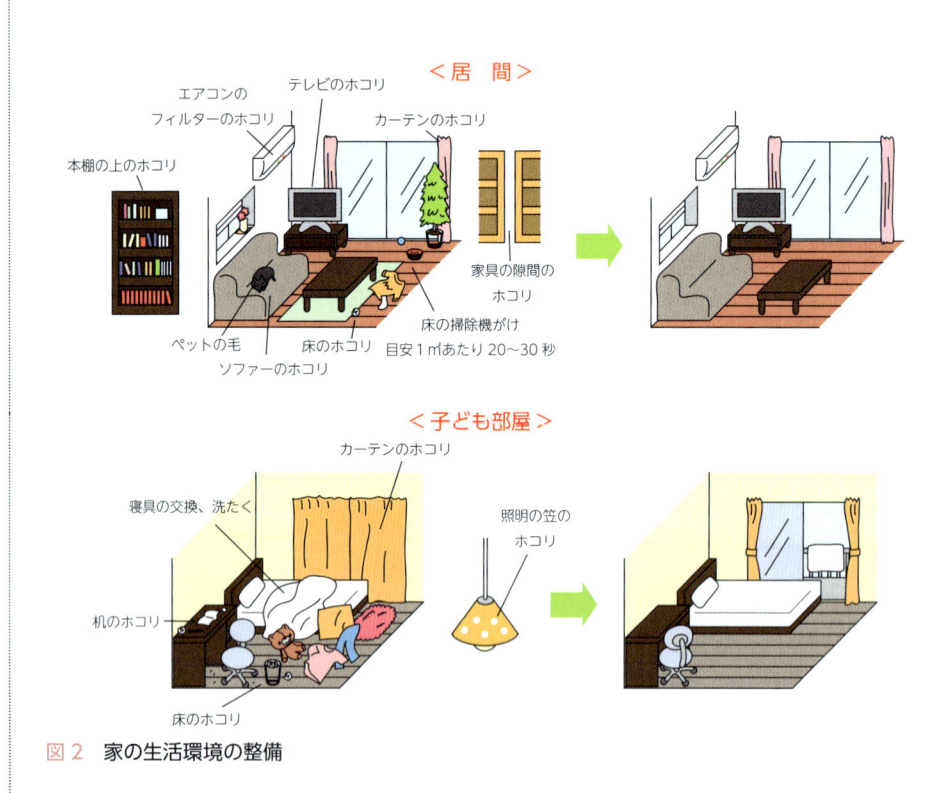

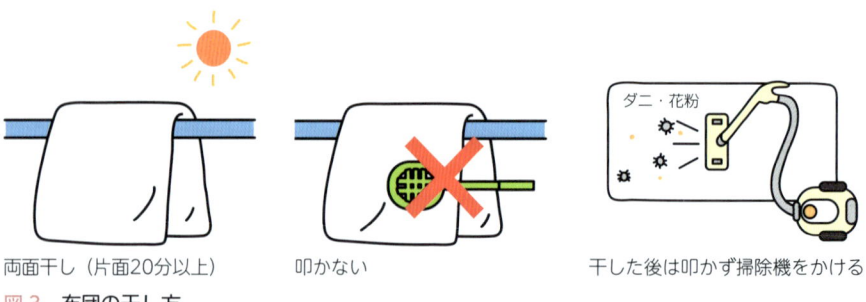

図3　布団の干し方
布団は叩かず、掃除機をかける。

▶スキンケア

アトピー性皮膚炎の皮膚は、以下の3点による皮膚の機能異常がみられる。

①セラミドや天然保湿因子の減少によって、皮膚のバリア機能や水分保持能の低下がみられ、角層構造は粗となり皮膚は乾燥する[1]。

②皮膚の易感染性がみられ、特に病変部位では黄色ブドウ球菌などの定着が生じやすい[1]。

③痒みの閾値の低下がみられる[1]。

上記3点のなかで、皮膚のバリア機能や水分保持能の低下、黄色ブドウ球菌は皮膚状態を悪化させる一因となる。スキンケアや軟膏療法により、痒みの閾値を下げることで、皮膚の機能を正常に保つことが大切である。

●スキンケアの実際

効果的な洗い方のコツを表2に示す。

●スキンケアの回数

皮膚状態が悪いときは1日2回、朝夜に行うことを基本とする。日常生活でそれが困難な場合は、夜に1度、十分な時間をとり行うように指導する。

▶薬物療法

アトピー性皮膚炎の薬物療法は、炎症を抑えること、痒みを抑えること、皮膚状態を維持することが治療の目的となる。外用薬として、ステロイド外用薬、保湿剤が主に使用される。『アトピー性皮膚炎治療ガイドライン2008』より、薬物療法の基本例を図4[2]に示す。

●ステロイド外用薬

その抗炎症効果から5段階に分けられる（表3）。乳児期の子どもには主に「Ⅳ群　マイルド」を使用する。炎症、痒みのコントロールができると、皮膚状態を維持するため保湿剤が主となる。軟膏の塗り方を表4に示す。

●内服薬

乳児期の内服薬は、必要に応じて抗アレルギー薬、抗ヒスタミン薬（クラリチン®、アレジオン®、ザジテン®、アレロック®、アレグラ®など）を服用することがある。

乳児期は、抗ヒスタミン薬の投与は瘙痒が強い場合に考慮する[3]。

✚QOLを低下させない日常生活上の注意と看護

▶搔破・瘙痒への対策

乳児期の子どもの瘙痒動作には幼児期の子どもとは異なる特徴をもつ。それは

【Note】
Ⅳ群は「ミディアム」と表されることもある。

○cf.
幼児期、学童期、思春期・青年期／反応時の対応／スキンケア／スキンケアの実際、スキンケアのポイント

○cf.
Chapter 5 Section 2／図9 しわのある部分と洗い方（p213）

表2　効果的な洗い方

準備するもの
・石けん（基本的には何でもよいが、刺激の強いものは避ける）
・泡立てネット（きめの細かい泡をつくることができる）
・バスマット（ハイハイしたり、まだ立位になれない乳児は、バスマットの上に寝かせて洗うと洗いやすい）
・36〜37℃のぬるめの湯（熱すぎると痒みが増すことがある）
・その他：スキンケアを嫌なこととしないために、おもちゃなどを用意するのもよい

洗い方
①事前に、泡立てネットを使用し、石けんできめ細かい泡をたくさんつくる。
②泡を手にとり、手のひら全体で全身を洗う。

★ポイント
・このときタオルなどを使用すると、皮膚状態がわからず、かえって刺激を与え、傷をつけてしまうことがあるため、手で洗う。
・洗う順序は頭、顔、上半身、下半身の順に、上から下に洗うことが好ましい。ただし、顔を先に洗うと、子どもが泣いてしまったり、機嫌が悪くなったりと、その後のケアがスムーズにいかなくなるような場合には、洗う順番を変えても問題はない。

③頭は爪を立てず、指のはらを使い、頭皮全体を洗う。

★ポイント
・乳児期の子どもの場合は、頭皮に脂漏がこびりついていることがあるが、無理に剥がさず、毎日のケアのなかで徐々に落としていく。

④顔は、目に泡が入ると嫌がるので、両頬部、顎、鼻周囲、額、目周囲の順に洗う。

★ポイント
・立位になれない乳児期の子どもや動きが激しい子どもは、バスマットの上に寝かせて洗う。

⑤しわができる首や腋窩、肘関節、膝窩、足首、指の間などは、発汗が多く汚れもたまりやすい。洗い残しに気をつけて、よりていねいに洗う。

⑥洗い終わった後は、石けん成分が残らないよう十分に洗い流す。

★ポイント
・シャワーで流す際、水圧が高いとその刺激で痒みが増し、また湿潤している部位は痛みを伴うので、水圧を低めにし、シャワーの出口を手で押さえながら水圧を抑えて流すとよい。

⑦①〜⑥の手順をもう一度繰り返す。
　1回目のケアは全身についている軟膏を落とすことを目的とし、2回目のケアは皮膚の汚れを落とす目的で行う。
⑧ケアが終わり、体を拭くときは、皮膚を擦らず、抑えるようにして水分を拭き取る。
⑨ケア後は5分以内に速やかに軟膏を塗布し、保湿された状態にする。

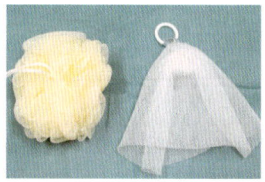

泡立てネット

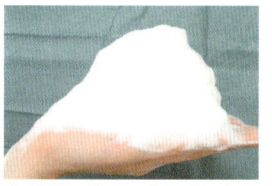

きめ細かい泡をつくり、手にとる

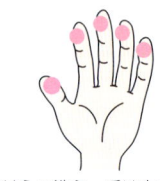

指のはらで洗う。爪は立てない

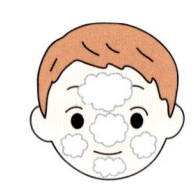

顔は、両頬部、顎、鼻周囲、額、目周囲の順に、泡で洗う

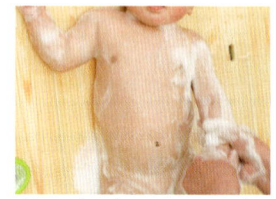

乳児などはバスマットの上に寝かせて洗う

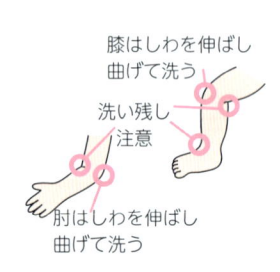

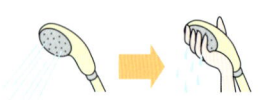

膝はしわを伸ばし曲げて洗う
洗い残し注意
肘はしわを伸ばし曲げて洗う

シャワーの水圧は、水の出口を手で押さえると下がる

軽　症	<外用薬> 保湿剤 全年齢：必要に応じてマイルド以下のステロイド <内服> 必要に応じて、抗ヒスタミン薬、抗アレルギー薬

↓ 十分な効果が認められない場合（ステップアップ）　　↑ 十分な効果が認められた場合（ステップダウン）

中等症	<外用薬> 保湿剤 2歳未満：マイルド以下のステロイド 2〜12歳：ストロング以下のステロイド 13歳以上：ベリーストロング以下のステロイド <内服> 必要に応じて、抗ヒスタミン薬、抗アレルギー薬

↓ 十分な効果が認められない場合（ステップアップ）　　↑ 十分な効果が認められた場合（ステップダウン）

重　症	<外用薬> 保湿剤 2歳未満：ストロング以下のステロイド 2〜12歳：ベリーストロング以下のステロイド 13歳以上：ベリーストロング以下のステロイド <内服> 必要に応じて、抗ヒスタミン薬、抗アレルギー薬

↓ 十分な効果が認められない場合（ステップアップ）　　↑ 十分な効果が認められた場合（ステップダウン）

最重症 （原則として 一時入院）	<外用薬> 保湿剤 2歳未満：ストロング以下のステロイド 2〜12歳：ベリーストロング以下のステロイド 13歳以上：ベリーストロング以下のステロイド <内服> 必要に応じて、抗ヒスタミン薬、抗アレルギー薬、 経口ステロイド（必要に応じて一時的に）*

＊使用する場合は入院のうえ、専門医と連携を取りながら使用する。

図4　**薬物療法の基本例**
(河野陽一，他監：厚生労働科学研究・アトピー性皮膚炎治療ガイドライン 2008．厚生労働科学研究，p7，2008[2] より一部改変)

○cf.
幼児期、学童期、思春期・青年期／反応時の対応／薬物療法

○cf.
幼児期、学童期、思春期・青年期／反応時の対応／薬物療法／外用薬／ステロイド外用薬

表3　ステロイド外用薬の分類、使用年齢、商品名

分類		使用年齢	商品名（一般名）
Ⅰ群	ストロンゲスト（最も強い）	2歳～12歳／13歳～成人　最重症～重症	デルモベート（プロピオン酸クロベタゾール） ジフラール、ダイアコート（酢酸ジフロラゾン）
Ⅱ群	ベリーストロング（かなり強い）		フルメタ（フランカルボン酸モメタゾン） アンテベート（酪酸プロピオン酸ベタメタゾン） トプシム（フルオシノニド） リンデロンDP（ジプロピオン酸ベタメタゾン） マイザー（ジフルプレドナート） ビスダーム（アムシノニド） テクスメテン、ネリゾナ（吉草酸ジフルコルトロン） パンデル（酪酸プロピオン酸ヒドロコルチゾン）
Ⅲ群	ストロング（やや強い）	乳児～1歳　最重症～重症／中等症／最重症～重症～中等症	エクラー（プロピオン酸デプロドン） メサデルム（プロピオン酸デキサメタゾン） ボアラ、ザルックス（吉草酸デキサメタゾン） アドコルチン（ハルシノニド） ベトネベート、リンデロンV（吉草酸ベタメタゾン） プロパデルム（プロピオン酸ベクロメタゾン） フルコート（フルオシノロンアセトニド）
Ⅳ群	マイルド（普通）		リドメックス（吉草酸酢酸プレドニゾロン） レダコート、ケナコルトA（トリアムシノロンアセトニド） ロコルテン（ピバル酸フルメタゾン） アルメタ（プロピオン酸アルクロメタゾン） キンダベート（酪酸クロベタゾン） ロコイド（酪酸ヒドロコルチゾン） デカダーム（デキサメタゾン）
Ⅴ群	ウィーク（弱い）	中等症	プレドニゾロン（プレドニゾロン） コルテス（酢酸ヒドロコルチゾン）

表4　軟膏の塗り方のポイント

①乾燥している皮膚は、軟膏の吸収がよくない。治療効果を高めるためにも、入浴やシャワー浴の後、5分以内に塗布を開始する。保湿剤とは乾燥した肌を潤すのではなく、潤った肌を保つ効果があるので、速やかに塗布することが大切である。
②軟膏塗布量は塗布面積当たりで決まっており、適切な量の軟膏を塗布していなければ、治療効果は現れない。塗布量の目安は、チューブ式軟膏で人差し指の第一関節分の量（ワンフィンガーチップユニット＝約0.5g）で、大人の手の平2枚分の範囲となる。

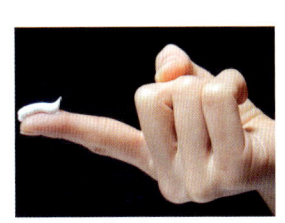

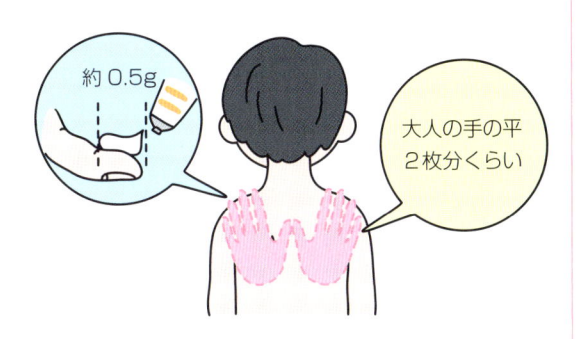

約0.5g

大人の手の平
2枚分くらい

ワンフィンガーチップユニット

③軟膏は、擦りこむのではなく、皮膚に乗せ、延ばすように塗る。
④部位によって異なる軟膏を使用する場合は、手を洗って軟膏を落としてから、次の軟膏を使用する。

○cf.
幼児期、学童期／反応時の対応／薬物療法／外用薬／軟膏の塗り方

発達段階が未熟であるため、瘙痒をより制御できない点である。母親などに抱かれているとき、顔や頭を擦り合わせるように掻いたり、寝返りがうてるようになると、うつ伏せになり、ベッドや床で顔を擦ったりして掻破する。掻破しないための対応として、最小限の悪化で阻止できるように爪を短く切ること、またミトンや靴下を使用し、直接の掻破を避けるように工夫をすることがあげられる。

また、瘙痒が強いときは、瘙痒部位を保護者が優しくトントンと叩いたり、保冷剤で冷やしたりすると効果がある。夏季は室温を低めに設定することも効果的である。

▶衣服

衣服は、麻、ウール、化繊など、ゴワゴワしたものは皮膚に刺激となり、瘙痒が強くなるため、素材は綿100％で平織りが適している。また、衣類についているタグ（商品札）が刺激となることもあるので、取り外すとよい（図5）。

洗濯用洗剤は普通のもので問題ないが、すすぎを十分に行い、石けん成分が残らないよう注意する。

▶寝具

寝具は、普通の敷き布団の替わりに丸洗いできるベッドパッドを2～3枚重ねて使用し、週に1度丸洗いするのも、清潔な寝具環境を保つのに有効である。

○cf.
幼児期、学童期／QOLを低下させない日常生活上の注意と看護／衣服

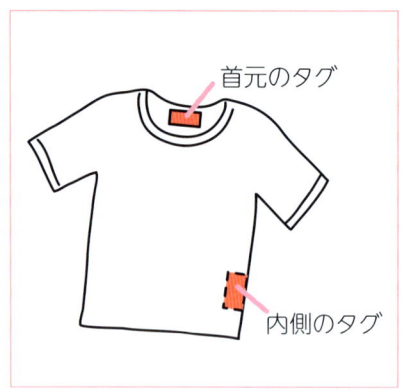

図5 衣服についているタグの取り扱い
タグは、刺激となるので取り外す。

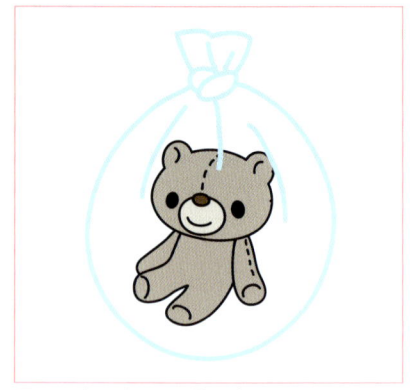

図6 ぬいぐるみの取り扱い
ぬいぐるみはビニール等で覆う。

▶ぬいぐるみ

　乳児期の子どもはぬいぐるみなどに興味を示すが、ぬいぐるみはダニの住み家になってしまうため、可能な限り生活環境から排除するよう指導する。置いておくものはビニールで覆ったり洗えるものはこまめに洗う（図6）。

▶不機嫌解消のための搔破への対策

　泣いているとき、イライラしているときなども、瘙痒動作がみられることがある。「搔く＝イライラ解消」というときは、搔破しない程度に見守り、痒みから気がそれるよう遊びの環境をつくる。

▶発熱時

　発熱しているときは、スキンケアはできないと考えがちだが、体調が悪いときこそ湿疹が悪化しやすく、皮膚状態の悪化に拍車がかかる。普段と変わらず活気があるときは、湯冷めに気をつけながらスキンケアを行う。

　どうしてもスキンケアができないときには、タオルで拭き取れる部分は拭き取り、軟膏は塗り続け、乾燥しないように保湿を維持する。

> cf.
> 幼児期、学童期／QOLを低下させない日常生活上の注意と看護／発熱時

▶日焼け

　日焼けはアトピー性皮膚炎の皮膚にはよくないため、外に出るときは日焼け止めクリームSPF20～30で、かつ低刺激の日焼け止めの商品を使用するとよい。ウォータープルーフは皮膚に残りやすいので使用は避ける。初めて使用するものは手足に少量つけ、赤くならないか試してから使用するとよい。夏季であっても日焼け止めを上手に使用して外遊びが活発に行えるようにする。

> cf.
> 幼児期、学童期／QOLを低下させない日常生活上の注意と看護／日焼け

▶皮膚の乾燥

　夏季は汗をかきやすく乾燥とは縁遠い時期であるが、秋から冬にかけては発汗が少なくなり、皮膚は乾燥しやすい環境となる。皮膚の乾燥は瘙痒の要因となる

ため、秋から冬にはしっかりと保湿剤を塗布し、乾燥を避ける。

▶**家族の協力**

スキンケアを毎日続けるのはとても大変なことであり、家族の協力が大切となってくる。母親への指導だけではなく、父親への指導も行い、家族で疾患と向き合い、改善していくよう働きかける。

（宮口由美）

文献
1) 河野陽一，他監：厚生労働科学研究・アトピー性皮膚炎治療ガイドライン2008．厚生労働科学研究，p2，2008
2) 前掲書1)，p7
3) 五十嵐　隆総編集，海老澤元宏専門編集：年代別アレルギー疾患への対応＜小児科臨床ピクシス5＞．中山書店，p100，2009

参考文献
1) 五十嵐　隆総編集，海老澤元宏専門編集：年代別アレルギー疾患への対応＜小児科臨床ピクシス5＞．中山書店，2009
2) 海老澤元宏監：子どものアレルギーのすべてがわかる本．講談社，2009
3) 河野陽一，他監：厚生労働科学研究・アトピー性皮膚炎治療ガイドライン2008．厚生労働科学研究，2008
4) 筒井真優美編著：小児看護学子どもと家族の示す行動への判断とケア．日総研出版，2007

気管支喘息

✚症状（急性期・慢性期）

　主訴は、咳嗽、呼気性喘鳴、呼吸困難だが、きわめて強い発作では呼吸音が減弱し、喘鳴が聴取しにくいこともあるので注意が必要である。また、患児が症状を明確に伝えることが困難なため、機嫌、生活の状況、喘鳴、多呼吸、鼻翼呼吸、肩呼吸、陥没呼吸（図1の部位）、呼気の延長、チアノーゼの有無などとその程度、酸素飽和度などを総合的に観察して発作の程度を判断する。また、自覚的な訴えの把握が困難であり発作が急速に重症化することもあるため、表1[1)]に示す他覚的症状を注意深く観察する必要がある。

　乳児期の気管支喘息発作は、受診時に初発である場合も少なくない。特に呼吸困難が強い急性期では、家族の不安が大きいことを踏まえて対応することが大切である。乳児期は、特に家族の心理的な状態が強く子どもに影響するため、家族に対する十分な説明が必要である。子どものみならず家族が安心できるかかわりを心がける。

　気管支喘息発作の程度は、小発作、中発作、大発作、呼吸不全の4段階に分類されている（表2）[2)]。呼吸状態と生活状態の障害の度合いによって判断する。

　以下、発作の程度ごとに症状を示す。

▶小発作

　喘鳴、咳き込みがあり、軽い陥没呼吸を認めることがある。日常生活は普段どおり送ることができる。よく観察していると、普段よりも動きが少ない遊びを選ぶなどしている場合もある。

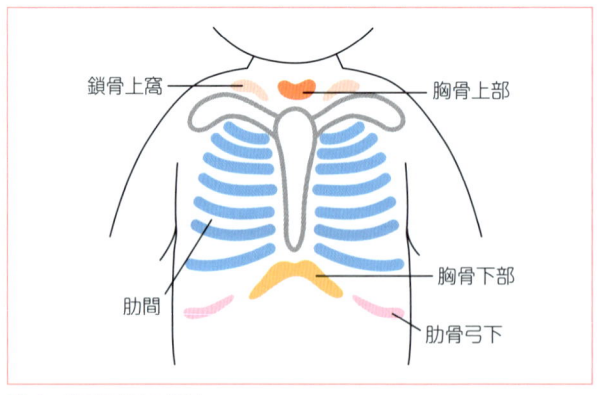

図1　陥没呼吸の部位

Section2 乳児期／気管支喘息

表1　乳児喘息重症発作時の他覚的症状

1.	嗽咳が激しい（嘔吐があることがある）	8.	寝ない（または、眠れない）
2.	喘鳴が著明（時に減弱）	9.	チアノーゼ
3.	胸骨上窩、鎖骨上窩、肋間の陥没	10.	呻吟
4.	頻呼吸	11.	頻脈
5.	鼻翼呼吸	12.	機嫌が悪い
6.	シーソー呼吸	13.	泣き叫ぶ（興奮）
7.	抱かれているほうが楽（起座呼吸）	14.	意識レベルの低下

（日本小児アレルギー学会：小児気管支喘息治療・管理ガイドライン2008．協和企画，p122，2008[4]より）

表2　乳児喘息の発作程度

小発作	軽度喘鳴・陥没呼吸を伴うことがある	SpO_2≧96% 呼吸数30〜40回/分 脈拍100回/分程度
中発作	明らかな喘鳴・呼気延長・陥没呼吸	SpO_2：92〜95% 呼吸数＞40回/分 脈拍＞100〜120回/分
大発作	著明な喘鳴・呼気延長・陥没呼吸・チアノーゼ	SpO_2≧91% $PaCO_2$　41〜60mmHg 呼吸数、脈拍は普段の2倍
呼吸不全	呼吸音減弱・喘鳴減弱・チアノーゼ強度	SpO_2＜91% $PaCO_2$＞60mmHg 呼吸数、脈拍は状態により変化

（日本小児アレルギー学会：小児気管支喘息治療・管理ガイドライン2008．協和企画，p127，2008[2]より抜粋）

▶中発作

　喘鳴、咳き込みがあり、陥没呼吸、呼気の延長を認める明らかな呼吸困難症状がある。会話、睡眠、哺乳などの日常生活に支障が出る。症状が進行すると興奮することもあるが、呼吸困難があるため活気はない。また、経口摂取が困難となるため、脱水の徴候にも注意する。

▶大発作

　著明な喘鳴と肩呼吸、鼻翼呼吸、陥没呼吸、呼気延長が強度にみられる。活気がなく泣き声も弱々しくなり、機嫌が悪い。哺乳、睡眠が著明に障害される。さらに症状が進行すると冷や汗をかき、唇が蒼白で苦悶様顔貌を示す。ときに呻吟

がみられる。目が合わなくなり、泣き声が弱く途切れがちになる。喘鳴が聴き取りにくい場合は、意識状態の悪化のサインであり、発作がきわめて強度であることを示している。

▶呼吸不全

陥没呼吸、呼気延長、チアノーゼが著明となり、喘鳴の減弱・消失、意識消失を伴うことがある。

✚反応時の対応

▶急性発作時

気管支喘息発作時は、呼吸困難の症状を伴い、生命の危機に直結する場合がある。初回発作時はもちろん、発作を繰り返している場合でも、子どもと家族の不安や恐怖感が増大していることを念頭に置いたケアを心がける。

子どもと家族が安心できるような声かけを行うと同時に、実施する処置に対しても説明を行い、不安の軽減に努めることが重要である。

◉小発作

家族（養育者）は多くの場合、子どもの好む体位、または安楽な体位がとれるよう抱き方を無意識のうちに工夫していることが多い。また、子どもがリラックスし安心できるような声かけを行っている。そのような場合は、適切な対処であることを家族（養育者）にフィードバックし、対処方法として定着できるように促す。

まずは、子どもと親との関係をよく観察したうえで、必要なアドバイスを行うようにする。初回発作や対処に自信がなく戸惑っている家族（養育者）には、子どもの呼吸状態の観察のしかたや抱き方についてアドバイスする。

発作時のβ_2刺激薬の吸入や内服が処方されている場合は、速やかに行う。内服薬は30分後、吸入薬は15分後にその評価を行い、医師に報告する。

吸入に慣れていない場合は嫌がる子どももいるが、家族（養育者）の膝に座ってもらい安心した状態（図2）で行うか、遊んでいるときは口元に吸入薬を吹きかけるようにして行うとよい。重要なのは、家族（養育者）が、子どもとアイコンタクトやスキンシップが十分できるように姿勢を整え、治療にかかわることができるようにすることである。

子どもにとって吸入が苦痛な体験とならないように子どもの反応をていねいにみながら工夫する必要がある。泣いて嫌がる子どもを抑えつけて行うと、吸入薬の気道への定着が悪く吸入効果が得られないばかりでなく、苦痛な経験として記憶されてしまう危険性があり、慎まなくてはならない。

小発作時は水分摂取が可能であるため、少量ずつ数回に分けて経口摂取を促し、口腔および気道内の乾燥防ぐと同時に、咳漱時に軽く背部をタッピングするなどして、排痰を促す。

● 中発作

対応は、小発作に準じる。

中発作では、仰臥位をとると苦しがる場合が多い。大切なのは子どもが最も楽だと感じる姿勢を選ぶことである。家族（養育者）には、抱き方や子どもの背部に軽く手を添え呼吸のリズムを合わせながら呼吸を補助する方法とともに観察点を伝える。

治療としては、静脈内点滴注射と吸入療法を行う。現在、注射薬の第一選択は、ステロイド薬である。気管支拡張効果があるアミノフィリン製剤を点滴静脈注射で使用する場合は、テオフィリン血中濃度を8〜15μg/mL以下に維持する。また、嘔気、嘔吐、動悸、頻脈、振戦、興奮、頭痛、易刺激性、不眠、けいれんなどの副作用（テオフィリン中毒）の発現に注意し観察する。発現した場合には、速やかに医師に報告し、輸液の変更の指示を受ける。同時に医師の指示によりテオフィリン血中濃度の測定をしたうえで、継続して症状の観察を行う。β₂刺激薬の吸入療法では、SpO_2の低下を認めた場合には酸素吸入も同時に行う。看護師は、バイタルサインの変動、特に呼吸状態を注意深く観察し、気管支喘息発作の悪化の徴候としての咳嗽・喘鳴の増加の有無を観察する。

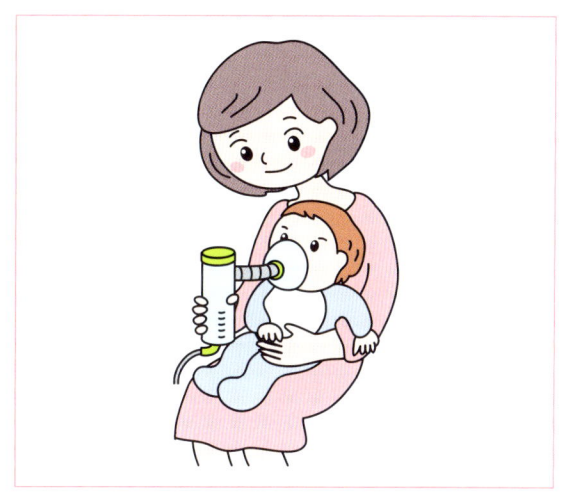

図2　吸入は家族（養育者）の膝の上で安心した状態で行う

中発作になると家族の不安がさらに増大している。子どもにとって最も安心できる存在は家族である。看護師は、家族の不安を受け止め、安心して子どものそばにいることができるよう支援する。

● 大発作

大発作は、ときとして生命の危険を伴う状態である。子どもが最も呼吸しやすい安楽な体位をとることが重要である。また、家族がそばにいることができるよう配慮する。同時に家族の不安も大きいため、治療内容や経過についての見通しなど、適時、医師から十分な説明が受けられるよう調整する。また、家族のスキンシップが子どもに与える効果を説明する。

治療では、β₂刺激薬の吸入と同時に明らかなSpO_2の低下を認めるため、酸素

吸入が行われる。ステロイド薬の反復静脈注射、アミノフィリン入りの持続点滴、イソプロテレノール持続吸入療法などが考慮されるが、アミノフィリン入りの持続点滴は、難治性けいれんを誘発することがあり、使用に際しては十分な注意が必要である。イソプロテレノールは、β_2作用と同等のβ_1作用を有するために、β_2選択的薬剤に比べて動悸、頻脈など循環器系の副作用が現れやすい。アスプール®0.5％の2～5mLまたは、プロタノール-L®10～25mLを生理食塩液に希釈して、インスピロン®、ジャイアントネブライザーを用いて、$SpO_2$95％以上を維持できる酸素濃度に設定して、フェイスマスクあるいは酸素テント内に持続的に噴霧する。本療法中は血圧、心拍数、呼吸数、SpO_2、心電図などを必ずモニターし、細心の注意をもって管理する。頻脈、血圧低下、血清カリウム低下、心筋障害などに細心の注意を払う。発作強度の推移や意識状態、副作用など継時的に観察記録しておく。また、排痰誘導や体位変換などの働きかけを一定時間ごとに行い、悪化徴候の早期発見、無気肺などの合併症の予防に努める。

●呼吸不全

通常の大発作の治療にもかかわらず重症発作が改善しないときは、医師により動脈血液ガス分析によって呼吸状態が評価される。また、治療効果を妨げている合併症（皮下気腫、縦隔気腫、無気肺、肺炎、気胸など）の有無が確認される。そのうえで、気管内挿管、補助呼吸、人工呼吸管理ができる体制を整えながら、ステロイド薬の増量、イソプロテレノールの増量およびアシドーシスの補正を試みる。それでも症状が改善しない場合は、気管内挿管、補助呼吸、人工呼吸管理が必要となるため、十分な観察と緊急時に備えた準備をしておく。

▶長期管理時（慢性期）

重症化・遷延化を防ぐため、発症早期から重症度に応じた適切な長期管理が重要である。中発作以上では、入院加療が基本である。乳児期は、身体的な発達途上にあり、乳児喘息と診断を受け治療が開始されている場合でも、ウイルス性細気管支炎を含めた他の喘鳴性疾患との鑑別が必要である。受診時は、呼吸困難に至るエピソードをていねいに聴き、適切な診断と治療がなされるようにする。

気管支喘息治療においては、テオフィリンや中枢移行性の高い抗アレルギー薬（ヒスタミンH_1拮抗作用を主とする薬剤）は、けいれん閾値を下げる可能性があり、特に乳児の使用にあたっては慎重に検討され、一般に専門医の管理のもと投与するとされていることに留意する。また、発作のコントロールが困難な場合には、全身性ステロイド薬が使用されるが、その全身性副作用の出現に配慮し、投与方法を厳重に遵守したうえで観察、治療援助にあたる必要がある。また、ステロイド薬使用にあたっては、家族の不安が強い場合があることも考慮し、医師からの

十分な説明が行われた後も、治療の理解や納得しているかなどに留意し、家族の理解を確認しておく必要がある。

　乳幼児の気管支喘息のリスクファクターとして受動喫煙がある。家族内に喫煙者がいる場合は、原則として禁煙を勧める。特に長時間一緒にいる家族（主な養育者）の喫煙の影響は大きいといわれている。

✚QOLを低下させない日常生活上の注意と看護

　初めて子どもが気管支喘息と診断されたときの家族の不安や混乱は一般に大きい。乳児喘息の治療では家族支援が重要である。

　発達段階における乳児期は、親子関係を基盤として、人への信頼や安心感の土台を築く時期であるといわれている。気管支喘息の発作による繰り返す呼吸困難や、いつ起きるかわからないという不確定な要素が多ければ多いほど、家族（養育者）が子どもの健康管理に自信がもてず、ひいては育児そのものに不安をもつといった状況にも陥りやすい。

　乳児期の子どもは、重要他者である家族（養育者）あるいはそれに代わる人物との相互作用を通じて「基本的信頼感」を獲得する。そして、子どもは皮膚や口唇の能力をとおして重要他者から始まる社会と相互作用を行っていく。この時期の子どもへのかかわりでは、子どもが表出する欲求の多様性を察知し、その欲求を子どもに応じた方法で充足できるように、子どもと養育者への支援を行うことが重要である。

　たとえば、気管支喘息発作のような特別な状態にあるとき、看護師は症状の見分け方や呼吸困難を緩和するための方法について家族（養育者）とともに観察の視点を示し、適切な方法を選択できるような支援が重要である。家族（養育者）が情緒不安定であったりすると対応に一貫性がなくなり、乳児は混乱し、外界への予測性がもてなくなる。その結果「不信感」が増大し、人との関係性において不安が大きくなる可能性がある。母親の安心した態度によって、身体的に苦しい状態のなかでも母親の安定した愛情が得られ、さらに適切な治療を行うことによって必ず楽になるという体験の積み重ねが、その後の喘息の治療管理に大きく影響すると考えられる。

（奥野由美子）

文献
1）日本小児アレルギー学会：小児気管支喘息治療・管理ガイドライン2008．協和企画，p122，2008
2）前掲書1），p127

食物アレルギー

✚症状

　食物アレルギーとは、「原因食物を摂取した後に免疫学的機序を介して生体にとって不利益な臓器症状（皮膚、粘膜、消化器、呼吸器、アナフィラキシーなど）が惹起される現象」をいう[1]。

　原因となる抗原（以下、アレルゲン）である食物を食べたとき、体に吸収されたアレルゲンが、血流にのり全身に運ばれるため、さまざまな場所で免疫反応（アレルギー反応）が起こりさまざまな症状が出現する。

　摂取後症状が出現するまでの時間から「即時型」「遅延型」の二つに分けられる。即時型は摂取後2時間以内、遅延型はそれ以上経過している場合をさす。

▶即時型症状

　即時型はさまざまな症状が現れる（表1）。しかし、頻度には大きな差がある。最も多いのは皮膚症状で70〜90％の症例で認められる。以下、呼吸器症状、粘膜症状、消化器症状が続き、アナフィラキシー症状が7〜10％程度に認められる。

▶遅延型症状

　遅延型として最も多い症状は皮膚症状（表1）で、乳児ではアトピー性皮膚炎症状としてよく現れる。乳児は食物の1回摂取量が少ないこともあるのか、幼児期以降に比べ遅延型反応としてアトピー性皮膚炎を呈する傾向がより強い。このため食物アレルギーの病型の一つとして「食物アレルギーの関与する乳児アトピー性皮膚炎型」というものがあるほどである。この型は、乳児期に、多くが顔面から痒みの強い湿疹が始まり、ステロイド外用療法を行っても寛解・増悪を繰り返しながら、徐々に体幹・四肢に広がっていく。重症例では皮膚からの浸出液の流出により低蛋白血症をきたし、生命の危機に陥ることすらある（図1）。

　アトピー性皮膚炎型の場合、皮膚状態のみで食物による症状か否かは判別が困

表1　食物アレルギーに多くみられる症状

皮膚症状	紅斑、蕁麻疹、瘙痒、湿疹の増悪など
粘膜症状	口唇や眼瞼の浮腫、結膜充血、口腔内や咽頭の違和感、嗄声、嚥下困難など
消化器症状	腹痛、嘔吐、下痢など
呼吸器症状	鼻汁、鼻閉、くしゃみ、咳嗽、喘鳴、呼吸困難など
複数臓器症状	アナフィラキシー（このうち特に重篤なものをアナフィラキシーショックといい頻脈・虚脱状態・意識障害・血圧低下などが現れる）

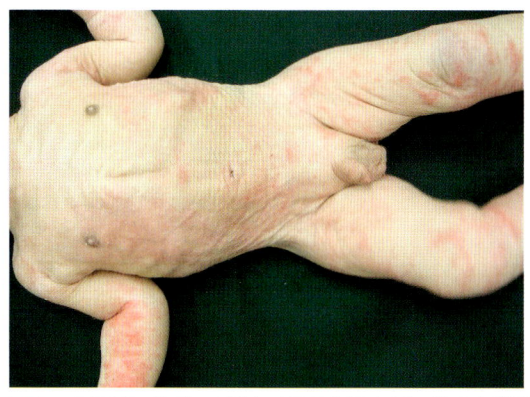

図1　食物アレルギーの関与する乳児アトピー性皮膚炎型による重度の低蛋白血症を呈した例

難であり、血液や皮膚テストの結果を参考にしながら、除去負荷試験を実施して診断する必要がある。

また新生児期から乳児早期には消化器症状（慢性下痢や腹痛など）を繰り返すときもある。

✚症状出現時の対応

▶即時型症状出現時の緊急対応
●緊急対応の基本

即時型症状は進行が早く、アナフィラキシー症状が出現した場合にはさらに急速に悪化し、最悪の場合、命を落としかねない。このため、即時型症状にはその症状の重症度を適切に判断し、迅速に的確な対応をする必要がある（表2）[1]。

たとえば、皮膚症状（蕁麻疹や紅斑など）が出現した際は、軽度の場合はまず冷罨法をし、症状が増強するようなら抗ヒスタミン薬（ロラタジンなど）を内服する。それでも治まらない場合はステロイド薬を内服する。また、咳嗽や喘鳴などの呼吸器症状や、腹痛、嘔吐などの消化器症状が出現した場合は、皮膚症状よりも一段階重い症状としてとらえ、気管支拡張薬（塩酸プロカテロールや硫酸サルブタモールなど）の吸入や血管確保をし、点滴から抗ヒスタミン薬（パモ酸ヒドロキシジンなど）とステロイド薬を投与する必要がある。そして、後にアナフィラキシー症状が重篤化していく可能性に対して準備が必要となる。吸入や点滴をしても呼吸器症状や消化器症状が改善しないようなときは、プレショック状態と考え、アドレナリン（ボスミン®）筋肉注射をし、ショックを未然に防ぐ。SpO_2値が低下した場合は、必要時、酸素投与をすることがある。

症状出現時、看護師はバイタルサインの測定、全身状態の観察を行い、医師が来るまで可能な限りそばについているようにする。

○cf.
幼児期、学童期、思春期・青年期／症状出現時の対応／即時型症状出現時の緊急対応／緊急対応の基本

○cf.
幼児期／QOLを低下させない日常生活上の注意と看護／家庭での誤食について、食物負荷試験

表2　食物によるアナフィラキシーの臨床的重症度

Grade	皮膚	消化器	呼吸器	循環器	神経
1	限局性瘙痒感、発赤、蕁麻疹、血管性浮腫	口腔内瘙痒感、違和感、軽度口唇腫脹	−	−	−
2	全身性瘙痒感、発赤、蕁麻疹、血管性浮腫	上記に加え、悪心、嘔吐	鼻閉、くしゃみ	−	活動性変化
3	上記症状	上記に加え、繰り返す嘔吐	鼻汁、明らかな鼻閉、咽頭喉頭の瘙痒感／絞扼感	頻脈（＋15/分）	上記に加え、不安
4	上記症状	上記に加え、下痢	上嗄声、犬吠様咳嗽、嚥下困難、呼吸困難、喘鳴、チアノーゼ	上記に加え、不整脈、軽度血圧低下	軽度頭痛、死の恐怖感
5	上記症状	上記に加え、腸管機能不全	呼吸停止	重度徐脈、血圧低下、心拍停止	意識消失

（海老澤元宏，他：厚生労働科学研究班による食物アレルギーの診療の手引き2008[1]　より）

また、症状が出現したときに体調が悪いからと眠ってしまうことがある。このようなときは注意が必要である。体を休めるために眠ったと思っても実はショックを起こしていることがあるからである。もしも症状出現後、眠ってしまうようであれば、眠っていても血圧を測るなど十分に観察することが大切である。

自宅で誤食などにより症状が出現してしまった場合にも同様の方法で対応することができる。しかし、薬を使用したからといってそのままでいていいわけではない。

症状の改善が遅い場合や保護者が心配な場合はすぐに受診していいことを説明する。なかにはこの程度で受診していいものかと悩んでしまう保護者もいるが、気にせず受診できるということを説明するべきである。

●アナフィラキシーショックへの対応

即時型症状で特に気をつけるべきは、アナフィラキシーショックを起こしている場合である。この場合には、速やかにアドレナリン投与を行いつつ気道確保、血管確保を行い迅速に対応する。特に乳児は自覚症状を訴えることができないため、機嫌が悪かったり、嗄声が現われたり、活気なくぐったりしている場合はショックを想定した管理が必要である。保護者の前で症状が出現したとき、特にアナフィラキシーショックを起こした場合は保護者が驚き慌ててしまうことがあるため、看護師は落ち着いた対応をし、保護者に十分配慮することが大切である。

また最近では食物アレルギーで重度のアナフィラキシー症状のある患児に対し、

エピペン®が処方されるようになっている。しかし、乳児には規格が合わないため使用できないのが現状である。このため乳児のアナフィラキシー症状の場合には、症状が進行する前に早急に病院を受診するよう保護者に指導することも重要である。

▶遅延型症状出現時の対応

乳児の場合の遅延型反応は、前述したように、食物アレルギーの関与する乳児アトピー性皮膚炎型によるものが多い。ただし、中には消化器症状の遅延型もあるので注意が必要である。

アトピー性皮膚炎型の場合は、適切なスキンケアと適切で十分な軟膏療法を行いながら、原因食物の除去を行う。瘙痒感に対しては冷罨法や抗アレルギー薬などの内服なども併用し、どうしても掻破してしまうのであれば、皮膚を保護する必要があるため、ミトンや靴下、長袖、長ズボンを着用するなどの方法を指導する。

✚QOLを低下させない日常生活上の注意と看護

第一に、食物アレルギーに対して正しい知識をもつことが重要である。医療機関ごとに対応が違ったり、必要以上のアレルゲンの除去を指示されている場合があり、患児や保護者は、QOLが著しく低下したり、混乱状態に陥ったりすることも多い。さらに一部の患者会や書籍、インターネットに氾濫しているさまざまな情報に左右され、その状況は助長されていくことになる。そのため、保護者がどのような日常生活での制限を行っているのかを知り、保護者を否定することなく徐々に理解が得られるよう指導していく必要がある。

> cf.
> 幼児期、学童期／QOLを低下させない日常生活上の注意と看護

▶食物除去について

食物アレルギーの治療は「正しい診断に基づく必要最小限の除去」が基本である。しかし、過剰に除去されていることがある。また、除去の必要ない食物であっても、「心配だから」や「食べると何となく痒がる、皮膚が赤くなる気がする」などと保護者の自己判断で除去している場合もある。

過剰な除去は、患児の発育や発達に影響を及ぼしたり、中には低栄養により生命の危機にまで陥ったりする場合もある。また食のQOLの著しい低下を招き、中にはノイローゼになってしまう保護者もいる。国立病院機構相模原病院（以下、当院）における食物アレルギー患者一人当たりの平均除去品目数は2.5品目であり、6品目以上除去をしている患者は10％以下に過ぎない。もし、必要以上の除去をしていると疑われる場合は、看護師からも検査の実施と適切な除去を保護者に勧める必要がある。

> cf.
> 幼児期、学童期／QOLを低下させない日常生活上の注意と看護／食物除去について

cf.
幼児期／QOL を低下させない日常生活上の注意と看護／アトピー性皮膚炎が合併している場合

▶食物アレルギーの関与する乳児アトピー性皮膚炎

「正しい診断に基づく必要最小限の除去」と「スキンケアと適切なステロイド外用療法」の両方が治療の基本となる。しかし、ステロイド外用薬に対して、依存性があるのではないか、長期間使用すると副作用が出るのではないかなどという誤った情報から、その使用に抵抗がある保護者が多く、なかなか皮膚状態を改善できないことがある。そのような場合は、まずステロイド外用薬について医師より十分な説明を受けるよう勧め、同時に食物除去に関する正しい情報とその根拠や理由を説明する。保護者のさまざまな不安を理解しながら治療について理解を得ることが重要である。看護師は実際に患児のスキンケアを保護者に指導し、スキンケア手技を習得できるようにしていく。

▶保護者への精神的サポート

●誤った知識に固執している保護者へのサポート

食物アレルギー児をもつ保護者のなかには、知識が豊富で、医療者よりも食物アレルギーや食品に対して詳しいことが多く、圧倒されることもある。しかし、必ずしも正しい情報ばかりを得ているわけではない。誤った知識が身についていると、逆にそれが食物アレルギーの診療に妨げとなることもある。そうした保護者に対しては、保護者の食物除去の考え方を確認し、誤った知識を「間違えている」と指摘するのではなく、最近の食物アレルギーの進歩を踏まえ、治療法の変化を紹介しながら、正しい情報を提供し、患児や保護者の生活が大きく改善することをじっくりと話していく。看護師は正しい知識を身につけたうえで、保護者の食物除去の考え方を確認し、現在の食事摂取量、食事バランスの問題点などを把握することが重要であり、医師や栄養士と連携し、少しでも保護者の不安な思いと患児の食生活の制限を改善できるようかかわっていく必要がある。

●ショックの既往に不安を抱える保護者へのサポート

食物アレルギーは毎日の三度の食生活に常に完璧な管理を求められるため、保護者は常に気を張りつめて生活している。また、自分の管理ミスでアナフィラキシーショックを引き起こした経験があると、自己嫌悪に陥り、日々の緊張がますます増える傾向がある。保護者は、日々の食生活の管理がうまくできて当たり前、それを誰からも褒められるわけでなく、相談できるわけでもない。また何か間違えたらわが子を死に至らしめるかもしれないという、たとえようのないストレスにさらされ続けている。そのような保護者に対しては、頑張りを認め、苦労を理解し褒め、話をじっくりと傾聴することが大切である。

▶食事について

●母乳栄養に関して

　母乳栄養の母親がアレルゲンを摂取した後、授乳すると患児にアレルギー症状が誘発されることがある。これはすべての母乳栄養児に起こることではなく、一部に過ぎないが、授乳後に皮膚が赤くなったり痒がったりする場合には、母乳を介してアレルゲンを摂取しているおそれがあるため、専門医に相談することを勧める。

　アレルギー項目が多い場合などは母乳からアレルギー用ミルクに変更することもあるが、授乳の期間のみ母親が原因となるアレルゲンを除去すれば母乳栄養を続けることもできる場合もある。

●調製粉乳（いわゆる粉ミルク）による栄養に関して

　牛乳アレルギー児の場合、普通ミルクは使用できないためアレルギー用ミルク（牛乳蛋白を加水分解したもの）を使用する。アレルギー用ミルクは各社粉ミルクメーカーが販売している。その特徴（利用されている乳蛋白質の種類とその分解レベル、価格、味、添加物の使用状況など）をよく理解して、適切な指導を行う（表3）。

●離乳食の進め方

　食物アレルギーのある児でも指示された食物を除去したうえで、通常と同様に月齢6か月ごろから離乳食を開始していくことができる。ただし、もともと皮膚状態が悪い場合は、離乳食を開始したことによって皮膚症状が悪化したのか、もともと悪いのかがわからなくなるので、皮膚状態を改善しながら進める。

　初めて食べるものは症状が現れても対応できるように、病院が開いている昼間に、少量からゆっくり始めていくよう指導する。

　また食物アレルギーであっても、最近はアレルギー用の代替食品が多く市販されているため、さまざまな調味料や加工品を利用できる。食物アレルギーだからといっていつも同じような単調な食事にならないよう、楽しく食事を進められるような栄養指導が受けられるよう栄養士と連携をとっていくことも大切である。

表3　アレルギー用ミルクの種類

アミノ酸乳	蛋白質を含まない、完全にアミノ酸まで分解したミルク
大豆乳	大豆蛋白質を使ったミルク
加水分解乳	蛋白質を低分子化させた、一般的なアレルギー対応ミルク。 カゼイン加水分解乳・乳清加水分解乳と種類が分かれるほか、加水分解度にも違いがある。分子量が低いほどアレルギーを起こしにくい

●誤食について

　乳児で即時型症状を呈する原因の多くは誤食である。離乳食を開始した際にアレルギーだと気づかず保護者が食べさせてしまったり、乳児自身の理解力が未熟なため、アレルゲンである食物が目の前にあっても手に取り、口に入れてしまうためである。

　誤食をしないためには食事のときはもちろん、常に児がアレルゲンにさらされないように注意する必要がある。たとえば、調理器具を家族とは別に専用のものにしアレルゲンの混入を防ぐ工夫をしたり、手や箸を介した混入や、兄弟の食べこぼしなどに気をつける必要がある。このようなことを保護者にも指導していくとよい。

　また、さまざまな理由で入院してくる食物アレルギー児の誤食は病院でも引き起こされることがある。食物アレルギーであることを知らずに一般的なミルクや離乳食を提供してしまうとアナフィラキシーを起こすおそれがある。

　まずは情報収集の際に食物アレルギーの項目を確認することが重要である。医師も確認しているはずだが、アレルギー項目が多い場合、医師と保護者で除去項目が異なることがあるため、看護師も保護者に確認し医師に指示されたアレルギー項目と間違いがないことを確認する。

●食物日誌について

　原因食物が特定されていない場合や「心配だから」や「食べると何となく痒がる、皮膚が赤くなる気がする」などと保護者の自己判断で除去をしている場合、食物日誌をつけておくと診断の参考になる。児が食べたものや母乳が症状に影響しているか、除去試験をして児の症状が改善するかどうかを確認できる。

　食物日誌には、その日に食べたものと児の症状を記録し、何をどのくらい摂取すると症状が出るのか、食べてから症状が出るまでの時間などを整理しておくとよい。母乳を与えている場合は、母の食事と授乳時間を書いておくとわかりやすい。

●食物負荷試験

　食物負荷試験は、原因抗原診断のためと耐性獲得の判断のための2通りの目的で行う。

　乳児の場合、耐性獲得判断のためではなく、食物アレルギーの関与する乳児アトピー性皮膚炎の原因抗原診断のための負荷試験が行われることがほとんどである。

　当院では基本的に入院してスキンケアと負荷試験を行っている。そのため、外来で医師がスキンケアや検査の必要性を説明し、理解を得て入院してくる。入院後は、母乳栄養中である場合は、まず母親に症状が出るであろう原因食物を除去

する。そしてスキンケアと軟膏療法を合わせて患児の皮膚状態が改善したところで、本当に除去が必要なものは何かを判断するために除去していた食物を順番に摂取してもらい、授乳をすることで負荷を行っていく。また、離乳食が始まっており、母乳ではなくミルクを摂取している場合は、患児本人に同様の方法で負荷を行っていく。このとき気をつけなければならないことは、アナフィラキシー症状が出現する可能性があることである。摂取時には看護師は必ず付き添い、症状が出現した際はすぐに医師に報告し、呼吸器症状などがある場合には吸入を、全身性に症状が出現した場合にはすぐに血管確保できるように準備しておく必要がある。

（徳永美由紀）

文献
1) 海老澤元宏, 他：厚生労働科学研究班による食物アレルギーの診療の手引き2008.
   http://www.allergy.go.jp/allergy/guideline/05/05.pdf

参考文献
1) 五十嵐 隆総編集, 海老澤元宏専門編集：年代別アレルギー疾患への対応＜小児科臨床ピクシス5＞. 中山書店, 2009
2) 海老澤元宏監：子どものアレルギーのすべてがわかる本＜健康ライブラリーイラスト版＞. 講談社, 2009
3) 海老澤元宏監, 林 典子, 他栄養監修：子供が喜ぶ食物アレルギーレシピ100. 成美堂出版, 2009
4) 斎藤博久監, 海老澤元宏編：食物アレルギー＜小児アレルギーシリーズ＞. 診断と治療社, 2007

蕁麻疹

＋症状

　蕁麻疹はさまざまな原因で紅斑を伴う一過性、限局性の浮腫が部分的もしくは全身性に出現する皮膚疾患である。具体的な病型や特徴は表1に示すが、ときに瘙痒感を伴う。多くの場合、数分から数時間で消失したり、融合するため、医師が診察するときには、きれいに消失していることが多いのが、蕁麻疹の特徴である[1]。

▶蕁麻疹の起こるしくみ

　特定の物質（アレルゲン）に対する過敏性をもつ人が、体内にアレルゲンを取り込むと、さまざまなアレルギー反応を引き起こす。そのアレルゲンが皮膚の中にあるマスト細胞に結合すると、マスト細胞が刺激され、ヒスタミンをはじめとしたさまざまな化学伝達物質を放出する。これらの物質は、神経に働きかけ、小さな血管を拡張させることにより、血液中の水分を血管の外へと流出させる。そのため皮膚は赤く腫脹し、知覚神経が刺激されて瘙痒感が生じる[2]。

　しかし、実際にはアレルギーが原因で起こる蕁麻疹は約2割である。

＋反応時の対応

　症状出現時は、皮疹の性状、範囲を把握し、その他の症状が出現しているのか、アナフィラキシー症状を呈しているのかなど、正確に症状を把握する必要がある。

　皮疹が出現していても、患児の症状が落ち着いている場合は、経過観察とする。一方、アナフィラキシーショックを起こしている場合は、気道確保、血管確保など迅速な緊急の対応が必要になる。

　治療の基本は、原因の検索と除去である。また、すでに出現している症状に対しては、薬物療法（抗ヒスタミン薬や、フルマル酸ケトフェチン［ザジテン®］など）が有効であるが、鎮静性の薬剤（塩酸ヒドロキシジン［アタラックスP®］など）を使用している場合、眠気を伴うだけではなく、運動時の機能抑制が生じることがある。内服療法を行っている際には、症状が消失したからといって、自己判断で内服を中止するのではなく、医師と相談することが大切である。内服期間等は医師の治療方針によって異なる。

▶アナフィラキシーショック時の対応

　アナフィラキシーショックは、皮膚、呼吸器などの症状に加え、血圧低下を伴う意識レベル低下が合併する。子どもの場合、元気がない、立ちあがれない、寝てしまうなどが初期症状の場合があり注意が必要である。発症は急激であるため、

○cf.
幼児期、学童期、思春期・青年期／症状

【Note】撮影のすすめ
症状が出たときは、携帯電話のカメラやデジタルカメラ等で写真を撮り、医師に見せるとよい。

○cf.
学童期、思春期・青年期／反応時の対応

○cf.
幼児期／反応時の対応／アナフィラキシーショック時の対応

表1　蕁麻疹の分類と各病型の特徴

- Ⅰ　**特発性の蕁麻疹**（明らかな誘因なく、毎日のように繰り返し症状が現れる）
  1. **急性蕁麻疹**：発症して1か月以内のもの。細菌ウイルス感染などが原因となっていることが多い。
  2. **慢性蕁麻疹**：発症してから1か月以上経過したもの。原因を特定できないことが多い。自己免疫性のしくみで起こるものがある。
- Ⅱ　**特定刺激ないし負荷により皮疹を誘発する蕁麻疹**（刺激が加わった場合のみ症状が現れる）
  3. **外来抗原によるアレルギー性の蕁麻疹**：食物や薬剤、植物などに含まれる抗原物質に生体が曝露されて起こる。
  4. **食物依存性運動誘発アナフィラキシーにおける蕁麻疹**：特定の食物を摂取後、2〜3時間以内に運動すると、気分不快、呼吸困難などのアナフィラキシー症状を起こす。
  5. **外来物質による非アレルギー性の蕁麻疹**：特定の食物、薬剤、食物により起こるが、IgEが関与しない。
  6. **不耐症による蕁麻疹**：アスピリンを始めとする消炎鎮痛薬、色素、防腐剤、サリチル酸を多く含む食品等により起こる
  7. **物理性蕁麻疹**：機械的摩擦（機械性蕁麻疹）、冷水・冷風などで皮膚（体）が冷えること（寒冷蕁麻疹）、日光に当たること（日光蕁麻疹）などの物理的刺激により現れる。
  8. **コリン性蕁麻疹**：入浴や運動、精神的緊張などの発汗刺激により起こる。一つひとつの皮膚の膨らみが1〜4mmと小さい。
  9. **接触性蕁麻疹**：皮膚に何らかの物質が接触すると、その一部に一致して生じる。
- Ⅲ　**特殊な蕁麻疹または蕁麻疹類似疾患**
  10. **血管性浮腫**：唇やまぶたなどが突然腫れあがり、2〜3日かけて元に戻る。多くの場合、痒みはない。まれに遺伝。
  11. **蕁麻疹様血管炎**：蕁麻疹に似ているが、個々の皮疹が24時間以上持続し、組織学的に血管炎が証明される。全身性エリテマトーデスの初期症状のことがある。
  12. **振動蕁麻疹（振動血管性浮腫）**：局所的な振動負荷により蕁麻疹または血管性浮腫が生じる。
  13. **色素性蕁麻疹**：褐色の斑または局面が単発または多発する。組織学的には良性のマスト細胞が異常に増殖したもの。皮疹部を摩擦すると膨疹が現れる。

（蕁麻疹・血管性浮腫の治療ガイドライン作成委員会：蕁麻疹・血管性浮腫の治療ガイドライン．日本皮膚科学会誌, 115（5）：705, 2005[1]をもとに作成）

【Note】
食物：卵、乳、小麦など。
薬剤：抗菌薬、抗てんかん薬、解熱薬、鎮痛薬など。

迅速な緊急処置（医療機関への救急搬送など）が必要となる。

▶原因の探索と対応

一般的に蕁麻疹はアレルギーが原因と考えられがちであるが、実際のところは、蕁麻疹で原因が特定できたもののうち、アレルギーが原因のものは約2割であり、原因を考えるときには注意が必要である。個別に判明した原因をみると、感染症、食物、薬剤などさまざまであることがわかる（表2）[3]。

治療を必要とする場合、その基本は原因検索と除去であり、場合によっては薬物を併用する。したがって、蕁麻疹はその原因因子に「触らせない」「使用しない」ことが原則になる。

cf.
幼児期／反応時の対応／原因の探索と対応

✚QOLを低下させない日常生活上の注意と看護

蕁麻疹は多岐にわたる原因因子により出現し、多くの場合、長い時間を経ること

表2 蕁麻疹の原因

1. 感染（細菌、ウイルス、寄生虫など）
2. 疲労
3. 時刻（日内変動；夕方から明け方にかけて増悪）
4. ストレス
5. IgEまたは高親和性IgE受容体に対する自己抗体（慢性蕁麻疹）
6. アトピー性皮膚炎（コリン性蕁麻疹に対して）
7. 食物中の防腐剤、人工色素、サリチル酸（イントレランスに対して）
8. 食物中のヒスタミン（サバ、マグロなど）
9. 仮性アレルゲンを含む食品（豚肉、タケノコ、もち、香辛料など）
10. 薬剤　NSAIDs、防腐剤、コハク酸エステルなど→イントレランス
　　　　ACE阻害薬、ARB→血管性浮腫
　　　　造影剤など
11. 膠原病および類縁疾患（全身性エリテマトーデス、シェーグレン症候群など）
12. 寒冷凝集素（寒冷蕁麻疹に対して）
13. 蕁麻疹を伴う症候群
14. その他の内臓病変

（蕁麻疹・血管性浮腫の治療ガイドライン作成委員会：蕁麻疹・血管性浮腫の治療ガイドライン．日本皮膚科学会誌, 115（5）：704, 2005[3]）より）

となく消失するため、慌てずに経過観察するよう指導する。治療の基本は原因因子の除去であるが、日常生活上、「触らせない」「使用しない」など、実施に困難を伴い、まして発達途上にある子どもにそれを徹底することは、逆に子どもの発達を阻害する危険さえ考えられる。一番注意したいことは、蕁麻疹が出現しないよう安全な環境をつくろうと、原因を過剰に除去したり、神経質になりすぎることである。そのような保護者の不安に対して看護師は十分に話を聴き、精神的なサポートをすることが大切である。以下に、蕁麻疹の主な予防策を列挙する。

▶食物に関する留意点

①乳児の場合、自分の興味ですぐに手を伸ばすため、原因因子となる食物は子どもの手の届かないところへ保管する。

②食物アレルギーの場合、その原因となる食物を検索し、除去をすることが治療の基本である。また、場合によっては治療・診断を進めるなかで、授乳を行っている母親が摂取する食物から原因となる食物の除去をする場合があるが、必要に応じて、食物を除去せず経過をみていくことがある。特に乳児期は母乳（調整乳）栄養から離乳期へと移行していく時期であり、身体発育が著しい。この時期は十分な栄養が不可欠だが、保護者のみの判断で食物の除去が行われた場合、過度の除去が行われることが少なくない。除去食は必ず医師と相談して進めていくことを指導する。

▶衣服に関する留意点

①衣服の素材が原因で蕁麻疹が出現する場合があるため、日ごろから子どもの皮膚の状態をよく観察し、原因因子となる素材の衣類は選択しないよう心がける。

cf.
幼児期、学童期、思春期・青年期／QOLを低下させない日常生活上の注意と看護／衣服に関する留意点

②衣類のサイズが小さい場合には、機械的な擦過（すれ、締めつけ）となり、蕁麻疹を誘発することがあるため、ゆとりのある適切なサイズを着用する。
③日光が原因の蕁麻疹では、衣類の着用（長袖、長ズボン）により日光を遮光する。

▶おもちゃに関する留意点

おもちゃの素材により蕁麻疹が出現する場合がある。できる限り蕁麻疹が出現する素材でできたおもちゃは除去し、素材に配慮した代用のおもちゃを与え、安全な環境を保持するようにする。

▶外出に関する留意点

①野外には植物や土壌、日光、化学物質など蕁麻疹を誘発する原因物質が多数存在する。子どもの行動に注意し、接触を防ぎ、蕁麻疹が出現しないよう留意する。日光を遮光するには、長袖・長ズボンを着用したり、低刺激性の日焼け止めクリームを塗布するのもよい。
②外で過ごした場合、発汗により蕁麻疹が出現する場合がある。このようなときには、速やかにシャワーを浴び、身体の清潔を保つことで蕁麻疹を軽減できる。

▶内服治療を行っている場合の留意点

①内服の中断はしない。症状が落ち着いたからといって自己判断（保護者等の判断）で内服薬の中断をすると、再び症状が出現することがあるため、医師の指示どおりの内服方法と期間を守る。
②催眠作用のある薬物を使用している場合、眠気が生じ、運動時の機能抑制が出現する。そのため、転倒、転落などに注意をする。

▶瘙痒感を伴う場合の留意点

蕁麻疹の症状の一つに瘙痒感がある。何気ない仕草のなかに患部を掻いている動作がある場合には、瘙痒感があると考え、ミトンを装着し、患部を掻かないように工夫する（袖が長ければ、その中に手を隠すのも一案である）。また、冷罨法を行い、瘙痒感の緩和を図るのもよい。

（細谷美幸）

文献
1) 蕁麻疹・血管性浮腫の治療ガイドライン作成委員会：蕁麻疹・血管性浮腫の治療ガイドライン．日本皮膚科学会誌，115（5）：703-715，2005
2) 秀　道広，他：蕁麻疹ってどんな病気？（平成17-18年度厚生労働省免疫アレルギー疾患予防推進事業）p3，2007
3) 前掲書1），115（5）：704

参考文献
1) 池澤善郎，他：第1特集／皮膚疾患の看護に必要なアレルギーの知識．臨牀看護，32(10)：1390-1483，2006
2) 亀好良一，他：蕁麻疹・血管性浮腫（五十嵐　隆総編集，海老澤元宏専門編集：年代別アレルギー疾患への対応＜小児科臨床ピクシス5＞）．中山書店，p154-157，2009

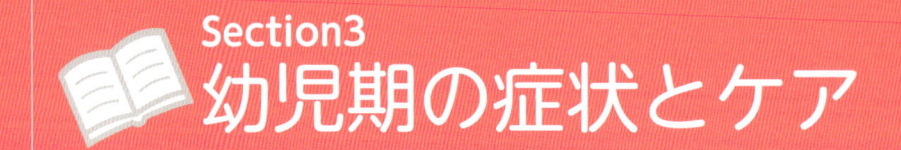

Section3 幼児期の症状とケア

アトピー性皮膚炎

➕ 症状

▶急性期

幼児期の特徴的な症状として、顔面から頸部、肘窩や膝窩の内側、手首、手指、足首に症状が現れやすい。これは、児が手を伸ばして掻きやすい場所であったり、衣類に守られていなかったりなど、さまざまな要因に曝露されやすい傾向がある部位だからである。これ以外にも耳朶（いわゆる耳切れ）、腋窩、肘窩、膝窩、前胸部、背部、殿部など手の届くところに搔破痕がみられる（図1）。強い痒みを伴うため、児は患部を搔破し、さらに湿疹が悪化し、湿潤していく。

▶慢性期

皮膚は全体として乾燥しカサカサしており、四肢近位側、体幹では毛孔に一致して角化性丘疹が多発し、粃糠様落屑が顕著となり、ときに紅色丘疹、搔破痕を伴うアトピー性乾燥皮膚（鳥肌様皮膚）という状態を呈する（図2）[1]。また搔破を繰り返すことによって、皮膚が徐々に肥厚し硬くなり苔癬化が進む。

幼児のアトピー性皮膚炎は、6か月以上慢性的に湿疹が良くなったり、悪くなったりを繰り返す。

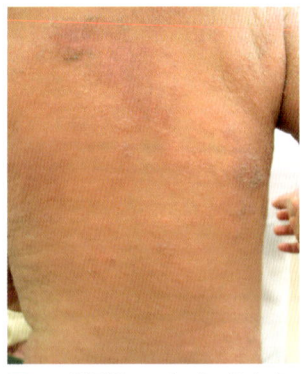

図1 幼児期のアトピー性皮膚炎の症状（背中）

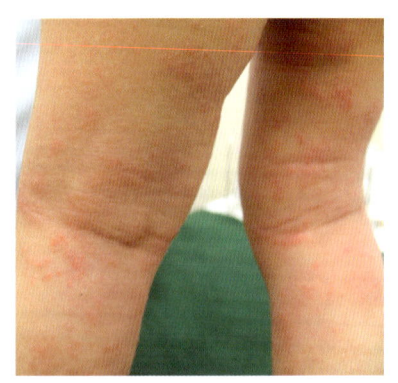

図2 幼児期のアトピー性皮膚炎の症状（下肢）

Section3 幼児期／アトピー性皮膚炎

▶合併症

　幼児期になると、保育園や幼稚園など活動範囲が広くなり、皮膚感染のリスクが高くなる。合併症として伝染性膿痂疹（とびひ）やカポジ水痘様発疹症、伝染性軟属腫に注意する必要がある。

✚反応時の対応

　アトピー性皮膚炎の治療は、乳児期と同じく原因物質の検索と除去、スキンケア、薬物療法（主に軟膏療法）の三本柱が重要となる。

　特に入院加療を要するような重症患児の場合には、家族の疾患に対する理解度、スキンケアや軟膏塗布の手技、精神的なストレスの有無などを十分観察および情報収集し、治療に反映させることが大切である。

▶原因の検索と除去

　主な原因因子[1]は乳児期と同様である。幼児期では成長発達過程でさまざまな原因が悪影響を及ぼし、症状の悪化に拍車をかける。

●食物が原因となる場合の対応

　乳児期から発症している食物アレルギーがある場合は、原則として、アレルゲンとなる食物の除去を行う。食物に関しては、独自の判断で除去するのではなく、専門の医師の診察を受け、正しい診断のもとに必要最小限の除去を行うように助言する。また、幼児期には耐性化（食べられるようになること）が進むため、専門の医師の診療のもと、その検証を継続して受けていくとよい。

●生活環境の整備と対策

　原因因子であるダニやほこりを環境から除去する目的で、こまめに床の掃除機がけを行う。特に幼児期は学童期以上の子どもと比べると床面との距離が近いことが多く、より管理が重要となる。

　環境抗原として最も重要なダニは高温多湿を好み、ほこりやカビを住み家としている。生活環境のなかでは床（絨毯＞畳＞フローリングの順）と寝具に最も多く存在する。このため、床面の掃除をするときは、ていねいに掃除機がけを行う。$1m^2$当たり20〜30秒くらいをかけることが推奨される。また見逃されがちな本棚やタンスの上なども、こまめに拭き掃除をする。さらに照明器具の笠の上や掃除機やエアコンのフィルターの清掃も定期的に行う（Section 2「乳児期」アトピー性皮膚炎［以下、§2乳児期］の図2［p54］を参照）。

　寝具も床と同様、ダニの住み家となるため、清潔に保つことが大切となる。布団は、こまめに両面干し（片面20分以上）し、干した後は叩かず、床面と同様にていねいに掃除機がけを行い、ダニを吸い取る（§2乳児期の図3［p54］を参照）。

▶[1] アトピー性皮膚炎の主な原因因子
・食物（鶏卵、牛乳、小麦、大豆など）
・環境抗原（ダニ、ほこり、ペット）
・乾燥
・感染（細菌、ウイルス、真菌）
・物理化学的刺激（よだれ、汗、石けん、洗剤、衣服の擦れ）
・掻破
・ストレス
（§2乳児期の表1［p53］参照）

◯cf.
学童期／反応時の対応／原因の検索と除去／生活環境の整備と対策

梅雨時期など、布団を干せないときは、布団乾燥機でも代用できる。

●皮膚の汚れへの対応（スキンケア）

原因物質には汚れや汗が大きな要素となるため、日ごろからスキンケアによる皮膚の清潔保持が重要である。また1歳代は、まだよだれによる口周囲の症状の悪化がみられるため、こまめな管理を要する。

幼児期の子どもは保育園、幼稚園など日常が活動的になり、砂遊びなどで体を汚すことが多くなる。しかしそれらの遊びを制限するのではなく、遊んだ後に清潔にすることを指導していく。そのためには、保育園や幼稚園の理解が必要であり、遊んだ後やプール遊びの後には身体を清潔にし、必要に応じて軟膏塗布の協力を得るよう働きかけていくとよい。

▶スキンケア

アトピー性皮膚炎の皮膚は、以下の3点による皮膚の機能異常がみられる。

①セラミドや天然保湿因子の減少によって、皮膚のバリア機能や水分保持能の低下がみられ、角層構造は粗となり皮膚は乾燥する[1]。

②皮膚の易感染性がみられ、特に病変部位では黄色ブドウ球菌などの定着が生じやすい[1]。

③痒みの閾値の低下がみられる[1]。

上記3点のなかで、皮膚のバリア機能や水分保持能の低下、黄色ブドウ球菌は皮膚状態を悪化させる一因となる。スキンケアや軟膏療法により、痒みの閾値を下げることにより、皮膚の機能を正常に保つことが大切である。

●スキンケアの実際

スキンケアの基本的手技（準備、洗い方）については、§2乳児期の「スキンケアの実際」（表2、p56）を参照とする。

●スキンケアのポイント

幼児期においては、下記がポイントとなる（§2乳児期の表2［p56］も参照すること）。

①タオルなどを使用すると、皮膚状態がわからず、刺激を与え、傷をつけてしまうことがあるため、多くの泡を使い、手で洗う。

②顔を先に洗うと、子どもが泣いてしまったり、機嫌が悪くなったりと、ケアがスムーズにいかなくなるような場合は、洗う順番を変えても問題はない。

③立位で嫌がって洗いづらい場合は、バスマットの上に座らせるか、椅子に座らせて行うと洗いやすい。

④しわができる肘関節、膝窩は、伸ばして洗うとしわに汚れが残るため、曲げて

膝はしわを伸ばし曲げて洗う
洗い残し注意
肘はしわを伸ばし曲げて洗う

Section3 幼児期／アトピー性皮膚炎

洗うとよい。

⑤幼児期の子どもは基本的生活習慣を身につけていく時期であるため、「スキンケア＝嫌なこと」とならないよう、遊びなどを交えながら実施する。

例）泡を立てるときは「○○ちゃんは上手にできるかな」といった言葉をかけながら幼児にも泡を立てさせてみるなど、幼児自身がかかわれるように行う。また「おなかをゴシゴシしてみようね」など、洗いやすい部位は部分的に自分で洗えるように指導していく。

⑥人形などを利用し、幼児自身に人形を洗わせることで、スキンケアを受け入れていくことができるように働きかける。

●スキンケアの回数

　スキンケアの回数は、皮膚状態が悪いときは1日2回、朝夜に行うことを基本とする。日常生活でそれが困難な場合は、夜に1度、十分な時間をとり行うように指導する。

▶薬物療法

　炎症を抑えること、痒みを抑えること、皮膚状態を維持することが治療の目的となる。

　外用薬として、ステロイド外用薬、タクロリムス水和物外用薬（プロトピック軟膏®）、保湿剤が主に使用される。

　薬物療法の基本例は、§2乳児期の図4（p57）に示したとおりである。

●外用薬

○ステロイド外用薬

　その抗炎症効果から5段階に分けられる（§2乳児期の表3[p58]参照）。幼児期の子どもには主に「Ⅳ群　マイルド」が使用される。

○タクロリムス水和物外用薬

　タクロリムス水和物外用薬（プロトピック軟膏®）（図3）は、ステロイド外用薬と異なるメカニズム（免疫調整）で皮膚の炎症を抑える。ステロイド外用薬でいうⅢ〜Ⅳ群の抗炎症効果がある。特に、顔面、頸部の湿疹に適している。タクロリムス水和物外用薬（プロトピック軟膏®）は2歳以上の小児への使用が認められており、ステロイド外用薬では注意を要するような副作用が少ない。また、塗布しても正常な皮膚からは吸収されにくい。使用当初は、一時的にヒリヒリした感じや灼熱感などの皮膚症状があるが、数日で軽快してくる。

　軟膏療法を継続し炎症、痒みのコントロールができると、皮膚のバリア機能や水分保持能を維持するため保湿剤が主となってくる。

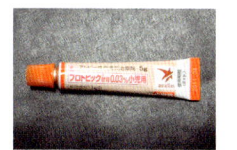

図3　タクロリムス水和物外用薬（プロトピック軟膏®）

○軟膏の塗り方

ポイントは次のとおりである（§2乳児期の表4［p59］も参照すること）。

①乾燥している皮膚は、軟膏の吸収がよくない。治療効果を高めるためにも、入浴やシャワー浴の後5分以内に塗布を開始する。保湿剤とは乾燥した肌を潤すのではなく、潤った肌を保つ効果があるので、速やかに塗布することが大切である。

②軟膏塗布量は塗布面積当たりで決まっており、適切な量の軟膏を塗布していなければ、治療効果は現れない。塗布量の目安は、チューブ式軟膏で人差し指の第一関節分の量（ワンフィンガーチップユニット＝約0.5g）で、大人の手の平2枚分の範囲となる。

③軟膏は擦りこむのではなく、皮膚に乗せ、延ばすように塗る。

④部位によって異なる軟膏を使用する場合は、手を洗って軟膏を落としてから、次の軟膏を使用する。

○幼児期の子どもに軟膏を塗布するときのかかわり方

幼児期の子どもには、基本的生活習慣の確立を考え、スキンケアと同様に、部分的に自分で塗布できるところは自分で塗布させる。軟膏塗布が足りない、できないところは家族が援助していくとよい。

◉内服薬

内服薬は、夜間の睡眠が困難であったり、瘙痒感が強いなどに必要に応じて抗ヒスタミン薬（クラリチン®、アレジオン®、ザジテン®、アレロック®、アレグラ®など）を服用させる。

✚QOLを低下させない日常生活上の注意と看護

▶搔破・瘙痒への対策

幼児期の子どもは、首、肘窩、膝窩、肘、膝など瘙痒の強い部位に対して搔破を繰り返してしまう。瘙痒が強いと手加減せず、直接爪で強く掻いて皮膚を傷つけてしまう。搔破しても、せめて最小限の悪化で阻止できるように爪を短く切っておくとよい。また入眠中はミトンや靴下を使用して手指をくるみ、直接患部の搔破ができないように工夫をする。

また、どうしても痒いときは、瘙痒部位を保護者が優しくトントンと叩いたり、保冷剤で冷やしたりすると効果がある。夏季は室温を低めに設定することも効果的である。

▶衣服

衣服の選択については、§2乳児期（p59）を参照とする。洗濯用洗剤は普通のもので問題ないが、すすぎを十分に行い、石けん成分が残らないよう注意する。

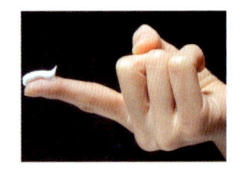

ワンフィンガーチップユニット

▶寝具

寝具は、普通の敷き布団の替わりに丸洗いできるベッドパットを2～3枚重ねて使用し、週に1度丸洗いするのも、清潔な寝具環境を保つのに有効である。

▶ぬいぐるみ

幼児期の子どもはぬいぐるみなどに興味を示すが、ぬいぐるみはダニの住み家になってしまうため、可能な限り生活環境から排除するべきである。置いておくものはビニールで覆い、洗えるものはこまめに洗う。

▶不機嫌解消のための搔破への対策

児によっては掻くことが癖になっていたり、無意識に瘙痒動作がみられることがある。「掻く＝イライラ解消」というときは、ストレスの原因を探り、それを回避する。

ストレスの要因として多いのが次子の出生である。児は保護者に今までどおり自分に関心をもってもらいたいという気持ちから瘙痒動作がみられることが少なくない。こういうときは児と上手にスキンシップをとることが大切である。

また、幼児期前期では、積木、ブロック、音の鳴るおもちゃ、絵本など、幼児期後期では、お絵描き、ぬりえ、パズル、ままごとなど、児の好きな遊びを一緒に行うなどして気分転換につなげ、痒みから気をそらせることが大切となる。

▶発熱時

発熱時のスキンケアの対応については、§2乳児期（p60）を参照とする。

▶日焼け

日焼けに対する対応については、§2乳児期（p60）を参照とする。

▶皮膚の乾燥

夏季は汗をかきやすく乾燥とは縁遠い時期であるが、秋から冬にかけては発汗が少なくなり、皮膚は乾燥しやすい環境となる。皮膚の乾燥は瘙痒の要因となるため、秋から冬にはしっかりと保湿剤を塗布し、乾燥を避ける。

▶家族の協力

幼児期の子どもになると徐々に自分のことができるようになるが、まだまだ十分ではない。スキンケアを毎日続けるのはとても大変なことであり、家族の協力が大切となってくる。母親への指導だけではなく、父親への指導も行い、家族で疾患と向き合い、改善していくよう働きかける。

（宮口由美）

○cf.
学童期／QOLを低下させない日常生活上の注意と看護／寝具

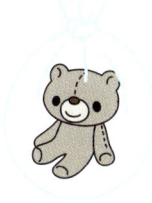

ぬいぐるみの取り扱い
ぬいぐるみはビニール等で覆う。

文献

1) 河野陽一，他監：厚生労働科学研究・アトピー性皮膚炎治療ガイドライン2008．厚生労働科学研究，p2，2008
2) 五十嵐　隆総編集，海老澤元宏専門編集：年代別アレルギー疾患への対応＜小児科臨床ピクシス5＞．中山書店，p100，2009

参考文献

1) 五十嵐　隆総編集，海老澤元宏専門編集：年代別アレルギー疾患への対応＜小児科臨床ピクシス5＞．中山書店，2009
2) 海老澤元宏監：子どものアレルギーのすべてがわかる本．講談社，2009
3) 河野陽一，他監：厚生労働科学研究・アトピー性皮膚炎治療ガイドライン2008．厚生労働科学研究，2008
4) 山本一哉編：特集／こどものスキンケア．小児看護，29(10)，2006
5) 筒井真優美編著：小児看護学子どもと家族の示す行動への判断とケア．日総研出版，2007

Column

✚ アトピー性皮膚炎とステロイドの作用について

ステロイド（グルココルチコイド）の作用は、グルココルチコイド受容体（glucocorticoid receptor：GR）に結合することで現れるが、ほとんどすべての組織や細胞にGRが存在するために、その作用は多岐にわたる。

ステロイドには、大きく分けて5つの作用がある。
①代謝作用
　代謝作用として、アミノ酸代謝、糖代謝、脂質代謝を促進する方向に関与し、蛋白質からアミノ酸の生成、糖の新生、脂肪の分解とコレステロールの生合成を促す。したがって作用が強く表れると、副作用というかたちで、血糖値の上昇やコレステロール上昇、体脂肪増加というものが現れる。
②視床下部・下垂体へのフィードバック作用
　これによって副腎機能の抑制が出現する。
③骨・カルシウム代謝への作用
　腸管カルシウムの吸収低下や尿中カルシウムの排泄促進などが現れる。
④水・電解質代謝
　これはミネラルコルチコイド作用ともよばれ、塩分の貯留や降圧ホルモン活性低下が起こる。ステロイドの副作用として浮腫や血圧上昇が起こるが、これらはミネラルコルチコイド作用によるものである。
⑤炎症・免疫の抑制作用
　アトピー性皮膚炎と最も関連するものである。

これらの作用は免疫の発生機序の解明や炎症反応の機序の解明とともに分子レベルで明らかになってきている。炎症の発生に関係しているプロスタグランジンやロイコトリエンを含む一連の生体物質の動きをアラキドン酸カスケードというが、ステロイドはこのアラキドン酸カスケードを抑制する。またインターロイキンなどの炎症性サイトカインの産生を抑制する働きをもっている。その他に免疫反応に関与する好中球やマクロファージなどの生体細胞の機能を抑制し、抗体の産生が抑えられる。

アトピー性皮膚炎は外来の抗原に対する生体の過剰反応ととらえられ、こうした免疫反応が不必要に起こることで、自分で自分を攻撃してしまう難病と考えられている。この過剰な免疫反応と炎症の発現を抑えるのが、ステロイドの役割となる。

ステロイドの役割はこのように考えられるが、薬として使用する場合は、その強さや皮膚からの吸収の程度、持続時間、使用期間などを検討する必要がある。先にも述べたように5つの作用が副作用として発現することも考慮に入れて、ステロイドを適切に使うコツが望まれている。

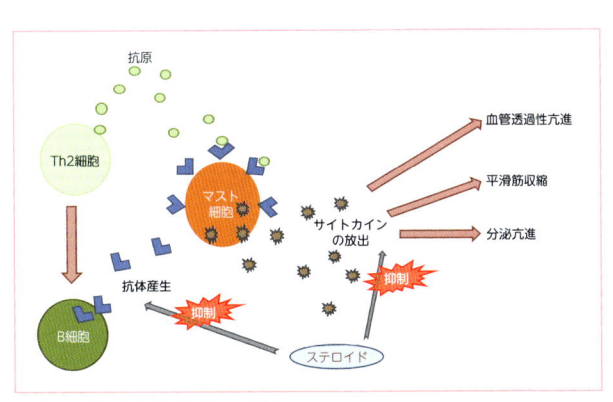

（真鍋健一）

ステロイドとアレルギー反応

○cf.
学童期、思春期・青年期／症状

気管支喘息

✚症状

気管支喘息発作の程度は、小発作、中発作、大発作、呼吸不全の4段階に分類されている（表1）[1]。呼吸状態と生活状態の障害の度合いによって判断する。

以下、発作の程度ごとに症状を示す。

▶小発作

喘鳴、咳き込みがあり、軽い陥没呼吸を認めることがある。日常生活は普段どおり送ることができる。よく観察していると、普段よりも動きが少ない遊びを選ぶなどしている場合もある。

▶中発作

喘鳴、咳き込みがあり、陥没呼吸、呼気の延長を認める明らかな呼吸困難症状がある。会話、睡眠、食事などの日常生活に支障が出る。症状が進行すると興奮し多弁になることもあるが、呼吸困難があるため言葉は途切れがちである。また、経口摂取が困難となるため脱水の徴候にも注意する。

▶大発作

著明な喘鳴と肩呼吸、鼻翼呼吸、陥没呼吸、呼気延長が強度にみられる。会話は途切れがちで、食事、睡眠が著明に障害される。さらに症状が進行すると冷や汗をかき、唇が蒼白で苦悶様顔貌を示す。ときに呻吟がみられる。不穏状態となり暴れるときには、意識状態の悪化のサインであり、発作がきわめて強度であることを示している。

▶呼吸不全

陥没呼吸、呼気延長、チアノーゼが著明となり、尿便失禁、喘鳴の減弱・消失、意識消失を伴うことがある。

✚反応時の対応

▶急性発作時

気管支喘息発作時は、呼吸困難の症状を伴い、生命の危機に直結する場合がある。初回発作時はもちろんであるが、発作を繰り返している場合でも、子どもと家族の不安や恐怖感が増大していることを念頭に置いたケアを心がける。

子どもが安心できるように発達段階に応じた声かけを行うと同時に、実施する処置に対しても説明を行い、子どもの不安の軽減に努めることが重要である。

Section3 幼児期／気管支喘息

表1　発作強度の判定基準

		小発作	中発作	大発作	呼吸不全
呼吸の状態	喘鳴	軽度	明らか	著明	減少または消失
	陥没呼吸	なし～軽度	明らか	著明	著明
	呼気延長	なし	あり	明らか†	著明
	起座呼吸	横になれる	座位を好む	前かがみになる	
	チアノーゼ	なし	なし	可能性あり	あり
	呼吸数	軽度増加	増加	増加	不定
覚醒時における小児の正常呼吸数の目安			＜2か月　　＜60/分 2～12か月　＜50/分 1～5歳　　＜40/分 6～8歳　　＜30/分		
呼吸困難感	安静時	なし	あり	著明	著明
	歩行時	急ぐと苦しい	歩行時著明	歩行困難	歩行不能
生活の状態	話し方	一文区切り	句で区切る	一語区切り	不能
	食事の仕方	ほぼ普通	やや困難	困難	不能
	睡眠	眠れる	時々目を覚ます	障害される	
意識障害	興奮状況	正	やや興奮	興奮	錯乱
	意識低下	なし	なし	ややあり	あり
PEF	（吸入前）	＞60%	30～60%	＜30%	測定不能
	（吸入後）	＞80%	50～80%	＜50%	測定不能
SpO_2（大気中）		≧96%	92～95%	≦91%	＜91%
$PaCO_2$		＜41mmHg	＜41mmHg	41～60mmHg	＞60mmHg

判定のためにいくつかのパラメーターがあるが、全部を満足する必要はない。
†多呼吸のときには判定しにくいが、大発作時には呼気相は吸気相の2倍以上延長している。
注）発作強度が強くなると乳児では肩呼吸ではなくシーソー呼吸を呈するようになる。呼気、吸気時に胸部と腹部の膨らみと陥没がシーソーのように逆の動きになるが、意識的に腹式呼吸を行っている場合はこれに該当しない。
（日本小児アレルギー学会：小児気管支喘息治療・管理ガイドライン2008．協和企画，p15，2008[1]より）

●小発作

　子どもの好む体位、または安楽な体位をとり、衣服をゆるめ腹式呼吸を促す。また、子どもがリラックスし安心できるよう声かけを行う。発作時のβ₂刺激薬の吸入や内服が処方されている場合は、速やかに行う。

　小発作時は水分摂取が可能であるため、少量ずつ数回に分けて経口摂取を促し、口腔および気道内の乾燥を防ぎ、同時に排痰を促す。発作が治まれば、体調変化に注意しながら通常の生活に戻す。

●中発作

　対応は、小発作に準じる。
　中発作では、安楽な呼吸の確保のため、起座位をとる場合が多い。発作時の換

○cf.
表1は、Chapter 2 Section 4「呼吸器の構造と病変の見方」の項にも掲載（p35）

気効率の低下とともに、子ども自身の不安も高まる。精神的な不安は全身の筋緊張を高め、呼吸困難感をさらに増幅させることにつながり、多くのエネルギーを消耗させる。大切なのは子どもが最も楽だと感じる姿勢を選ぶことである。

治療としては、静脈内点滴注射と吸入療法を行う。現在、注射薬の第一選択は、ステロイド薬である。気管支拡張効果があるアミノフィリン製剤を点滴静脈注射で使用する場合は、テオフィリン血中濃度を8～15μg/mL以下に維持する。また、嘔気、嘔吐、動悸、頻脈、振戦、興奮、頭痛、易刺激性、不眠、けいれんなどの副作用（テオフィリン中毒）の発現に注意し観察する。発現した場合には、速やかに医師に報告し、輸液の変更の指示を受ける。同時に医師の指示によりテオフィリン血中濃度の測定をしたうえで、継続して症状の観察を行う。$β_2$刺激薬の吸入療法では、SpO_2の低下を認めた場合には酸素吸入も同時に行う。看護者は、バイタルサインの変動、特に呼吸状態を注意深く観察し、気管支喘息発作の悪化の徴候としての咳嗽・喘鳴の増加の有無を観察する。

また、痛みを伴う点滴処置、吸入療法、酸素療法、見慣れない環境のなかで、不安と緊張感が増している子どもに対して、治療が効果的に行われるようプレパレーション[1]を行い、子どもと家族が安心して治療に臨めるよう支援する。

特に酸素療法は持続して行うため、嫌がる子どもが少なくない。無理強いすることにより、その後の治療に影響するため、子どもに応じた説明を根気強く行うとともに、口元に吹きかけるなど、子どもに負担のない方法を選ぶ。

中発作になると家族の不安も増大している。子どもにとって最も安心できる存在は家族である。看護師は、家族の不安を受け止め、安心して子どものそばにいることができるよう支援する。

● **大発作**

大発作は、ときとして、生命の危険を伴う状態である。子どもが最も呼吸をしやすい安楽な体位をとることが重要である。また、子どもの希望に応じて、家族がそばにいることができるよう配慮する。同時に家族の不安も大きいため、治療や経過についての見通しなど、適時、医師から十分な説明が受けられるよう調整する。

治療では、$β_2$刺激薬の吸入と同時に明らかなSpO_2の低下を認めるため、酸素吸入が行われる。ステロイド薬の反復静脈注射、アミノフィリン入りの持続点滴、イソプロテレノール持続吸入療法などが考慮されるが、アミノフィリン入りの持続点滴は、難治性けいれんを誘発することがあり、使用に際しては十分な注意が必要である。イソプロテレノールは、$β_2$作用と同等の$β_1$作用を有するために、$β_2$選択的薬剤に比べて動悸、頻脈など循環器系の副作用が現れやすい。アスプー

---

[1] **プレパレーション**
プレパレーションとは、「心理的準備」である。子どもの発達的特徴を理解したうえで、子どもに応じた方法で、病気の治療や処置の方法について説明し、医療行為によって引き起こされるさまざまな心理的混乱を最小限にし、子どもや親の対処能力を高めるための心理的準備や緊張感を緩和するための方法や環境を工夫することをいう。

ル®0.5％の2～5mLまたは、プロタノール-L®10～25mLを生理食塩液に希釈して、インスピロン®、ジャイアントネブライザーを用いて、$SpO_2$95％以上を維持できる酸素濃度に設定して、フェイスマスクあるいは酸素テント内に持続的に噴霧する。本療法中は血圧、心拍数、呼吸数、SpO_2、心電図などを必ずモニターし、細心の注意をもって管理する。頻脈、血圧低下、血清カリウム低下、心筋障害などに細心の注意を払う。発作強度の推移や意識状態、副作用など継時的に観察記録しておく。また、排痰誘導や体位変換などの働きかけを一定時間ごとに行い、悪化徴候の早期発見、無気肺などの合併症の予防に努める。

● 呼吸不全

通常の大発作の治療にもかかわらず重症発作が改善しないときは、動脈血液ガス分析を行い、呼吸状態を評価する。治療効果を妨げている合併症（皮下気腫、縦隔気腫、無気肺、肺炎、気胸など）の有無を確認する。そのうえで、気管内挿管、補助呼吸、人工呼吸管理ができる体制を整えながら、ステロイド薬の増量、イソプロテレノールの増量およびアシドーシスの補正を試みる。それでも症状が改善しない場合は、気管内挿管、補助呼吸、人工呼吸管理が必要となる。

▶ 長期管理時（慢性期）

発作は、子どもによって特徴があり、対応もそれぞれ違う。どのような発作のときに、どんな薬を飲ませ、どのような状態になったら医療機関を受診すればよいのか、保育園や幼稚園での対応を医療スタッフと十分に相談しておく必要がある。また、その経験をもとに、就学前までには、小学校生活をイメージした配慮事項などを整理しておくとよい。

急性の気管支喘息発作が治まっても気管支の炎症は持続していることを家族が理解し、発作のない期間も必要な治療・管理を継続的に行い、発作のない状態を長期に維持することが治療の要諦である。そのためには、発作時だけでなく定期的な受診によってコントロール状態を把握し、それに応じた治療・管理が計画される。受診時は、喘息日誌やピークフローモニタリングを活用し、自覚症状だけでなく客観的指標をみたり、保育園や幼稚園での集団生活や家庭での生活全般も合わせてみていく必要がある。子どもと家族に明確な治療目標を提示し、目標達成に向けて子どもと家族・医療者がパートナーシップとして関係を築き、良好なコントロール状態を維持するための共同管理を行う。そのためには、子ども自身のアドヒアランスを高め自己管理が可能となるよう患者教育を行う。

発作で、点滴や薬液吸入などの処置を受ける子どもにとっては、見慣れない環境や見知らぬ人たちのなかで検査や点滴などの痛みを伴う処置を受けることや、気管支喘息発作からくる呼吸困難などの身体的な苦痛などの恐怖や不安は、計り

表2　検査・処置を受ける子どもの体験

①物・音・人などの慣れない環境
②見知らぬ人に話しかけられる緊張感
③これから自分に何かが起きる雰囲気への不安や恐怖
④いつもの自分らしさで対処することへの困難
⑤親や安心できる人から離れなくてはならないかもしれない不安
⑥何が行われているのかわからずに体験する感覚や雰囲気への不安と恐怖
⑦いつ終わるのかわからない混乱
⑧医療者が自分の身体の向きを変えたり固定したりすることへの嫌悪感

知れないものである。検査・処置など医療を受けるときに子どもが感じる不安・恐怖・混乱に対して子どもや家族が主体的に行う心理的準備を支援するプレパレーションを行う。

具体的には、表2に示した子どもの体験を踏まえ、たとえば、吸入を嫌がる子ども、あるいは、発作時以外に定期的に吸入を継続する場合に、人形で吸入の方法を示すことや飾りなどを使用することでスムーズに吸入を行うことができることもある。

✚QOLを低下させない日常生活上の注意と看護

発達段階において幼児期は、運動機能の発達とともに意図的に身体的コントロールができるという体験を積み重ねていくことにより、自律感を獲得する時期である。

気管支喘息をもつ幼児は、発作を繰り返すことによって身体的コントロール感が得られにくい可能性があることを念頭に置いてかかわる必要がある。

基本的に親の責任において治療を受けるが、その主体は子どもであることを忘れてはならない。子どもは、発達段階や年齢に応じた説明を受け、理解したうえで医療を受ける権利がある。子ども自身が理解・納得することが可能である発達段階や年齢にある場合は、どのような検査・治療を受けるかの意思決定の過程で意見や感情を表出しながら参加する権利がある。説明には、子どもが理解できる方法や言葉を用いることが必要であり、看護師の役割は大きい。緊急を要する検査・処置の場合においてもタイミングを見極めて子どもの疑問に答えることは、混乱を増大させないことにつながる。子どもにとって病院で受けた初めての印象や検査・処置の体験での恐怖、過去の体験が後の健康管理に強く影響するといわれている。

繰り返しの処置や検査では、「今度はできた」「またできた」という感覚を育み、納得したうえで自信につながる体験となることが重要である。子どもがもってい

る一つひとつの疑問を解決していくこと、子どもにとってそれがどのような体験であったかに関心をもち、子どもの体験の意味づけを確認しながら援助することが重要である。それぞれの状況に応じた説明と理解に応じた支援を受けることによって、子ども自身がもっている力を発揮することができ、幼児期の自律性の獲得に結びつく経験となる。

（奥野由美子）

文献
1）日本小児アレルギー学会：小児気管支喘息治療・管理ガイドライン2008．協和企画，p15，2008

食物アレルギー

✚症状

症状については、Section 2「乳児期」食物アレルギー（以下、§2乳児期）（p68）を参照とする。

▶即時型症状

§2乳児期（p68）を参照とする。

▶遅延型症状

遅延型として最も多い症状は皮膚症状（§2乳児期の表1［p68］参照）であるが（図1、2）、下痢が起こることもある。幼児では乳児同様、慢性的なアトピー性皮膚炎症状として経験されることもある。しかし、1歳半を超えると即時型症状に移行するケースが多い。また、小児の食物アレルギーの多くは成長に伴い耐性を獲得することができる。3歳までに約50％、就学前までに80〜90％が耐性を獲得できるといわれている。

✚症状出現時の対応

▶即時型症状出現時の緊急対応

◉緊急対応の基本

基本的な対応は、乳児期と同様である（§2乳児期［p69］参照）。

幼児の場合、乳児と違い、ある程度症状に対して訴えることができるようになってくるが、幼児期前期ではまだうまく伝えることができないため、日ごろの患児の観察が大切である。たとえば、食事の後いつもと比べて機嫌が悪い、咳嗽が止まらない、声が嗄れている、活気がなくぐったりしているなどということがある

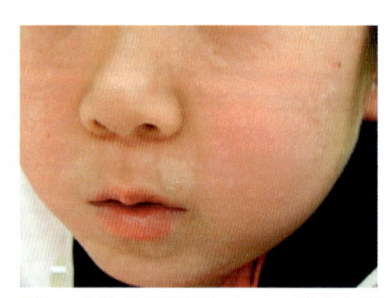

図1　食物負荷試験によって蕁麻疹が出現した例

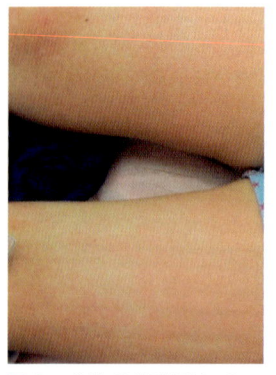

図2　食物負荷試験によって紅斑が出現した例

Section3 幼児期／食物アレルギー

場合には注意が必要である。食物によるアナフィラキシーの臨床的重症度については、§2乳児期の表2（p70）を参照とする。

◉エピペン®について

最近では食物アレルギーで重度のアナフィラキシー既往のある患児に対し、エピペン®（図3）[1]が処方されるようになっている（体重15kg以上に限る）。エピペン®はアナフィラキシー時の補助治療薬である。アナフィラキシーが起きたときになるべく早い段階で使用すると、医療機関を受診するまでに重症化を予防することができる。

エピペン®を使用するタイミングは、呼吸器症状など「食物によるアナフィラキシーの臨床的重症度」（§2乳児期表2［p70］を参照）において、Grade 3以上が出現した場合、または過去に重篤なアナフィラキシー歴があり、誤食し違和感があった場合とされている。ただ、このように説明してもなかなか理解できない場合があるため、指導する際は、具体的な例をあげて説明するほうがよい。たとえば、吸入をしても咳が止まらない、息苦しさが続く、顔色が悪い、急に活気がなくなるなどの症状があげられ、このような症状がみられた際はエピペン®の使用対象となる。

エピペン®は、投与のタイミングや重症度により十分な効果が得られないこともある。エピペン®はあくまで応急処置であるため、効果は15分程度しかない。一度症状が改善したからといってそのままにせず、使用したら早急に医療機関を受診するよう指導する（図4）[2]。

エピペン®自己注射の方法は、図5[1]に示す。

▶遅延型症状出現時の対応

症状としては蕁麻疹や湿疹などが多い。またアトピー性皮膚炎で慢性的な瘙痒感があり、皮膚症状が良好でないときは、まずは保護者にスキンケアと軟膏療法を指導し、皮膚状態を改善するよう働きかける。また、瘙痒感に対しては冷罨法

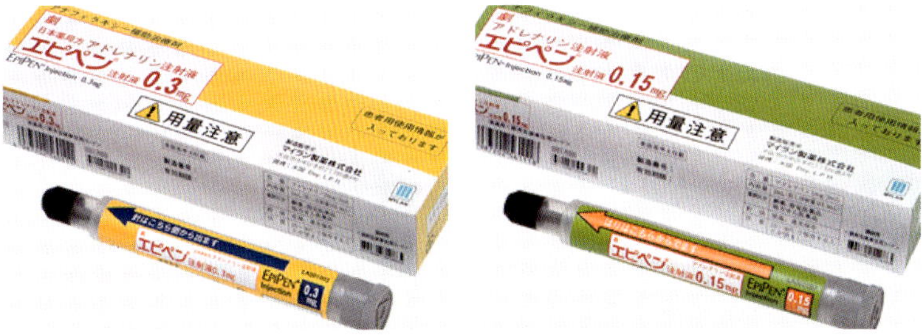

○cf.
学童期、思春期・青年期／症状出現時の対応／即時型症状出現時の緊急対応／エピペン®について

○cf.
学童期／症状出現時の対応／遅延型症状出現時の対応

図3　エピペン®注射液　左：0.3mg、右：0.15mg
（マイラン製薬株式会社：エピペン®注射液ホームページ[1]より）

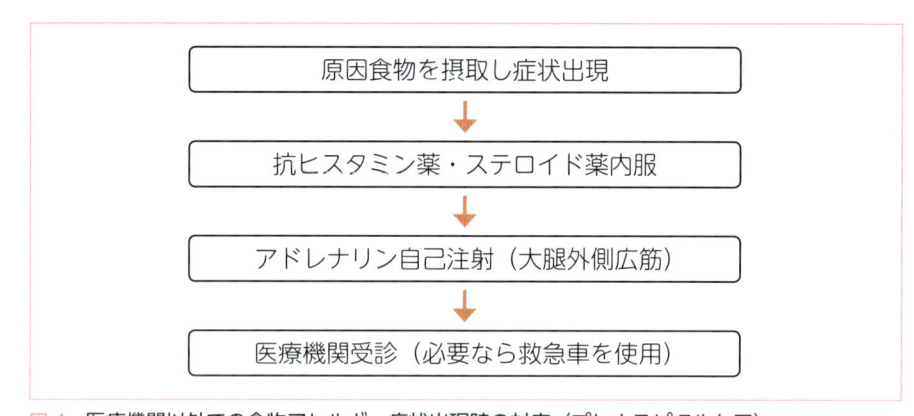

図4 医療機関以外での食物アレルギー症状出現時の対応（プレホスピタルケア）
（海老澤元宏，他：厚生労働科学研究班による食物アレルギーの診療の手引き2008[2] より）

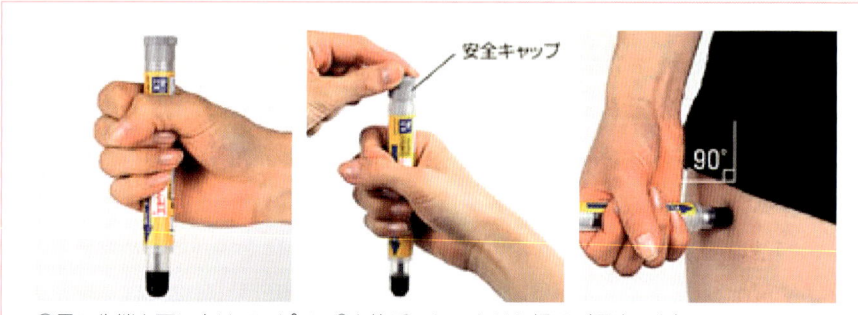

① 黒い先端を下に向けてエピペン®を片手でしっかりと握る（写真：左）
② もう片方の手で灰色の安全キャップを外す（写真：中）
③ 太ももの前外側に垂直になるように、黒い先端を強く押しつける（緊急の場合は、衣服の上からでも注射できる）（写真：右）
④ 強く押しつけた状態のまま、数秒間待つ
⑤ 針の出たエピペン®を抜き取り、注射したところを数秒間もむ

図5 自己注射のしかた
（マイラン製薬株式会社：エピペン®注射液ホームページ[1] より）

や抗アレルギー薬などの内服、掻破してしまうことがあれば、皮膚を保護する必要があるためミトンや靴下、長袖、長ズボンを着用するなどの方法を指導する。

✚QOLを低下させない日常生活上の注意と看護

基本的な注意点は乳児期と同様である（§2乳児期[p71]参照）。

幼児期は特に誤食による即時型症状が多くみられる。幼児期になると原因食物を「食べてはいけないもの」として理解できてくる年代であるが、発達段階的に幼児はまだ自分で気をつけることができない年代である。

集団生活のなかでは「友だちと同じものを食べたい」ということから口に入れ

てしまったり、子ども同士のやりとりで誤って口にしてしまったり、自宅ではきょうだいが食べているものを口に入れてしまったりすることがある。このため、家族内での協力が得られるよう、きょうだいなどにも理解できる範囲で説明をしていく必要がある。

また食物アレルギーについて意識し始める年代でもあるため、精神面の配慮も必要になってくる。患児の理解力に合わせ、食物アレルギーについて患児にわかる言葉で説明し、理解を促していくことが大切になってくる。

▶食物除去について

§2乳児期（p71）を参照とする。

特に除去品目が多い食事を作成しなければならない場合、食事をつくる保護者にとって、かなりの負担になる。その負担を少しでも軽減できるように栄養士と連携してレシピの提供をしたり、市販の除去食品の紹介をし利用を勧めるなどして、保護者がストレスを溜めこまないようかかわっていく必要がある。何よりも保護者の悩みを聞き、慰労の言葉をかけることが大切である。

▶アトピー性皮膚炎が合併している場合

§2乳児期（p72）を参照とする。

▶保護者への精神的サポート

●誤った知識に固執している保護者へのサポート

食物アレルギー児をもつ保護者のなかには、知識が豊富で、医療者よりも食物アレルギーや食品に対して詳しいことが多く、圧倒されることもある。しかし、その分誤った知識が身についていることもある。看護師は豊富で正しい食物アレルギーの知識を身につけ、医師や栄養士と連携しながら、保護者の理解力が得られるよう指導していく。

そのためには、まず保護者の食物除去の考え方を確認し、患児の食事が偏ったものになっていないか、誤った方法で調理していないかなどを知るために、現在の調理方法、食事摂取量、食事バランスの問題点などを把握することが重要である。

●ショックの既往に不安を抱える保護者へのサポート

除去食は毎日三度の食生活にかかわってくるため、特に保護者は気を張りつめて日々の生活を送っている。患児の周囲の環境においても食物アレルギーに対する理解がまだ十分ではなく、除去食に対して批判的にみられたり、また除去食を当たり前のように思われたりして、強いストレス下に置かれている。そのようななかで自分が調理し与えた食事で症状が誘発されると、保護者は自己嫌悪に陥る。アナフィラキシーショックが誘発されればなおさらである。看護師は日々のこうしたストレスを理解し、保護者の日々の努力や頑張りを認め、褒め、時間をかけ

○cf.
学童期／QOLを低下させない日常生活上の注意と看護／保護者への精神的サポート

○cf.
思春期・青年期／QOLを低下させない日常生活上の注意と看護／家族への精神的サポート

てその思いを傾聴することが大切である。

　また、負荷試験などを通じてせっかく除去食が解除になっても、なかなか食べさせられない場合もある。その理由として多いのが、アナフィラキシーショックの既往である。医師には「大丈夫」と言われても、またショックに陥るのではないかという恐怖から離れらないのである。そのようなとき看護師は保護者に、医師の解除指示に無理に対応しなくてもよいことを伝え、その不安を軽減するための工夫を助言（解除された量を一度に摂取するのではなく、安心できる少量から開始するなど）をするとよい。また摂取をするときは朝食もしくは昼食にするようにし、症状が出現してもすぐに病院で対応できる状態（時間帯）で行うよう指導することで、安心感も得られる。

▶患児への精神的サポート

　年齢が高くなり理解力が発達してくると、アレルゲンである食物に対する認識ができるようになり、今まで食べてはいけないといわれていた分、解除になったものでも患児自身がこれを食べてはいけないという思いが強いために解除が進まなくなることがある。そのような場合は不安を軽減するための工夫を助言する。たとえば、解除になった食物を本人にはわからないように患児の好む料理などに利用し、食べても大丈夫という自信をつけていくなどしていくとよい。

▶家庭での誤食について

　幼児で最も気をつけなければならないことは誤食である。

　乳児のころよりも自由に動けるようになり、さらにいろいろなものに興味をもつようになる。どんなに注意していても、誤って口に入ってしまうことがあるのが実情である。特にアナフィラキシーショックを起こしたことがある場合には、症状が出現してもすぐに対応できるよう準備をしておく必要がある（§2乳児期[p69]参照）。特にアドレナリンの自己注射（エピペン®）を使用した際は、すぐに救急車を呼び、医療機関を受診するように指導する。また、アドレナリンの使用までしなかったとしても、症状の改善が遅い場合や保護者が心配な場合は、すぐに受診していいことを説明する。なかには、この程度で受診していいものかと悩んでしまう保護者もいるが、気にせず受診できるということを説明するべきである。

　また、自宅などで誤食してしまうと保護者が自己嫌悪に陥ってしまうことがあるが、保護者を責めずに、気に病むことはないことを伝える。あまりに責められると誤食の事実を隠すようになってしまうこともある。たとえ誤食してしまっても、そのときの対応が適切であれば十分である。そのような場合を考え、症状出現時の対応方法を保護者に具体的に指導しておくことが大切である。

◯cf.
学童期／QOLを低下させない日常生活上の注意と看護／患児への精神的サポート

◯cf.
思春期・青年期／QOLを低下させない日常生活上の注意と看護／患者への精神的サポート

また誤食を防ぐために、家族には患児の手の届くところにアレルゲンである食品を置かないように協力を得ることや、調理器具を患児専用のものとし、調理中にアレルゲンが混入しないようにするなど、日常生活で起こりうる状況をもとに対策を考えていくことが必要となる。

▶保育園・幼稚園での生活について

幼児期になると保育園や幼稚園など集団生活に入り、乳児期よりも保護者の目から離れることが多くなる。そのため、保育園や幼稚園ではおやつや給食などでアレルゲンの除去が可能かどうか確認をする必要がある。最近はアレルギーに対応できる施設も増えてきているが、まだ受け入れられない施設もある。診断書が必要になるところもあるため、食物アレルギーに対する認識を正しくもってもらい、患児に適切な対応をしてもらえるよう周囲に理解を求めることも大切である。

また食事だけでなく、年中行事のなかで小麦粘土の工作や豆まき、牛乳パックなどを使用する場合もある。特に微量で症状が出現する場合は触れただけでもアナフィラキシーを起こすことがあるため特に注意が必要になる。そのようなことがないように、微量でも症状が出現するおそれがあることをあらかじめ施設側に伝えておき、別の方法で参加できるようにしてもらうことが必要になる。

アナフィラキシーショックの既往がある場合、エピペン®が処方されることがある。エピペン®の使用は医療行為にあたるため、基本的には医師以外では本人と家族のみしか使用できないとされているが、緊急時は第三者が児にエピペン®を使用しても問題ないとされている。しかし、管理をしてもらえないことが多く、緊急時の対応を含め、施設側とよく相談しておく必要がある。

▶予防接種について

幼児期の食物アレルギー患児の心配なことの一つに、予防接種がある。

現在わが国で行われている身近な予防接種のなかで鶏卵に関係しているワクチンは、麻疹ワクチンとインフルエンザワクチンである。

鶏卵アレルギーがあると、保護者は接種してよいものか悩むところである。しかし一般的には、これらのワクチンに含まれると考えられている鶏卵成分は、微量、もしくは混入の可能性は少ないといわれているため、鶏卵アレルギーのない児と同様に予防接種を受けることが可能である。ただし、鶏卵でアレルギー反応の既往があったり、心配な場合には皮内テストなどのアレルギーテストをした後に接種したほうが安全である。

また、アナフィラキシー症状はアレルギーの有無とは関係なく発生する場合もある。そのため、不安が強い場合には、設備の整った病院か、食物アレルギーの専門病院を受診するよう勧めるとよい。

▶食品表示について

食物アレルギーをもつ児であっても、除去食物が使用されていなければ加工食品を使用することができる。しかし、食品表示には専門用語が使われていることもあり、正確に理解していないと、本当は使用できるのに使用できないと思い込んでしまうことがある。医療者は正しい知識をもち指導することが必要となる。

もし除去項目が多く、なかなか加工食品が使用できない場合は、アレルギー専用の食品（代替食品）を使用すると料理のレパートリーを増やすことができる。最近ではスーパーなどでも取り扱われているため、入手するのは難しくない。ただ、需要が少ないため高価であり、経済的にも負担がかかる。

cf.
学童期／QOLを低下させない日常生活上の注意と看護／外食について

▶外食について

食物アレルギーがある場合、基本的に外食を控えるほうが安全だが、最近ではレストランやアミューズメントパークで食物アレルギーに対応しているところもある。外食の予定があるときは、外出の際にあらかじめ電話で除去食が可能かどうか確認しておくとよい。しかし、除去項目が多い場合には、弁当を持参したほうが安全である。

▶食物負荷試験

食物負荷試験は、原因抗原診断と、耐性獲得の判断という、二つの目的で行う。幼児期になると、耐性が獲得されていることもあるため、耐性獲得の判断のための負荷試験が多くなる。

幼児期以降は即時型症状が多くなるため、当院では基本的に入院し、医師、看護師、栄養士のもと原因食物の負荷を行っている。症状出現時の基本的な対応は乳児期と同様である（§2乳児期［p69］参照）。

幼児期になると、前述したようにアレルゲンを認識できるようになり、見た目で摂取できないこともあるため、負荷試験食にも工夫をしたり（図6）、少しでも摂取できるよう保護者だけでなく看護師も患児に声をかけたり遊んだりして、楽しく負荷試験が行えるようかかわっていくことも大切である。また、症状が出現した際は、負荷試験食を摂取したこと、処置を耐えたことなどを褒め、頑張ったことを認めてあげることも大切である。

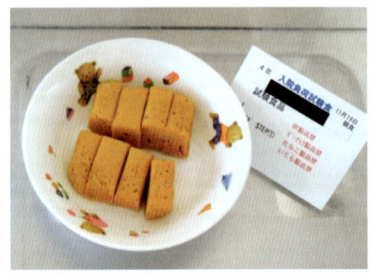

図6　当院で使用されている負荷試験食の一例
かぼちゃケーキ（全卵つなぎ）。

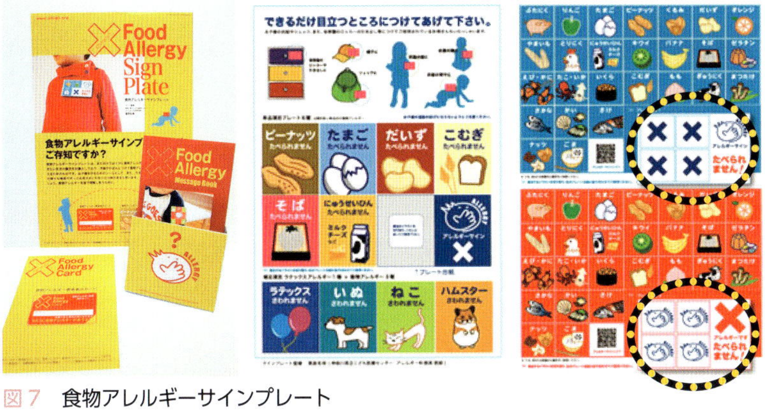

図7　食物アレルギーサインプレート
病院などで配布（左）。中面（見開き）にはアレルゲンのイラストが並ぶ（右）。ここから該当するものを選んで用紙に貼る（用紙は、黄色の点線で示した部分を利用できる）。できあがったら、透明の名札入れなどに入れて身につける。
（ALSIGN PROJECT. http://ameblo.jp/alsign/ [3] より）

▶食物アレルギーサインプレート

　食物アレルギーサインプレートは自分でアレルギーであることを伝えることができない子どもたちを対象とし、該当するアレルギー項目の絵を貼ったプレートを身につけることにより周囲の人に認識してもらうものである（図7）[3]。保育園や幼稚園または地域の催し物などに参加する際に身につけ、保護者が不在でも食物アレルギーをもっていることがひと目でわかるようにし、誤食を未然に防ぐことができる。

（徳永美由紀）

文献

1) マイラン製薬株式会社：エピペン®注射液．http://www.epipen.jp/
2) 海老澤元宏, 他：厚生労働科学研究班による食物アレルギーの診療の手引き2008．
http://www.allergy.go.jp/allergy/guideline/05/05.pdf
3) ALSIGN PROJECT. http://ameblo.jp/alsign/

参考文献

1) 五十嵐　隆総編集, 海老澤元宏専門編集：年代別アレルギー疾患への対応＜小児科臨床ピクシス5＞．中山書店, 2009
2) 海老澤元宏監：子どものアレルギーのすべてがわかる本＜健康ライブラリーイラスト版＞．講談社, 2009
3) 海老澤元宏監, 林　典子, 他栄養監修：子供が喜ぶ食物アレルギーレシピ100．成美堂出版, 2009
4) 斎藤博久監, 海老澤元宏編：食物アレルギー＜小児アレルギーシリーズ＞．診断と治療社, 2007
5) 特集／予防接種Q＆A．小児内科, 32 (10)：1515-1517, 1715-1716, 1872-1873, 2000

蕁麻疹

➕症状

症状については、Section 2「乳児期」蕁麻疹（以下、§2乳児期）(p76) を参照とする。

➕反応時の対応

症状出現時は、皮疹の性状、範囲を把握し、その他の症状が出現しているのか、アナフィラキシー症状を呈しているのかなど、正確に症状を把握しなければならない。

皮疹が出現していても、患児の症状が落ち着いている場合は、経過観察とする。一方、アナフィラキシーショックを起こしている場合は、気道確保、血管確保など迅速な緊急の対応が必要になる。

治療の基本は、原因の検索と除去である。また、すでに出現している症状に対しては、薬物療法（抗ヒスタミン薬や、塩酸エピナスチン［アレジオン®］など）が有効であるが、鎮静性の薬剤を使用している場合、眠気を伴うだけではなく、運動時の機能抑制が生じることがある。そこで、内服療法を行っている際には、症状が消失したからといって、自己判断で内服を中止するのではなく、医師と相談することが大切である。内服期間等は医師の治療方針によって異なる。

▶アナフィラキシーショック時の対応

アナフィラキシーショック時の対応についても、§2乳児期と同様（p76）であるが、ショック既往の幼児期以降の患者は、医師と相談しアドレナリン自己注射薬（エピペン®）を携行することが推奨される。

▶原因の探索と対応

§2乳児期と同様（p77）である。

多くの急性蕁麻疹の原因は特定できないが、感染や予防接種などによる体調の変化、または疲労などによる体力的ストレス、年長児になると精神的なストレスに伴って蕁麻疹が出現することが最も多い。特に幼児の場合、上気道感染や疲労に伴う蕁麻疹であることが多い（図1）。

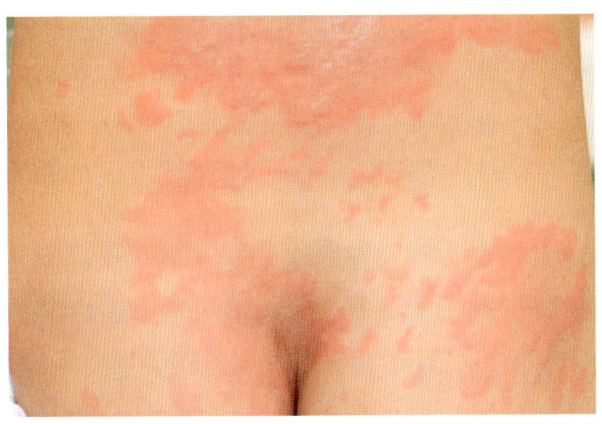

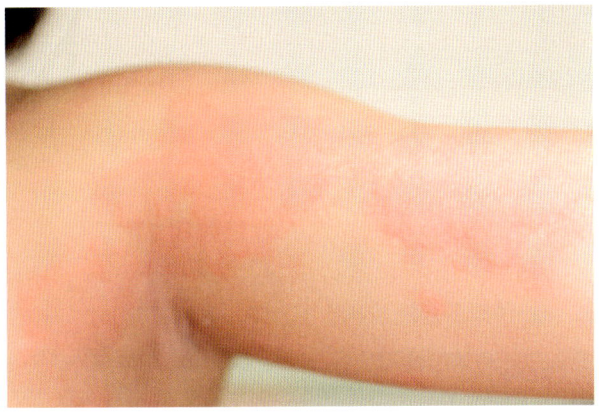

図1　原因不明の急性蕁麻疹で、全身性に広がったもの（4歳、女児）

　治療を必要とする場合、その基本は原因検索と除去であり、場合によっては薬物を併用する。したがって、蕁麻疹はその原因因子に「触らせない」「使用しない」ことが原則になる。

✚QOLを低下させない日常生活上の注意と看護

　蕁麻疹は多岐にわたる原因因子により出現し、多くの場合長い時間を経ることなく消失するため、慌てずに経過観察できるよう指導する。また、治療を必要とする場合にその基本が原因検索と除去であり、場合によっては薬物を併用する。したがって、蕁麻疹はその原因因子に「触れさせない」「使用しない」ことが原則になるが、日常生活上それを行うことは困難を伴い、発達途上にある子どもにそれを徹底することは、逆に子どもの発達を阻害する危険さえ考えられる。一番注意したいことは、蕁麻疹が出現しないよう安全な環境をつくろうと、原因を過剰に除去したり、神経質になりすぎることである。そのような保護者の不安に対して看護師は十分に話を聴き、精神的なサポートをすることが大切である。

　以下に、蕁麻疹の主な予防策を列挙する。

▶食物に関する留意点

①幼児も乳児と同様、自分の興味ですぐに手を伸ばすため、原因因子となる食物は子どもの手の届かないところへ保管する。

②食物アレルギーの場合、その原因となる食物を検索し、除去をすることが治療の基本である。そのため、母親自身には制限がないにもかかわらず、別のメニューを用意する手間をかけられない、誤食防止、教育的配慮などの理由から、子どもの除去食に合わせ、家族で摂取しない場合がある。したがって、必要な食品は摂取するようレシピを提供する、栄養士と連携を取るなどの配慮をする必要がある。

▶衣服に関する留意点

§2乳児期（p78）を参照とする。

▶おもちゃに関する留意点

§2乳児期（p79）を参照とする。

▶野外活動に関する留意点

①§2乳児期（p79）を参照とする。

②野外で遊んだ場合、発汗により蕁麻疹が出現する場合がある。このようなときには、速やかにシャワーを浴び、身体の清潔を保つことで蕁麻疹を軽減できる。

▶内服治療を行っている場合の留意点

§2乳児期（p79）を参照とする。

▶瘙痒感を伴う場合の留意点

蕁麻疹の症状の一つに瘙痒感がある。何気ない仕草のなかに患部を掻いている動作がある場合には、瘙痒感があると考え、ミトンを装着し、患部を掻かないように工夫する（袖が長ければ、その中に手を隠すのも一案である）。また、冷却枕などの冷却器具を用いて患部の冷却を行い、瘙痒感の緩和を図るのもよい。

▶ストレスに関する留意点

保育園など社会関係が広がるにつれ、子ども同士の人間関係によるストレスや社会生活になじめないことによるストレスから、蕁麻疹が生じることがある。日ごろから子どもの様子に留意し、相談に乗るなど、子どもが安心して社会生活が営めるよう配慮する。

（細谷美幸）

参考文献
1) 秀　道広, 他：プライマリケア版 蕁麻疹・血管性浮腫のガイドライン．日皮会誌, 115：703-715, 2005
2) 秀　道広, 他：プライマリケア版 蕁麻疹・血管性浮腫のガイドライン（平成17-18年度厚生労働省免疫アレルギー疾患予防・治療研究推進事業）．p2, 2007
3) 秀　道広, 他：蕁麻疹ってどんな病気？（平成17-18年度厚生労働省免疫アレルギー疾患予防推進事業）p3, 2007
4) 池澤善郎, 他：第1特集／皮膚疾患の看護に必要なアレルギーの知識．臨牀看護, 32(10)：1390-1483, 2006
5) 亀好良一, 他：蕁麻疹・血管性浮腫（五十嵐　隆総編集, 海老澤元宏専門編集：年代別アレルギー疾患への対応＜小児科臨床ピクシス5＞）．中山書店, p154-157, 2009

Section4 学童期の症状とケア

アトピー性皮膚炎

➕症状

▶急性期

学童期の特徴的な症状として、苔癬化の進行と全身の乾燥が目立ってくる。体幹や四肢の近位部は毛孔も鳥肌様に角化し、皮膚全体に粉をふいたような粃糠様落屑を認める（図1）。顔面にも、単純性粃糠疹（いわゆる、はたけ）がみられることがある[1]。

幼児期と同様に、頸部、耳朶（耳切れ）、肘窩、膝窩、手首、手指、足首、腋窩、胸部、背部、殿部と手が届くところに搔破痕がみられる。また、搔破を繰り返すことによって、皮膚が徐々に肥厚し硬くなり、苔癬化が進む（図2）。足底の3分の1くらいの、亀裂を伴う角化性落屑性局面（ズック靴皮膚炎）も多い[1]。

▶慢性期

乳児期、幼児期から症状を繰り返しており、6か月以上慢性的に湿疹が良くなったり、悪くなったりを繰り返す。

▶合併症

バリア機能や皮膚免疫能の低下による、カポジ水痘様発疹症、伝染性軟属腫（水いぼ）や伝染性膿痂疹（とびひ）といった皮膚感染症の合併に注意する[1]。

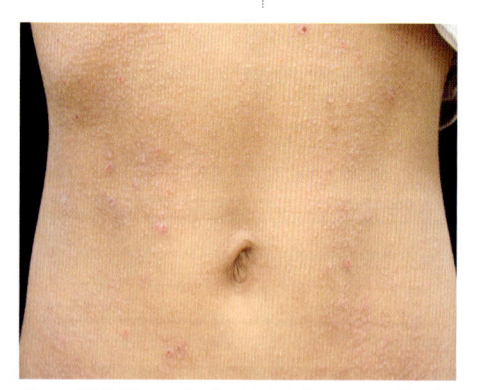

図1　学童期のアトピー性皮膚炎の症状（体幹）

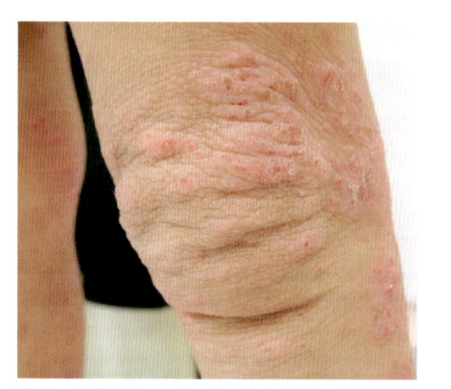

図2　学童期のアトピー性皮膚炎の症状（膝）

➕反応時の対応

アトピー性皮膚炎の治療は、乳幼児期の子どもと同様に、原因物質の検索と除去、スキンケア、薬物療法（主に軟膏療法）の三本柱が重要となる。

特に入院加療を要するような重症患児の場合には、患児、家族の疾患に対する理解度、スキンケアや軟膏塗布の手技、精神的なストレスの有無などを十分観察および情報収集し、治療や指導に反映させることが大切である。

▶原因の検索と除去

学童期の子どもでは成長発達過程でさまざまな原因が悪影響を及ぼし、症状の悪化に拍車をかける。主な原因因子[1]は乳児期と同様である。

●食物が原因となる場合の対応

一般に乳幼児早期にアトピー性皮膚炎の大きな要因となる食物は、学童期にはほとんど問題とならなくなる。学童期の子どもでもアトピー性皮膚炎を理由に食物除去を行っている場合には、耐性化（食べられるようになること）の検証を、専門の医師の診察のもと行うように助言する。

●生活環境の整備と対策

生活環境としては、乳幼児期の子どもと同様に、原因因子であるダニやほこりを環境から除去する目的で、床や寝具の掃除機がけが重要なことに変わりはない。学童期に入り子ども部屋を与えられた場合には、環境整備が思うように進まずに悪化する場合もある。自分で掃除をしっかり行うか、親が掃除をするか、初めにルールづくりをするなど工夫する。

掃除の留意点は、Section 2「乳児期」アトピー性皮膚炎（以下、§2乳児期）(p53) およびSection 3「幼児期」アトピー性皮膚炎（以下、§3幼児期）(p81) を参照とする。

●学童期の子どもの生活環境

学校生活やクラブ活動、習い事など日常が活動的になり、夏季は特にこれまで以上に汗をかく機会が多くなる。このため、増悪因子である汗に対しては、シャワーをこまめに浴び、清潔を維持することを指導する。

逆に冬季はより乾燥しやすい傾向があり、瘙痒感が高まり湿疹の原因となるので、皮膚の乾燥傾向により保湿剤を適切に使用するように指導する。

しかし、学童期になるとそのほとんどの原因は環境抗原である。そして悪化要素として夏季の汗と冬季の乾燥、それに伴う搔破が増悪因子となる。

また学校生活や家庭環境における対人関係や学業などによるストレスにより心因反応の一つとして瘙痒が強くなることが少なくない。

●皮膚の汚れへの対応（スキンケア）

スキンケアの重要性は乳幼児期の子どもと変わらない。原因物質には汚れ、汗による症状の悪化がみられるため、シャワー浴による皮膚の清潔保持が重要である。

▶スキンケア

アトピー性皮膚炎の皮膚は、以下の3点による皮膚の機能異常がみられる。
①セラミドや天然保湿因子の減少によって、皮膚のバリア機能や水分保持能の低

---

[1] アトピー性皮膚炎の主な原因因子
- 食物（鶏卵、牛乳、小麦、大豆など）
- 環境抗原（ダニ、ほこり、ペット）
- 乾燥
- 感染（細菌、ウイルス、真菌）
- 物理化学的刺激（よだれ、汗、石けん、洗剤、衣服の擦れ）
- 搔破
- ストレス

（§2乳児期の表1 [p53]参照）

下がみられ、角層構造は粗となり皮膚は乾燥する[2]。
②皮膚の易感染性がみられ、特に病変部位では黄色ブドウ球菌などの定着が生じやすい[2]。
③痒みの閾値の低下がみられる[2]。

　上記3点のなかで、皮膚のバリア機能や水分保持能の低下、黄色ブドウ球菌は皮膚状態を悪化させる一因となる。スキンケアにより、痒みの閾値を下げることにより、皮膚の機能を正常に保つことが大切である。

● スキンケアの実際
　スキンケアの基本的手技（準備、洗い方）については、§2乳児期の「スキンケアの実際」［表2、p56］を参照とする。

● スキンケアのポイント
　学童期においては、下記がポイントとなる（§2乳児期の表2［p56］も参照すること）。
①タオルなどを使用すると、皮膚状態がわからず、刺激を与え、傷をつけてしまうことがあるため、多くの泡を使い、手で洗う。
②洗う順番を変えても問題はない。
③しわができる肘関節、膝窩は、伸ばして洗うとしわに汚れが残るため、曲げて洗うとよい。
④学童期の子どもは基本的生活習慣が身についてくるので、本人自身で洗えるように指導していく。低学年はスキンケアが十分に行えないので、背部など手の届かないところは家族の援助が必要である。
⑤皮膚症状のコントロールの悪化を気にしない場合が、男子に多い傾向がある。このため、いつまでも家族が100％のスキンケアや軟膏塗布をするのではなく、低学年のうちからスキンケアを習得できるように働きかけ、高学年では自分のことは自分で行えるように、患児に対するスキンケア、清潔概念に関する教育指導が重要となる。

● スキンケアの回数
　スキンケアの回数は、皮膚状態が悪いときは1日2回、朝夜に行うことを基本とする。日常生活でそれが困難な場合は、夜に1度行うように指導する。

▶ 薬物療法
　薬物療法に関する基本的な考え方も、乳幼児期の子どもとは大きな違いはない。炎症を抑えること、痒みを抑えること、皮膚状態を維持することが治療の目的となる。

Section4 学童期／アトピー性皮膚炎

外用薬として、ステロイド外用薬、タクロリムス水和物外用薬（プロトピック軟膏®）、保湿剤が主に使用される。

薬物療法の基本例は、§2乳児期の図4（p57）に示したとおりである。

● **外用薬**

○ **ステロイド外用薬**

その抗炎症効果から5段階に分けられる（§2乳児期の表3［p58］参照）。学童期の子どもは主に「Ⅲ群　ストロング」が使用される。また顔面から頸部にかけてはタクロリムス水和物外用薬（プロトピック軟膏®）が使用される。

○ **タクロリムス水和物外用薬について**

タクロリムス水和物外用薬（プロトピック軟膏®）（図3）は、ステロイド外用薬と異なるメカニズム（免疫調整）で皮膚の炎症を抑える。ステロイド外用薬でいうⅢ～Ⅳ群の抗炎症効果がある。特に、顔面、頸部の湿疹に適している。ステロイド外用薬では注意を要するような副作用が少ない。また、塗布しても正常な皮膚からは吸収されにくい。使用当初は、一時的にヒリヒリした感じや灼熱感などの皮膚症状があるが、数日で軽快してくる。学童期になると我慢できるようになることが増える。

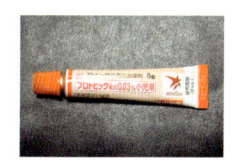

図3　タクロリムス水和物外用薬（プロトピック軟膏®）

軟膏療法を継続し炎症、痒みのコントロールができると、皮膚のバリア機能や水分保持能を維持するため保湿剤が主となってくる。

○ **軟膏の塗り方**

ポイントは次のとおりである（§2乳児期の表4［p59］も参照すること）。

①乾燥している皮膚は、軟膏の吸収がよくない。治療効果を高めるためにも、入浴やシャワー浴の後5分以内に塗布を開始する。保湿剤とは乾燥した肌を潤すのではなく、潤った肌を保つ効果があるので、速やかに塗布することが大切である。

②軟膏塗布量は塗布面積当たりで決まっており、適切な量の軟膏を塗布していなければ、治療効果は現れない。塗布量の目安は、チューブ式軟膏で人差し指の第一関節分の量（ワンフィンガーチップユニット＝約0.5g）で、大人の手の平2枚分の範囲となる。

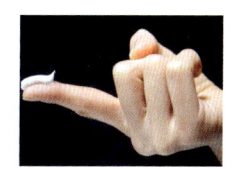

③軟膏は擦りこむのではなく、皮膚に乗せ、延ばすように塗る。

④部位によって異なる軟膏を使用する場合は、手を洗って軟膏を落としてから、次の軟膏を使用する。

ワンフィンガーチップユニット

○ **学童期の子どもに軟膏を塗布するときのかかわり方**

学童期の子どもになると、基本的生活習慣が身についているので、自分で塗布できるところは自分で行わせる。低学年ではまだ十分に軟膏塗布ができないので、軟膏塗布が足りないところ、できないところは家族が援助していく。

●内服薬

内服薬は、痒みの程度によって適時追加される。抗ヒスタミン薬は世代によって鎮静作用の強さが異なる。学童期の子どもは学校生活を憂慮し、可能な限り鎮静作用の弱いものを選択する（クラリチン®＜アレジオン®、アレロック®、アレグラ®＜ザジテン®、セルテクト®、ポララミン®、アタラックスP®など）。

＋QOLを低下させない日常生活上の注意と看護

▶掻破・瘙痒への対策

学童期の子どもの瘙痒動作は乳幼児期と同様に、首、肘窩、膝窩、肘、膝などの瘙痒感が強く、掻破しやすい。掻破防止策は§2乳児期を基本とし、家庭から離れている時間が長い学童は患部を包帯で覆ったり、学校ではタオルを持参し、タオルをぬらし患部を冷やしたりするとよい。

また、学童期の子どもになれば掻破が症状をさらに悪化させるということを説明し、行動パターン（瘙痒動作）に気づかせていくことも大切である。

▶衣服

衣服の選択については、§2乳児期（p59）を参照とする。洗濯用洗剤は通常のもので差し障りはないが、すすぎを十分に行い、石けん成分が残らないよう注意する。学校生活で汗をかいたり、衣服が汚れたりする授業・休み時間の後は、衣服の交換を行えるように着替えを持参するとよい。

▶寝具

寝具の取り扱いについては、§3幼児期（p85）を参照とする。

▶ぬいぐるみ

ぬいぐるみなどを部屋中に飾ることがあるが、ぬいぐるみはダニの住み家になってしまうため、可能な限り生活環境から排除する。置いておくものはビニールで覆い、洗えるものはこまめに洗う。

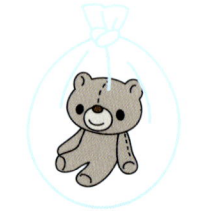

ぬいぐるみの取り扱い
ぬいぐるみはビニール等で覆う。

▶発熱時

発熱時のスキンケアの対応については、§2乳児期（p60）を参照とする。

▶日焼け

日焼けに対する対応については、§2乳児期（p60）を参照とする。

登下校前や野外での体育の授業がある時は、野外に出る前に日焼け止めを塗布し、日焼けを最小限にすることが大切である。

▶プールの授業

学童期特有の問題として、学校のプールの授業（塩素の問題）がある。すべてのアトピー性皮膚炎児が塩素によって、症状が悪化するわけではないが、皮膚症

状のコントロールが悪いケースにおいて、悪化要素として大きな問題になりやすい。しかし、アトピー性皮膚炎があるからプールの授業が受けられないということは通常ない。ある程度皮膚状態が悪くなければ、まずは一度授業を受け、その後しっかりとシャワーで塩素を洗い流し、その後軟膏を塗布し、皮膚状態の増悪傾向を評価する。

皮膚状態が増悪している時は、学校側に理解してもらえるように説明をし、プールの授業を休むことも検討することが必要となってくる。

▶座席・掃除当番

学校での教室の座席は、一番前の席だと舞い上がるチョークの粉がかかりやすいので、できれば避けるように、教員や友人に働きかける。

また、掃除については、同様にほこりが舞い上がるので、掃除当番は掃き掃除よりも拭き掃除のほうがよい。理解してもらえるように教員や友人に説明していく。

▶皮膚の乾燥

夏は汗をかくため、保湿される環境にあるが、秋から冬にかけて発汗が少なくなり、乾燥しやすい環境となる。乾燥が強くなると、瘙痒が出てくるため、秋から冬にはしっかりと保湿剤を塗布し、乾燥を避ける。

▶家族の協力

学童期になると自分のことができるようになるが、低学年はまだまだ十分ではない。スキンケアを毎日続けるのはとても大変なことであり、家族の協力が大切となってくる。母親への指導だけではなく、父親への指導も行い、家族で疾患と向き合い、改善していくよう働きかける。

▶ストレスや悩み

学童期に入るとさまざまなストレスや悩みを抱え、湿疹の悪化要素となりうる。学校生活での環境、対人関係のストレスなどの話を聞き、解消する機会をつくっていく。

（宮口由美）

文献
1) 五十嵐　隆総編集, 海老澤元宏専門編集：年代別アレルギー疾患への対応＜小児科臨床ピクシス5＞. 中山書店, p150, 2009
2) 河野陽一, 他監：厚生労働科学研究・アトピー性皮膚炎治療ガイドライン2008. 厚生労働科学研究, p2, 2008

参考文献
1) 五十嵐　隆総編集, 海老澤元宏専門編集：年代別アレルギー疾患への対応＜小児科臨床ピクシス5＞. 中山書店, 2009
2) 海老澤元宏監：子どものアレルギーのすべてがわかる本. 講談社, 2009
3) 河野陽一, 他監：厚生労働科学研究・アトピー性皮膚炎治療ガイドライン2008. 厚生労働科学研究, 2008
4) 山本一哉編：特集／こどものスキンケア. 小児看護, 29(10), 2006
5) 筒井真優美編著：小児看護学子どもと家族の示す行動への判断とケア. 日総研出版, 2007

気管支喘息

✚症状

　気管支喘息発作の程度は、小発作、中発作、大発作、呼吸不全の4段階に分類されている（Section 3「幼児期」気管支喘息の表1[p89]を参照）。呼吸状態と生活状態の障害の度合いによって判断するようになっている。

　以下、発作の程度ごとに症状を示す。

▶小発作
　喘鳴、咳き込みがあり、軽い陥没呼吸を認めることがある。日常生活は普段どおり送ることができる。

▶中発作
　喘鳴、咳き込みがあり、陥没呼吸、呼気の延長が認められ、明らかな呼吸困難がある。会話、睡眠、食事などの日常生活に支障が出る。興奮気味で多弁になることもあるが、言葉は途切れがちである。また、経口摂取が困難となるため、脱水の徴候にも注意する。

▶大発作
　著明な喘鳴と肩呼吸、鼻翼呼吸、陥没呼吸、呼気延長が強度にみられる。会話は途切れがちで、食事、睡眠が著明に障害される。さらに症状が進行すると冷や汗をかき、唇が蒼白で苦悶様顔貌を示す。ときに呻吟がみられる。不穏状態となり暴れるときには、発作がきわめて強度であることを示している。

▶呼吸不全
　陥没呼吸、呼気延長、チアノーゼが著明となり、尿便失禁、喘鳴の減弱・消失、意識消失を伴うことがある。

✚反応時の対応

▶急性発作時
　家で発作が起きた場合の家族への指導として、次の4点を伝える。
①子どもの様子をよく観察し、水を飲ませて、痰を出させる。
②座らせて、腹式呼吸を促す。発作を起こした子どもの呼吸は、息苦しいために浅く速くなりがちである。子どもの呼吸のリズムを整えるように、座った状態で腹式呼吸（ゆっくり大きく息を吸い、ゆっくり大きく最後まで息を吐く）を、家族が誘導できるようにする。日ごろから子どもと一緒に腹式呼吸法を練習しておくと、発作時に役に立つ。

③医師に処方された気管支拡張薬を投与し、楽な姿勢を保つ。発作が続くならば、布団やソファにもたれかかる姿勢、あるいは前かがみになるような姿勢で休ませる。このほうが仰向けになるよりも楽に呼吸ができる場合がある。

④新鮮な空気を吸わせる。歩ける程度の発作であれば、家の外で新鮮な空気を十分に吸わせることも効果がある。あるいは、部屋の窓を開け、戸外の新鮮な空気を取り込むようにする。このとき急激な温度変化がないよう気をつける。

昼間に咳や喘鳴を起こした場合は、夜間に悪化する可能性があるので、受診を勧める。大発作以上の場合は、速やかに受診する。気管支拡張薬の効果が認められなかった場合、吸入β_2刺激薬の効果がない、あっても30分以内に効果が消失し、再び呼吸困難に陥ったときは、ただちに医療機関を受診する。その他、短時間に悪化したときや今までとは違う様子がみられたときも同様に、ただちに医療機関を受診する。

次のような場合は、救急車を呼ぶ必要がある。
・意識がなくなる。唇や口の周りが紫色になる（チアノーゼ）。
・息苦しくて錯乱状態になる。
・さらに症状が悪化し、呼吸不全状態に陥った場合。

喘息死で一番多いのは、気管支拡張薬の吸入をくり返し行っているうちに時間が経って医療機関への受診が遅れ、病院にたどり着く前に窒息死する事例である。

● 小発作

子どもの好む体位、または安楽な体位（図1、2）をとり、衣服をゆるめ腹式呼吸を促す。また、子どもがリラックスし安心できるよう声かけを行う。発作時のβ_2刺激薬の吸入や内服が処方されている場合は、速やかに行う。小発作時は水分摂取が可能であるため、少量ずつ数回に分けて経口摂取を促し、口腔および気道内の乾燥を防ぎ、同時に排痰を促す。発作が消失すれば、体調変化に注意しながら通常の生活に戻す。

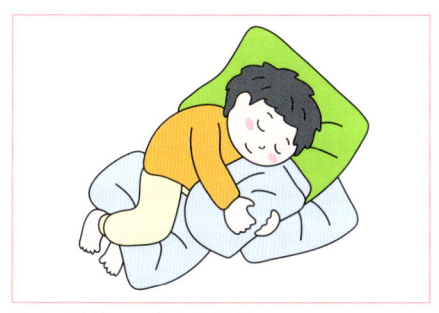

図1　臥位での安楽な体位

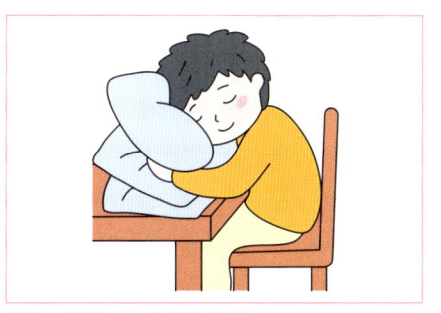

図2　座位での安楽な体位

● 中発作
　対応は小発作と同様であるが、安楽な呼吸を確保するため、一般的に起座位をとると一定の効果が期待できる。しかし、子どもは子どもなりに自分が楽に眠れる体位をわかっていることもある。安楽であると感じる体位は非常に個別的であることを理解し、子どもが一番楽であると感じる姿勢を一緒に探し、見出すことも大切である。また、子どもの前胸部や背部に看護師が手を添え、子どもの呼吸のリズムに合わせながら呼吸を補助し、呼吸困難の緩和を図る。
　治療としては、静脈内点滴注射、気管支拡張剤の吸入療法が行われる。さらに、Spo_2の低下がある場合には酸素吸入も同時に行われる。看護師は、バイタルサイン、呼吸状態を注意深く観察し、気管支喘息発作の悪化の徴候としての咳嗽・喘鳴の増加の有無を観察する。

● 大発作
　ときとして、生命の危機を伴う状態である。子どもが最も呼吸をしやすい安楽な体位をとることが重要である。また、子どもの希望に応じて、家族がそばにいることができるよう配慮する。同時に家族の不安も大きいため、治療や経過についての見通しなど、適時、医師から十分な説明が受けられるよう調整する。
　治療では、$β_2$刺激薬の吸入と同時に明らかなSpo_2の低下を認めるため酸素吸入が行われる。ステロイド薬の反復静脈注射、アミノフィリン入りの持続点滴、イソプロテレノール持続吸入療法などが考慮されるが、アミノフィリン入りの持続点滴は、難治性けいれんを誘発することがあり、使用に際しては十分な注意が必要である。イソプロテレノールは、$β_2$作用と同等の$β_1$作用を有するために、$β_2$選択的薬剤に比べて動悸、頻脈など循環器系の副作用が現れやすい。アスプール® 0.5％の2〜5mLまたは、プロタノール-L®10〜25mLを生理食塩液に希釈して、インスピロン®、ジャイアントネブライザーを用いて、$Spo_2$95％以上を維持できる酸素濃度に設定して、フェイスマスクあるいは酸素テント内に持続的に噴霧する。本療法中は血圧、心拍数、呼吸数、Spo_2、心電図などを必ずモニターし、細心の注意をもって管理する。頻脈、血圧低下、血清カリウム低下、心筋障害などに細心の注意を払う。発作強度の推移や意識状態、副作用など継時的に観察記録しておく。また、排痰誘導や体位変換などの働きかけを一定時間ごとに行い、悪化徴候の早期発見、無気肺などの合併症の予防に努める。

● 呼吸不全
　通常の大発作の治療にもかかわらず重症発作が改善しないときは、動脈血液ガス分析を行い、呼吸状態を評価する。同時に治療効果を妨げている合併症（皮下気腫、縦隔気腫、無気肺、肺炎、気胸など）の有無を確認する。そのうえで、気

管内挿管、補助呼吸、人工呼吸管理ができる体制を整えながら、ステロイド薬の増量、イソプロテレノールの増量およびアシドーシスの補正を試みる。それでも症状が改善しない場合は、気管内挿管、補助呼吸、人工呼吸管理が必要となる。子どもの状態が悪化し、重篤な状況にある場合、家族への細心の配慮を行い、子どもの状態の理解ができるよう支援する。

▶長期管理時（慢性期）

小児気管支喘息治療・管理ガイドライン2008[1]によると、小児気管支喘息における日常コントロール目標は表1のように示されている。この目標を子どもと家族

○cf.
思春期・青年期／反応時の対応／長期管理時（慢性期）

表1　小児気管支喘息治療における日常コントロール目標

- 発作治療薬であるβ$_2$刺激薬の使用が減少、または必要なくなる。
- 昼夜を通じて発作が起きない。
- スポーツを含め、普通の日常生活が送れる。
- 学校を休まず、行事などにも積極的に参加できる。
- ピークフロー測定値が日内でも長期的に安定し、数値が良好である。
- 肺機能がほぼ正常範囲である。
- 運動をしたり冷たい空気を吸っても発作がほとんど起きないなど、気道過敏性が改善される。

（日本小児アレルギー学会：小児気管支喘息治療・管理ガイドライン2008．協和企画，p94，2008[1]をもとに作成）

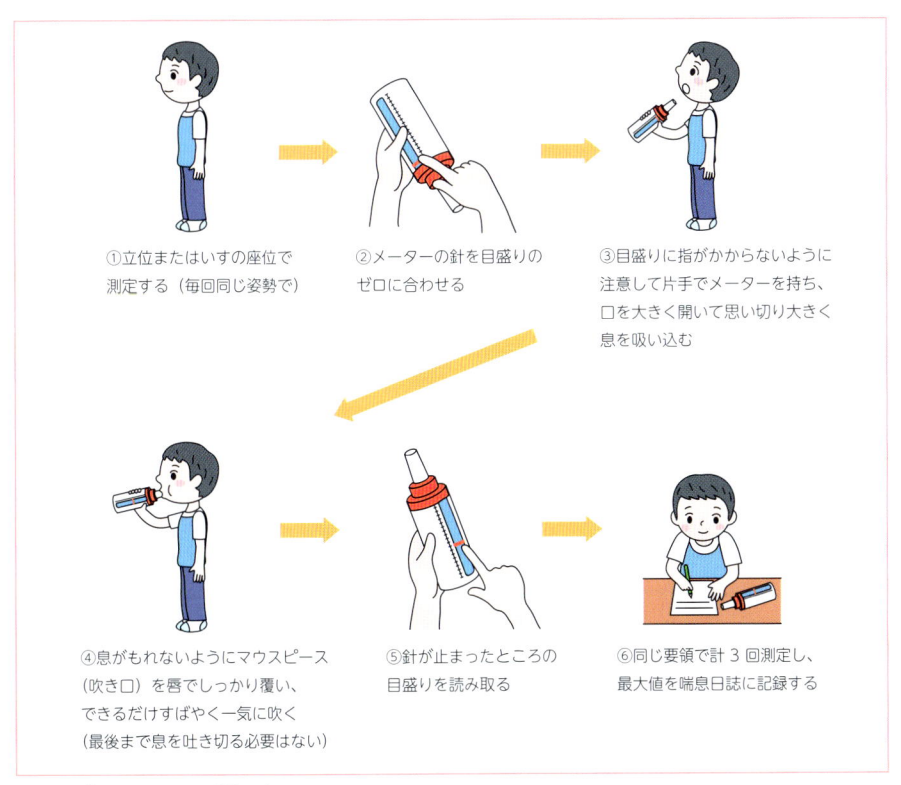

①立位またはいすの座位で測定する（毎回同じ姿勢で）
②メーターの針を目盛りのゼロに合わせる
③目盛りに指がかからないように注意して片手でメーターを持ち、口を大きく開いて思い切り大きく息を吸い込む
④息がもれないようにマウスピース（吹き口）を唇でしっかり覆い、できるだけすばやく一気に吹く（最後まで息を吐き切る必要はない）
⑤針が止まったところの目盛りを読み取る
⑥同じ要領で計3回測定し、最大値を喘息日誌に記録する

図3　ピークフローの測り方
（環境再生保全機構：喘息などの情報館[2]より）

とともに共有したうえで、治療・管理計画を立てていく。

　学童期になると、子どもが主体的に管理する方法として、喘息日誌やピークフローモニタリング（図3）[2]の活用が可能となる。学校教育課程における学習が進むにつれて、日常生活のなかで獲得している感覚的・印象的なまとまりとしての喘息発作の体験や、習慣として身につけた日常管理の方法を、子ども自身が科学的知識として得たものと結びつけることができるようになる。それに伴い、自覚的に判断や行動の規範として活用できるようになる。医療者が行う患者教育でもこの点を意識して子どもへの説明や知識の確認を行い、主体的な管理ができるための教育方法を工夫する必要がある。

✚QOLを低下させない日常生活上の注意と看護

　学童期には、身体的成長発達は比較的安定し、集団生活を基盤に、心理的には著しく発達する時期であるといわれる。積極的に心身の活動性を高めることは成長発達期の子どもにとって重要である。

　気管支喘息は、自律神経の働きや心理状態、心肺機能や運動とも深いかかわりがある。喘息発作を起こすことがあっても症状が落ち着いているときには体調に合わせた適切な運動を行い、基礎的な体力を養っておくことで発作を重症化させず、発作が起こりにくい身体をつくることができる。運動は、朝早く起きて散歩をしたり、深呼吸を取り入れた体操をしたり、水泳したりするなど、喘息発作が起こりにくく喘息の人に適しているといわれる運動を持続的に取り入れて実践するとよい。

　また、運動で汗をかいたり鼻から空気を吸い込む癖がついたり、深い呼吸ができるようになることで、心肺機能が高まったり、自律神経が刺激されるなど、よい変化が起きてくる。

　患児に合った運動をゆっくりと継続的に行うことができるよう、また少しずつ運動の幅を広げながら積極的に運動に取り組めるよう支援する。また、本人も呼吸困難などを一度経験すると、次の発作を心配し、活動への積極性が阻害されてしまうことがある。発作が起きたときに本人が対応できることや「どうすれば楽になるのか」を知っておくことで、安心して活動に参加することができる。

　また、生活の場の中心が学校であることから、気管支喘息の治療・管理を継続し、コントロールを良好に維持するためには、学校との連携が重要である。医師のほか、栄養士、薬剤師など病院内の他の職種と連携していくことが必要である。患児を継続的に看護するためには、病棟と外来の連携も必要である。子どもと家族が生活している地域社会の保健師や、子どもが通う学校にも積極的に理解と協力を求

める。

　さらに、家族の目を離れ、子どもの行動範囲が急速に広がることになる。そのため、家族や親しい大人の目が届かないところで、気管支喘息の発作を起こす可能性がでてくる。友人宅や学校行事などで予期せぬアレルゲンの曝露を受け、発作を起こすことがある。子どもが安心して学校生活を送れるようにするためには、小学校の担任教諭や養護教諭に、喘息であること、発作への対処法を伝えておくことはもちろん、子ども自身が発作時の対処法を身につけておく必要も出てくる。

　この時期のもう一つの特徴は、「運動誘発喘息」である。マラソンやサッカー、バスケットボールなど、長い時間走り続けるような運動によって喘息の発作が起こりやすくなる。体育授業等での運動選びとして、発作を誘発しにくい運動方法や運動誘発喘息への対処法を学校に伝えておく必要がある。

　幼児期から学童期への移行においては、まず、小学校入学という大きな環境の変化がある。保育園や幼稚園ですでに集団生活を体験している子どもも多いが、小学校入学を機にすべての子どもが家庭以外に生活の場をもち、人間関係を広げ始めることになる。気管支喘息をもつ子どもは、定期的な受診による早退、発作による欠席など、学校生活での制約を受けることも多い。また、学校内や校外活動において医療者、学校関係者、保護者の連携が必要となる。2008年度よりアレルギー疾患用の学校生活管理指導表[3]が新設された。気管支喘息児の病型・治療や学校生活上の留意点、緊急連絡先、医療機関・医師名を記載し、学校に提出することによって、気管支喘息児が、校内外での活動に安心して参加できるように、主治医によるきめ細かな指導表の作成が求められている。これに伴って学校職員も喘息児がより安全で快適な学校生活が過ごせるように、学校生活管理指導表の活用が期待されている。

（奥野由美子）

文献
1）日本小児アレルギー学会：小児気管支喘息治療・管理ガイドライン2008．協和企画，p94，2008
2）環境再生保全機構：喘息などの情報館．
　http://www.erca.go.jp/asthma2/asthma/child/peakflow.html
3）日本学校保健会：学校生活管理指導表（アレルギー疾患用）（文部科学省スポーツ・青少年局学校健康教育課監，日本学校保健会：学校のアレルギー疾患に対する取り組みガイドライン）．
　http://www.gakkohoken.jp/book/bo0002.html

食物アレルギー

✚ 症状

症状については、Section 2「乳児期」食物アレルギー（以下、§2乳児期）（p68）を参照とする。

▶ 即時型症状

§2乳児期（p68）を参照とする。

また、学童期になると口腔アレルギー症候群（oral allergy syndrome：OAS）という食物アレルギーの特殊型が多くなってくる。このアレルギーは、原因食物（果物類や野菜類に多い）を摂取後、急速に口腔内の症状を中心に発症する。これは原因抗原と花粉抗原が発症に関与しており、最初に花粉症を発症してから発症する例が多い。そのため、乳幼児よりも学童期以降の発症が多い。

症状としては、口唇や軟口蓋の刺激感や瘙痒感、閉塞感があり、「むずむずする」「イガイガする」「のどが詰まる感じがする」などの主観的症状が多様に現れる。症状の出現は5分以内のことが多く、時として口腔内症状に引き続き、その他の臓器症状、なかには全身症状にまで至ることもあり、注意が必要である。

また、同様に学童期になると食物依存性運動誘発アナフィラキシー（food-dependent exercise-induced anaphylaxis：FDEIA）が多くなる。このアレルギーは、特定の食事を摂取した後、運動することでアナフィラキシー症状を起こすものである。これは食事だけ、運動だけでは何も起こらず、二つが重なったときに症状が出現する。これは特に学童期に多くみられ、給食を食べた後、昼休みや5時間目の体育の授業などで多くみられる。原因食品として最も多いのは小麦、次いでエビなどの甲殻類、そば、魚介類、果物、野菜などさまざまである。

これらの食品を摂取し2時間以内に心拍数が上がるような激しい運動を行うと症状が出現する。特に食後1時間未満に運動開始した場合が症状の出現が多い。

症状としては、皮膚症状（蕁麻疹）から始まり、次々とアナフィラキシー症状が出現する。ショックになることもあるため注意が必要である。はっきりした原因はわかっていないが、原因となる食品を摂取して運動すると腸管の粘膜の透過が亢進し、アレルギーを起こしやすい未消化の状態で吸収される量が増えるためではないかと考えられている。

原因食物が特定できない場合には、入院して食物負荷と運動負荷試験を行い、確定診断をつけることが必要になる。原因食物さえわかれば、運動するときは原因食物を摂取しない、または原因食物を摂取したら2時間以内（できれば4時間以

⟲ cf.
思春期・青年期／症状／遅延型症状

Section4 学童期／食物アレルギー

内）に運動をしないことで防ぐことができる。

▶遅延型症状

遅延型として最も多い症状は皮膚症状（§2乳児期の表1［p68］参照）であるが（図1、2）、下痢が起こることもある。

学童期に入ると食生活の広がりとその摂取量の増大に伴い、乳幼児期とは違うさまざまな食物が原因となっていくと考えられている。

多くの食物は学童期前に耐性を獲得できるが、なかなか耐性を獲得できないものもある。学童期以降の発症例では生涯除去が必要になることが多い。

✚症状出現時の対応

▶即時型症状出現時の緊急対応

●緊急対応の基本

基本的な対応は、乳児期と同様である（§2乳児期［p69］参照）。

学童の場合は主に即時型の症状を呈し、アナフィラキシーショックを起こす場合が多い。また主観的症状も訴えることができるため、患児の訴えをよく聞き取ることも大切である。

アナフィラキシーショックを起こしている場合には、気道確保、血管確保を行い、迅速に対応する。会話ができない、咳嗽が止まらない、息苦しさを訴える、ぐったりしている場合は特に注意が必要である。食物によるアナフィラキシーの臨床的重症度については、§2乳児期の表2（p70）を参照とする。

また食物依存性運動誘発アナフィラキシーで初めて症状が出現したときは、本人も周囲も原因がわからず驚いてしまいがちだが、対応は普通のアレルギー症状が出現したときと同様の対応で問題ない。

●エピペン®について

最近では食物アレルギーで重度のアナフィラキシー既往のある患児に対し、エ

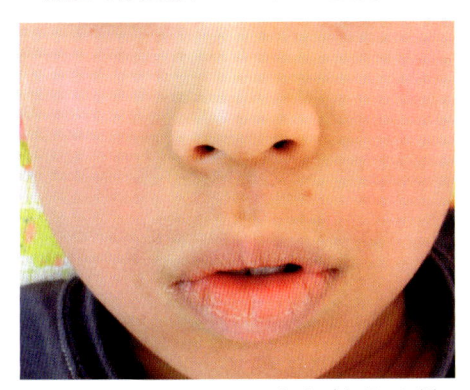

図1 食物負荷試験によって紅斑が出現した例

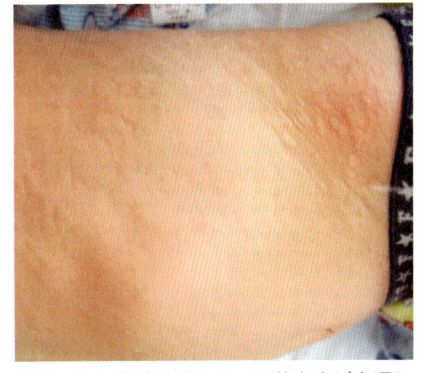

図2 食物負荷試験によって蕁麻疹が出現した例

ピペン®が処方されるようになっている。エピペン®については、Section 3「幼児期」食物アレルギー（以下、§3幼児期）（p95）を参照とする。

▶遅延型症状出現時の対応

基本的な対応は§3幼児期（p95）と同様である。

✚QOLを低下させない日常生活上の注意と看護

基本的な注意点は乳児期と同様である（§2乳児期［p71］参照）。

学童期になると食物アレルギーについてある程度理解ができ、意識するようになる。また、社会的な活動が広がり、保護者の元から離れ、社会で生活していくようになる。そのため、指導も保護者中心ではなく、患児中心の指導にしていく必要がある。特に高学年になるにつれ、集団生活のなかで誤って目の前に原因食物を出されても食べないようにするなど、児が自分で食物アレルギーの管理ができるようにしていかなければならない。また除去が長かった場合、これを食べては症状が出ると意識し始める年代でもあるため、精神面の配慮も必要になってくる。ただし、まだセルフケアが十分とはいえない年齢のため、保護者の協力は不可欠である。

> cf.
> 思春期・青年期／QOLを低下させない日常生活上の注意と看護

▶食物除去について

§2乳児期（p71）を参照とする。

OASがある場合はその食物を摂取しないことで症状の出現を防ぐことができるため、保護者だけでなく患児本人にも原因食物を摂取しないように注意を促す。

▶保護者への精神的サポート

§3幼児期（p97）を参照とする。

▶患児への精神的サポート

基本的な患児へのサポートは幼児期と同様（§3幼児期［p98］参照）である。ただし、幼児期では除去が解除になっても食べられない場合、わからないように患児の好む料理に入れて摂取を進めていく方法もあると前述したが、学童期ではまず児本人がしっかり理解したうえで摂取していくことが重要になってくる。

何も知らないままに摂取を続けた場合、児が騙されたと思い、保護者との関係が悪くなったり、嫌がる児に対して毎日摂取を勧めることで食べること自体が嫌になってしまうことがある。そのため、なぜ摂取しなければならないのか、その理由を説明し、児が納得して摂取していけるよう指導していく。

たとえば、食物アレルギーが治ったか治っていないかを判断するために、今食べて確認する必要があること、ある程度摂取して症状が出ないとわかれば、毎日のように食べる必要はないこと、外で友だちと遊んだときに食べ物を選ばず好き

なものが食べられるようになること、など、摂取することの必要性と児のモチベーションが高くなるような説明をすると効果的である。

どうしても摂取できない場合には、児にとって食べやすいものや、食べられそうな加工品でもかまわない。児が嫌がるものを無理に与えるのではなく、児が抵抗なく摂取できる食品を選び、少しずつ自信をつけていくことが大切である。

またエピペン®を所持する場合、体に針を刺すことは大変な恐怖であるため、定期的にビデオを見るなどエピペン®の必要性、重要性を理解し、使用方法をエピペン®トレーナーを使用して保護者だけでなく児本人にも訓練していき、恐怖感を少しでも軽減できるよう指導することが大切である。

▶学校での生活について

学童の場合、緊急時のことを考え、学校にエピペン®を持っていかざるをえない状況になる。エピペン®は非常に強い作用があるため、誤って症状がないときに使用してしまったり、他の子の手に触れてしまうことがないよう注意する。

緊急時の対応や、エピペン®は保健室で預かってもらうなどの管理について、学校側（特に担任と養護教諭）とよく相談しておくが必要ある。患児本人にも、前述したように、誤ってエピペン®を使用することがないようによく指導しておき、緊急時の対応に備えることが大切である。

また、学童になると食物依存性運動誘発アナフィラキシーが起こることがある。食物依存性運動誘発アナフィラキシーとわかっていれば、患児にも原因食物を摂取したときは運動を控えるよう指導したり、学校側へも正しい対応がしてもらえるよう連携をとることができる。

▶給食

学童期で一番の問題になるのは給食である。集団生活に入る前に食物除去試験や負荷試験などで本当に除去が必要なものを確認し、学校に病状を正確に伝え、給食で対応できるかどうかを相談する必要がある。最近はアレルギーの項目によって給食が提供できる学校が増えてきているが、まだ少ない。学校側に食物アレルギーに対する認識を正しくもってもらい、患児に適切な対応をしてもらえるよう理解を求めることも大切である。

もし給食での対応が無理な場合は、弁当の持参が必要になる。そのとき、なぜその子は弁当なのかということをクラスメートなど周囲にも説明し理解を求めることも大切である。

▶外食について

基本的な内容は§3幼児期（p100）と同様である。

また学童期は交友関係とのかかわりが多くなるため、患児本人にも、食品表示

○ cf.
思春期・青年期／QOLを低下させない日常生活上の注意と看護／家族への精神的サポート

の見方や食べても大丈夫な食品について指導しておく必要がある。

▶急速経口免疫療法

　学童期になると、食物負荷試験以外に急速経口免疫療法を行うことができるようになる。

　急速経口免疫療法とは、食物アレルギーの原因食物を、症状が現れない最大量を繰り返し食べ、定期的に少しずつ食べる量を増やしていくことでアレルギー反応を起こしにくくし、食物アレルギーの治癒をめざす治療法である。

　原因食物の約30％が完全解除、約60％が一部解除（加工品の摂取が可能、少量混入していてもアレルギー症状が現れない状態）、約10％は治療効果がないといわれている。

　国立病院機構相模原病院（以下、当院）では、6歳以上の鶏卵・牛乳・小麦・ピーナッツアレルギーの患児を対象とし、5日間または12日間の入院を1クールとして急速経口免疫療法を行っている。入院中、少しずつ摂取量を増やしていき、最終的に摂取してもアレルギー症状が出現しない最大量を決定する。退院後、医師の指示に従い、自宅で継続して摂取していく。

　経口免疫療法を行うにあたっては、患児本人の協力が得られることが重要となる。今まで摂取してはいけないと言われていた食物を摂取していかなければならない治療であるため、患児本人が経口免疫療法について納得し理解していないとスムーズに治療が進まないことがあるためである。たとえ入院中にある程度摂取できるようになっても、自宅に帰ってから摂取が滞ってしまうと、一度摂取できていたものに再度アレルギー症状を呈するようになってしまうのである。そのため、退院後も継続して続けていくために、入院中から患児のモチベーションを上げていけるようかかわっていく必要がある。たとえば、頑張ればアイスが食べられるかもしれないことや、卵焼きが食べられるかもしれないなど、今まで制限されてきたものが食べられるかもしれないということを伝えていくことも一つの方法である。

（徳永美由紀）

参考文献
1) 海老澤元宏, 他：厚生労働科学研究班による食物アレルギーの診療の手引き2008. http://www.allergy.go.jp/allergy/guideline/05/05.pdf
2) マイラン製薬株式会社：エピペン®注射液. http://www.epipen.jp/
3) 五十嵐　隆総編集, 海老澤元宏専門編集：年代別アレルギー疾患への対応＜小児科臨床ピクシス5＞. 中山書店, 2009
4) 海老澤元宏監：子どものアレルギーのすべてがわかる本＜健康ライブラリーイラスト版＞. 講談社, 2009
5) 海老澤元宏監, 林　典子, 他栄養監修：子供が喜ぶ食物アレルギーレシピ100. 成美堂出版, 2009
6) 斎藤博久, 海老澤元宏編：食物アレルギー＜小児アレルギーシリーズ＞. 診断と治療社, 2007
7) 柳田紀之：経口減感作療法（特集／食物アレルギー）. チャイルドヘルス, 12(12)：887, 2009

蕁麻疹

✚症状

　症状については、Section 2「乳児期」蕁麻疹（以下、§2乳児期）(p76) を参照とする。

　ただし、学童期になると、食物が原因で出現する蕁麻疹では、食物アレルギーの診断がついていることが多い。また、発汗に関連して出現する点状の膨疹のうち、コリン性蕁麻疹がこの時期に多くみられる。

✚反応時の対応

　症状出現時は、皮疹の性状、範囲を把握し、その他の症状が出現しているのか、アナフィラキシー症状を呈しているのかなど、正確に症状を把握しなければならない。

　皮疹が出現していても、患児の症状が落ち着いている場合は、経過観察とする。一方、アナフィラキシーショックを起こしている場合は、気道確保、血管確保など迅速な緊急の対応が必要になる。

　治療の基本は、原因の検索と除去である。また、すでに出現している症状に対しては、薬物療法（抗ヒスタミン薬や、塩酸フェチソフェジン［アレグラ®］・オロパタジン塩酸塩［アレロック®］など）が有効であるが、鎮静性の薬剤を使用している場合、眠気を伴うだけではなく、運動時の機能抑制が生じることがあるため、内服療法を行っている際には、症状が消失したからといって、自己判断で内服を中止するのではなく、医師と相談することが大切である。内服期間等は医師の治療方針によって異なる。

　その他の治療の基本は乳児期に準じるが（§2乳児期［p76］参照）、発汗による機械的刺激には、シャワー浴を行うことで症状が軽減できる。

　学童期には乳幼児期に比べ、疲労・ストレスが原因で起こる蕁麻疹の出現が多くみられるため、日ごろからの日常生活の管理が重要である。

✚QOLを低下させない日常生活上の注意と看護

　蕁麻疹は多岐にわたる原因因子により出現し、多くの場合長い時間を経ることなく消失するため、慌てずに経過観察できるよう指導する。また、治療を必要とする場合にその基本が原因検索と除去であり、場合によっては薬物を併用する。したがって、蕁麻疹はその原因因子に「触れさせない」「使用しない」ことが原則

になるが、学校生活が広がる学童期において日常生活上それを行うことは困難を伴う。また、発達途上にある子どもにそれを徹底することは、逆に子どもの発達を阻害する危険さえ考えられる。一番注意したいことは、蕁麻疹が出現しないよう安全な環境をつくろうと、原因を過剰に除去したり、神経質になりすぎることである。そのような保護者の不安に対して看護師は十分に話を聴き、精神的なサポートをすることが大切である。

また、学童期はセルフケア確立の時期である。蕁麻疹に対する予防策を子どもとともに考え、子ども自身が予防できるよう、看護師は自立への支援を行っていくことも大切である。

以下に、蕁麻疹の主な予防策を列挙する。

▶食物に関する留意点

食物アレルギーの場合、家庭内だけではなく、学校でも食事を摂取するため、除去食に対応できるのか、学校に確認するよう保護者へ指導する。子どもへは、何が蕁麻疹を引き起こす食物か、注意を払うように説明する。たとえば、学校外で友人と遊び、食事（おやつなど）をする場合、友人と同じ食物を選択し摂取し、その食物が原因で、蕁麻疹が出現してしまうなど、子どもが自覚をもって対応しないと危険である。子ども自身が必ず摂取する前に確認できるよう指導するとよい。また、起きてしまった蕁麻疹に対しては、速やかに医療機関を受診し、治療を受けるように指導する。

▶衣服に関する留意点

§2乳児期（p78）を参照とする。

▶玩具・学用品・日用雑貨に関する留意点

①玩具については、§2乳児期（p79）を参照とする。
②文房具（ペン・消しゴム類）などの学用品や日用雑貨にも注意が必要である。

▶野外活動・スポーツに関する留意点

①§2乳児期（p79）を参照とする。
②野外で遊んだり、スポーツを行った場合、発汗により蕁麻疹が出現する場合がある。このようなときには、速やかにシャワーを浴び身体の清潔を保つことで蕁麻疹を軽減できる。

▶内服治療を行っている場合の留意点

①内服の中断はしない。症状が落ち着いたからといって自己判断（保護者等の判断）で内服薬の中断をすると、再び症状が出現することがあるため、医師の指示どおりの内服方法と期間を守る。
②催眠作用のある薬物を使用している場合、眠気が生じ、運動時の機能抑制が出

---

cf.
思春期・青年期／QOLを低下させない日常生活上の注意と看護／野外活動・スポーツに関する留意点

cf.
思春期・青年期／QOLを低下させない日常生活上の注意と看護／内服治療を行っている場合の留意点

現する。学習の集中力低下を生じ、一時的な学力の低下が起こる。また、通学時や運動時の転倒や、事故に注意する。副作用が強い場合は、医師へ相談する。

▶瘙痒感を伴う場合の留意点

蕁麻疹の症状の一つに瘙痒感がある。子どもが瘙痒感を訴えたり、何気ない仕草のなかに患部を掻いている動作がある場合には、瘙痒感があると考え、冷罨法を行い、瘙痒感の緩和を図る。

▶ストレスに関する留意点

学校など社会関係が広がるにつれ、子ども同士の人間関係によるストレスや社会生活になじめないことによるストレスから、蕁麻疹が生じることがある。

日ごろから子どもの様子に留意し、相談に乗るなど、子どもたちが安心して社会生活が営めるよう配慮する。

（細谷美幸）

cf.
思春期・青年期／QOLを低下させない日常生活上の注意と看護／瘙痒感を伴う場合の留意点

cf.
思春期・青年期／QOLを低下させない日常生活上の注意と看護／ストレスに関する留意点

参考文献
1) 秀 道広, 他：プライマリケア版 蕁麻疹・血管性浮腫のガイドライン．日皮会誌，115：703-715，2005
2) 秀 道広, 他：プライマリケア版 蕁麻疹・血管性浮腫のガイドライン（平成17-18年度厚生労働省免疫アレルギー疾患予防・治療研究推進事業）．p2，2007
3) 秀 道広, 他：蕁麻疹ってどんな病気？（平成17-18年度厚生労働省アレルギー疾患予防推進事業）p3，2007
4) 池澤善郎, 他：第1特集／皮膚疾患の看護に必要なアレルギーの知識．臨牀看護，32(10)：1390-1483，2006
5) 亀好良一, 他：蕁麻疹・血管性浮腫（五十嵐 隆総編集, 海老澤元宏専門編集：年代別アレルギー疾患への対応＜小児科臨床ピクシス5＞）．中山書店，p154-157，2009

シックハウス（スクール）症候群

✚シックハウス（スクール）症候群とは

cf.
思春期・青年期／シックハウス（スクール）症候群とは

　現在、シックハウス（スクール）症候群と化学物質過敏症の診断には、症状を裏づける客観的な所見や検査が乏しいため、診断が大変難しく、医療者間においても診断基準が異なっていたり、シックハウス（スクール）症候群と化学物質過敏症を混同して用いている場合がある[1]。したがって、ここでは以下のように定義する。

　シックハウス（スクール）症候群は、主に、新築や増築・リフォーム後などの建物の中にいると、そこに使用した人工建材や接着剤・塗料などから放散されるごく微量の揮発性有機化合物（volatile organic compounds：VOC）により多彩な自覚症状を訴えることが多い。つまり、「室内空気から検出される化学物質により引き起こされる体調不良をさす疾患」であり[1]、それらの症状を誘発する場所から離れることで、症状は消失または軽減が得られるのが特徴である。そして、このような症状が学校で認められる場合をシックスクール症候群とよぶ。

　一方、化学物質過敏症は、大量の、もしくは長期的に化学物質に曝露された後、ごく低濃度でも同種の化学物質に曝露されたときに、さまざまな不快な症状を呈する疾患であり、室内外以外の原因（食物、薬剤など）による過敏症も含まれる[1]。主な自覚症状は、頭痛、吐き気、めまいなどである。

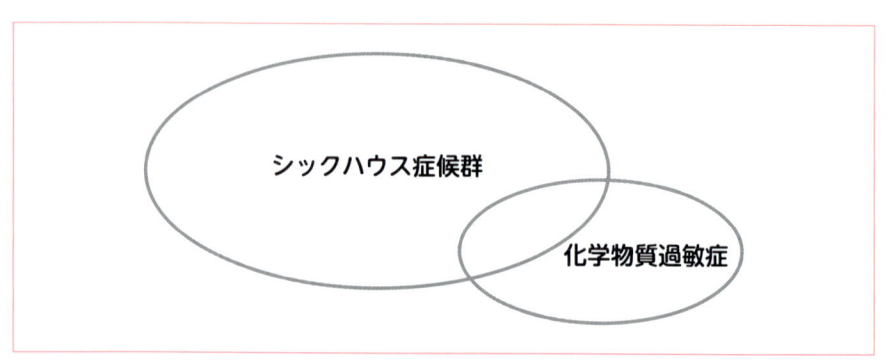

　シックハウス症候群と化学物質過敏症との関係を図1[2]に示す。

✚症状

cf.
思春期・青年期／症状

　シックハウス（スクール）症候群の臨床症状は、自覚症状として現れる。具体的な症状として多いのは、粘膜症状（眼がチカチカする、鼻がムズムズするなど）

図1　シックハウス症候群と化学物質過敏症との関係
（長谷川眞紀：シックハウス症候群・化学物質過敏症の診療. 医療, 63(1)：11, 2009[2] より）

Section4 学童期／シックハウス（スクール）症候群

である。また少なからず、皮膚症状、体調症状や心理症状を訴えることもあり、注意が必要である[3]。表1[4]に症状の一覧を示す。

学童期の子どもがシックハウス症状を訴える要因の一つに、基礎疾患に気管支喘息、アトピー性皮膚炎、アレルギー性鼻炎、アレルギー性結膜炎などのアレルギー疾患があることが多い（図2）[3]。アレルギー疾患があると、粘膜・皮膚の臓器過敏性のため微量な刺激物にも反応しやすい可能性が示唆されている[5]。

▶症状誘発物質

シックハウス症状を引き起こす物質は、ホルムアルデヒドやトルエンなどの揮発性有機化合物（VOC）、半揮発性有機化合物（semi-volatile organic compounds：SVOCs）を代表する化学物質が原因とされる。また、室内環境対策では、カビやダニを起因とする生物由来、ほこりなどの浮遊粒子もシックハウス症候群の症状に関連があるといわれている（表2）[6]。

●化学物質による要因
○揮発性有機化合物（VOC）

揮発性有機化合物は主に、住宅や建物に使用される建材や接着剤、塗料などに含まれているが、学童が使用する文房具では、絵の具や印刷物のインクにも含まれている。このなかでホルムアルデヒドは、気道粘膜を直接刺激する作用がある。またトルエンには、神経行動機能や生殖発生に影響が認められている。

⊃cf.
思春期・青年期／反応時の対応／原因物質の見極め

表1　学童が訴えるシックハウス（スクール）症状の一覧

部位	症状
鼻症状	鼻汁、鼻閉、ムズムズする、嗅覚過敏
気道症状	咳き込み、喀痰増多、呼吸困難、喘鳴
眼症状	チカチカする、眼精疲労、瘙痒感、結膜充血、乾燥
消化器症状	嘔気、腹痛、下痢、口内炎
筋肉関節症状	筋肉痛、関節痛、四肢のしびれ、振戦、脱力感
体調症状	頭痛、頭重感、易疲労感、めまい、たちくらみ
皮膚症状	皮膚の痛み、チクチク感、湿疹、蕁麻疹
咽頭症状	のどがヒリヒリする、口咽頭喉頭痛、瘙痒、口渇
心理症状	夜中に眼が覚める、イライラ、何事にも億劫
生殖症状	夜間頻尿、瘙痒感

（小田島安平：シックハウス症候群の疫学的検討（調査用紙を用いての検討）（厚生労働科学研究費補助金（健康科学総合研究事業）「シックハウス症候群に関する疫学研究」）．2002[4] をもとに著者が作成）

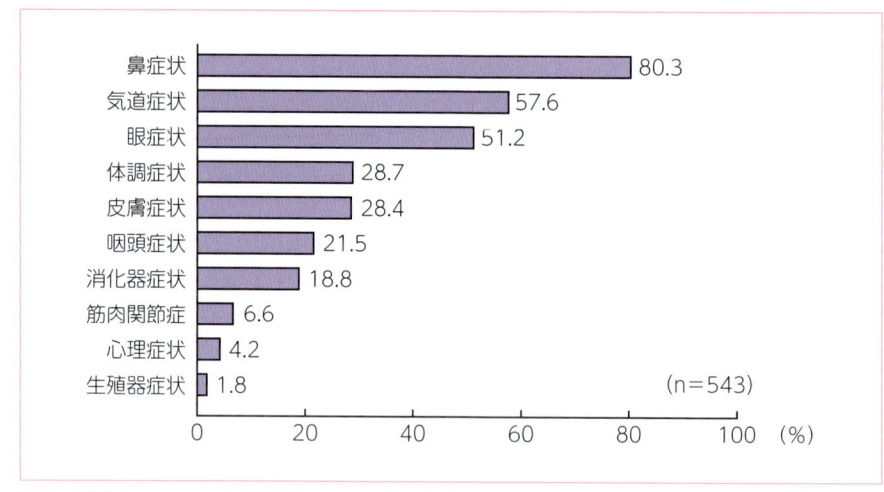

症状	%
鼻症状	80.3
気道症状	57.6
眼症状	51.2
体調症状	28.7
皮膚症状	28.4
咽頭症状	21.5
消化器症状	18.8
筋肉関節症	6.6
心理症状	4.2
生殖器症状	1.8

(n=543)

図2 喘息をもっている学童がシックハウス症状を訴えた場合の症状別比較
(飯倉洋治,他:小児気管支喘息と化学物質過敏症.アレルギー・免疫,10(1):53,2003[3] より)

表2 シックハウス(スクール)症状をもたらす化学物質による要因

要因物質	化学物質	含有物質、放散場所
揮発性有機化合物(VOC)	ホルムアルデヒド	建築材料、塗料、接着剤、家具、カーテン、化粧品清掃剤、ワックス、防菌剤、防カビ剤、防虫剤、防ダニ剤、開放型石油ストーブ、暖房厨房機器
	アセトアルデヒド	
	トルエン	
	パラジクロロベンゼン	
	キシレン、他	
半揮発性有機化合物(SVOCs)	フタル酸エステル類	パソコンなどの電化製品、事務機器、防虫剤、界面活性剤、抗酸化剤、塩化ビニール製品、化粧品、マニキュア、除光液、畳
	アジピン酸エステル類	
	リン酸トリエステル類	
	アルキルフェノール類	
	スチレン	
	多環芳香族炭水化水素	
	直鎖状アルカン	
	ポリ塩素化ビフェニル(PVC)	
	シリコン	

Section4 学童期／シックハウス（スクール）症候群

○半揮発性有機化合物（SVOCs）

　半揮発性有機化合物は、化粧品や防虫剤をはじめとする多くの日常生活用品に含まれている。特徴は、揮発性に富み、刺激臭をもつ物質が含まれているため、「臭い」との関連が強い[7]。なかでも可塑剤であるフタル酸エステル類は、アレルギー症状や呼吸機能との関連が示されている。またハウスダストからSVOCsが検出されるともいわれている[8]。

● 生物学的な要因

　シックハウス（スクール）症候群を発症する要因には化学物質が代表されるが、近年、建物や住宅の密性が高度になり、カビやダニの繁殖が多くなった。このカビやダニが化学物質を発生させており、生物学的な要因もシックハウス症候群に影響していることは、必ずしも否めない。

✚ 反応時の対応

　まだ特異な治療法は確立されていないため、対症療法に頼らざるをえない。シックハウス（スクール）症候群は環境による体調不良が起きる疾患であるため、環境の改善、原因物質の除去が主な対処法となる。そのなかでも最も有効な方法は、換気である。化学物質が原因の場合には、室内より外気のほうが化学物質の濃度が低いため、窓を開けて風を入れるだけで室内の化学物質濃度は低減する[9]。

　換気は、窓をただ開けるだけでは気流が停滞し、効果を発揮しない。部屋全体の空気を効率よく換気するには、対角線上に位置する両方の窓を開けることがポイントである（図3）[10]。一方、ほこりやハウスダストによる浮遊粒子やカビには、換気対策のほか、きめ細かな室内清掃が有効である。

　その他、場合によっては、体内に蓄積した化学物質を排出するために軽いスポーツを行ったり、免疫力を高めるためにビタミンやミネラルを補給することもある[11]。

○cf.
思春期・青年期／反応時の対応

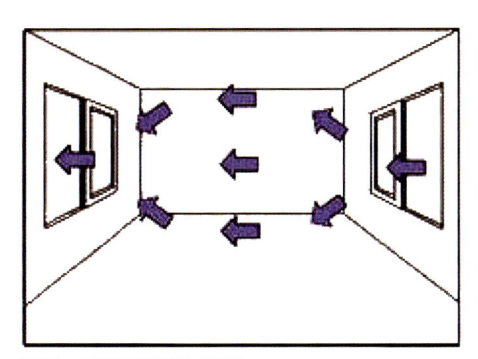

図3　効果的な換気方法
（小樽市保健所ホームページ[10]より）

✚QOLを低下させない日常生活上の注意と看護

　シックハウス（スクール）症候群は日常生活のなかにある物質からの影響が大きいため、生活の場に原因物質を持ち込まない、もしくは必要最低限に抑えるなどの注意が大切である。その他、自律神経系改善のため規則正しい生活を送り、睡眠を十分にとること、バランスよい食事をとることやストレスを避けることも、免疫力を高めるために必要であると、子ども・保護者に指導する。

　しかしながら、注意を要するあまり、過剰な行為に至ることもある。シックハウス症状がどのくらい日常生活に支障を及ぼしているのか十分検討し、必要以上に原因物質の除去や症状の出現を恐れ、日常生活に規制を加えるような過剰行為に至らないよう、保護者への指導に配慮することは重要である。

　以下に具体的な対応方法を列挙する。

▶自宅での注意事項

①日ごろから定期的に換気をする習慣をつけるとよい。野外の環境（粉塵や花粉など）が患者に影響がなければ、春や秋は窓を開放するとよい。冬期や換気が不十分な部屋では、1時間に5〜10分は窓を開け、換気を行うとよい。エアコンを使用する部屋では、その居心地のよさから換気が行われないことが多いため、注意する。

②開放型のガス・石油ストーブの使用は控える。

③窓のないクローゼットは、化学物質がクローゼット内に充満することがある。時おり扉を開け、化学物質が停滞しないよう留意する。

④玄関やトイレの芳香剤・消臭剤も症状を誘発する可能性があるため、植物由来のものに変えるなどの工夫をする。

⑤新築やリフォームなど人工建材から化学物質の発散量は著しい。自宅はもちろん友人宅などの訪問にも配慮が必要となる。

▶学校での注意事項

①就学前の子どもにシックスクール症候群が疑われる場合、入学前に症状が発現しないか体験できる機会があるとよい。たとえば体験入学や、私立校の場合には入試や学校説明会などがよい機会となることもある。しかしながら、入学したもののシックスクール症候群が改善しない場合には、転校という手段をとる場合や、症状によっては減感作療法を行う場合もある。

②学童は1日のうち大半は学校で過ごすため、新築・増築・建て替えを行った学校建物の場合、建材や塗料・接着剤によるシックスクール症状をできる限り最小限に抑える工夫（たとえば定期的に換気を促す、席を窓側にしてもらうなど）

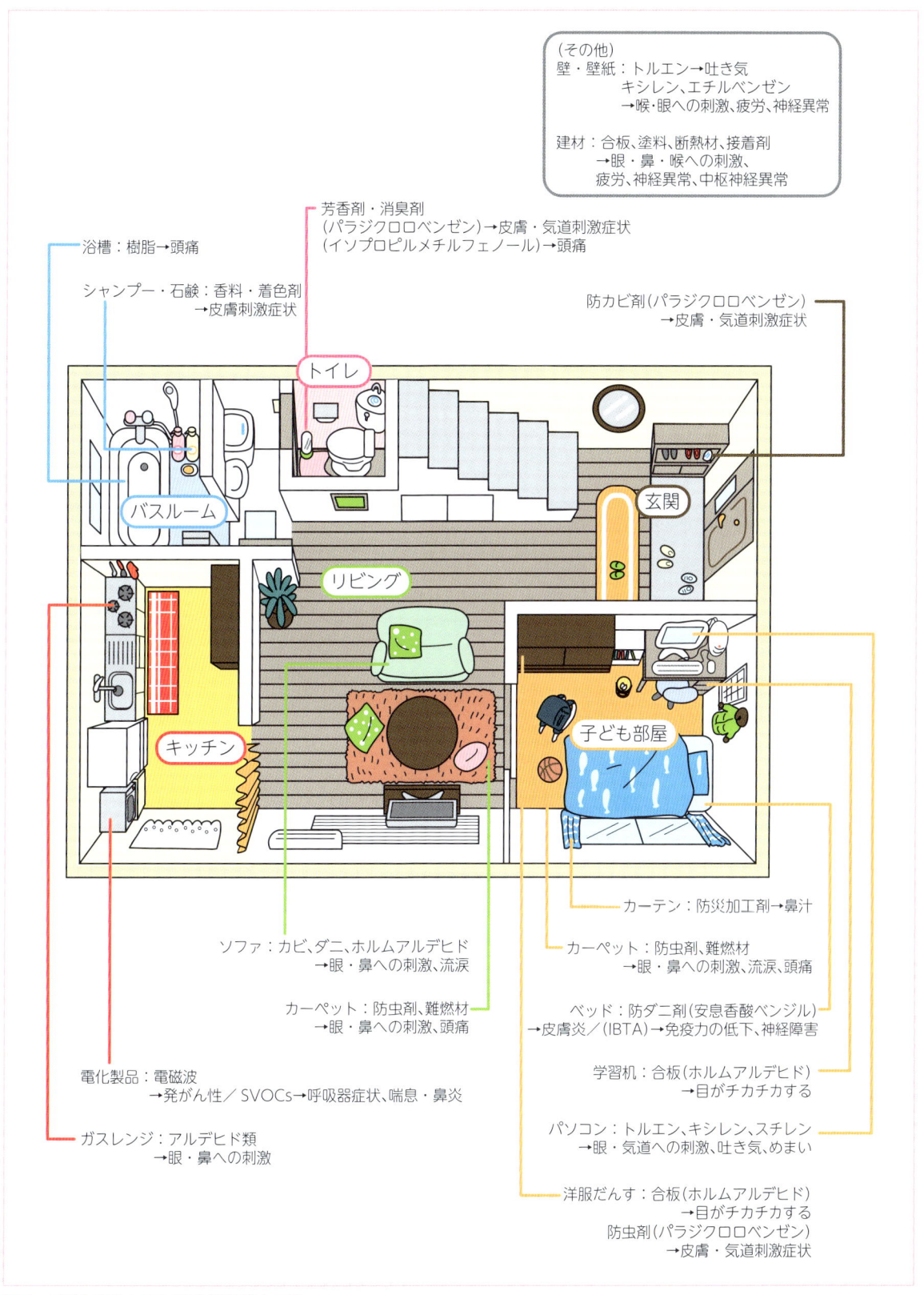

Section4 学童期／シックハウス（スクール）症候群

（その他）
壁・壁紙：トルエン→吐き気
　　　　　キシレン、エチルベンゼン
　　　　　　→喉・眼への刺激、疲労、神経異常

建材：合板、塗料、断熱材、接着剤
　　　→眼・鼻・喉への刺激、
　　　　疲労、神経異常、中枢神経異常

浴槽：樹脂→頭痛

芳香剤・消臭剤
（パラジクロロベンゼン）→皮膚・気道刺激症状
（イソプロピルメチルフェノール）→頭痛

シャンプー・石鹸：香料・着色剤
　　　　　　　　→皮膚刺激症状

防カビ剤（パラジクロロベンゼン）
　　　→皮膚・気道刺激症状

トイレ

バスルーム

玄関

リビング

キッチン

子ども部屋

ソファ：カビ、ダニ、ホルムアルデヒド
　　　→眼・鼻への刺激、流涙

カーテン：防災加工剤→鼻汁

カーペット：防虫剤、難燃材
　　　　　→眼・鼻への刺激、流涙、頭痛

カーペット：防虫剤、難燃材
　　　　　→眼・鼻への刺激、頭痛

ベッド：防ダニ剤（安息香酸ベンジル）
　　　→皮膚炎／(IBTA)→免疫力の低下、神経障害

学習机：合板（ホルムアルデヒド）
　　　→目がチカチカする

電化製品：電磁波
　　　→発がん性／SVOCs→呼吸器症状、喘息・鼻炎

パソコン：トルエン、キシレン、スチレン
　　　→眼・気道への刺激、吐き気、めまい

ガスレンジ：アルデヒド類
　　　　　→眼・鼻への刺激

洋服だんす：合板（ホルムアルデヒド）
　　　　　→目がチカチカする
　　　　　防虫剤（パラジクロロベンゼン）
　　　　　→皮膚・気道刺激症状

図4　室内で発生している化学物質と症状
注意：ここに示されているものはほんの一例にすぎず、原因物質、症状についても多様で個人差があるため、この限りではない。

131　Chapter 03

や理解を求めるためにも、教員や養護教諭と連携をとるよう保護者に勧める。
③学校や養護教諭と連携をとる一つの手段として、学校生活管理指導表などを活用するとよい。医師からのアドバイスを含め、注意事項や健康状態を詳細に記載し、子どもの健康管理に役立てられることを子どもと保護者に指導する。また、子どもには、学童という発達段階を踏まえ、自己管理への習慣づけの場にすることも必要であることも指導する。
④学校の特別教室（パソコン教室、音楽教室、理科室）では家具や備品が多く設置され、教材に化学物質が含まれている場合もあるため、注意が必要である。
⑤掃除やワックスがけなどの化学物質による要因から症状が出現する事例もある。生物由来のものに変えるなど、学校と連携をとることが重要である。

✚室内の主な化学物質

　室内において、どのような物・場所から化学物質が発生しているか、図4に表した。ただし、この図に示されているものはほんの一例にすぎず、原因物質、症状についても多様で個人差があるため、この限りではないことを記しておく。

（阿部さとみ）

文献
1) 長谷川眞紀：シックハウス症候群・化学物質過敏症の診療．医療，63(1)：12，2009
2) 前掲書1），63(1)：11
3) 飯倉洋治，他：小児気管支喘息と化学物質過敏症．アレルギー・免疫，10(1)：53，2003
4) 小田島安平：シックハウス症候群の疫学的検討（調査用紙を用いての検討）（厚生労働科学研究費補助金（健康科学総合研究事業）「シックハウス症候群に関する疫学研究」）．2002
5) 勝沼俊雄：化学物質過敏，シックスクール症候群（特集／こんなときどうする「学校保健」；すべきこと、してはいけないこと）．小児科診療，11(67)：1843，2007
6) 岸玲子：シックハウス症候群に関する研究の現状と本特集の意義．日本衛生学雑誌，64(3)：663-671，2009
7) 富川盛光，他：学童期におけるシックハウス症候群実態解明の試み．日本小児科学会誌，109(5)：638-643，2005
8) 金澤文子，他：半揮発性有機化合物による室内汚染と健康への影響．日本衛生学雑誌，64(3)：672-682，2009
9) 前掲書1），63(1)：11-12
10) 小樽市保健所：シックハウス症候群とは．
　　http://www.city.otaru.hokkaido.jp/hokenjo/
11) 化学物質過敏症支援センター，他編：シックスクール；子どもの健康と学習権が危ない！　現代人文社，2004

Column

＋住宅業界のシックハウス対策について

　シックハウスの大きな原因とされる住宅内の化学物質については、その研究が本格化した1995年ごろから、筆者の所属する積水化学工業株式会社はじめ大手住宅メーカーを中心に対策を開始してきた。一般に、省エネのために住宅の気密化が進んで換気不足となったことがシックハウスの要因の一つといわれているが、本来、気密化と計画的な換気は同時に設計すべきもので、1999年に告示された「住宅の省エネルギー基準」においても計画換気に関する規定が盛りこまれている。ただし、この基準は努力義務であったため、計画換気の導入は一部の住宅にとどまり、広く普及するまでには至らなかった。続いて2000年に施行された「住宅性能表示制度」にホルムアルデヒドの放散等級や24時間換気システムの表示が組み入れられ、このころから業界内での対策が徐々に広まっていった。

　すべての建築物の居室のシックハウス対策を義務化した「改正建築基準法」は、2003年7月に施行された。ホルムアルデヒド発散建築材料の使用制限、24時間換気システム設置の義務化がなされており、これ以降に着工されたすべての新築住宅のホルムアルデヒド濃度は、厚生労働省の指針値である0.08ppm以下にほぼ抑えられるようになってきている。また、最近の研究では、この基準法改正を機に、ホルムアルデヒド同様に従来の建材で多く含まれていたトルエンやキシレン（シンナー成分）の低減策も進んできたことが、実際の住宅の濃度測定研究で明らかになっている。

＋生活上の対策について

　住宅の建材から放散されるシックハウス対策は前述のとおり進んできているが、家具や衣類などの繊維製品にはまだまだ対策が行われていないものも残っており、購入するときや家に持ち込んだ後には注意が必要である。

　建材や家具からは、含まれたホルムアルデヒドがそのまま放散するだけでなく、近い成分をもつ別の物質が空気中の水分と反応してホルムアルデヒドが発生する（天然木材からも微量ながら発生するため、室内濃度をゼロにするのは困難）。高温高湿度で発生量が増加し、換気がきちんとなされて室内濃度が低ければ放散が促進され、最初のひと夏を過ぎれば放散量が低く抑えられる。逆に換気不足で室内が高濃度だと放散量が抑制され、何年間も高濃度の状態が継続してしまうことになる。新築住宅に入居したときや新しい家具を購入した際は、24時間換気システムの運転はもちろん、特に夏場の積極的な窓開け換気を心がけ、できるだけ早く放散させることが重要である。衣類やカーテンなどの繊維製品には防シワ加工の材料として含まれている場合があるが、ホルムアルデヒドは水に溶けやすいため、においが気になる場合は購入後に一度洗濯してから使用するのがよい。

（林　哲也）

Section5 思春期・青年期の症状とケア

アトピー性皮膚炎

＋症状

　この時期によくみられる皮膚症状は、発疹が上半身に強く出現する傾向がある。特に顔面、前頸部、上胸部、肘窩、上背部に好発する。顔面では眼囲、額に再発することが多い（図1）。

　顔面の著明な潮紅を認めることも多い。これをアトピー性赤ら顔という。髪の生え際も好発部位の一つである。眼囲を掻破すると、眉毛の外側部の脱毛（ヘルトゲ徴候）となる[1]。

　また、痒みはアトピー性皮膚炎の特徴的な症状の一つであり、きわめて強く現れる。

＋反応時の対応

　アトピー性皮膚炎の治療は、①原因の検索と除去、②スキンケア、③薬物療法である。

▶原因の検索と除去
●悪化因子の検索と除去

　12歳以降の患者のアトピー性皮膚炎の悪化には、さまざまな因子が影響している（表1）[2]。思春期・青年期の子どもの場合、発汗による皮膚の汚れや学校や職

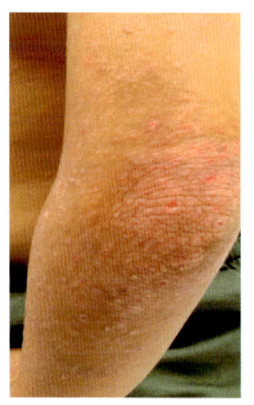

図1　左肘に発症した男児

表1　思春期・青年期における悪化因子

・汗　　・乾燥　　・掻破
・物理化学的刺激（石けん、洗剤、衣服のこすれなど）
・細菌・真菌
・ダニ、ほこり、ペットなど
・ストレス
・食物（卵・牛乳・小麦など）
　　　　　　　　　　　　　　　　　　　　　　ほか

(河野陽一，他監：アトピー性皮膚炎治療ガイドライン2008．厚生労働科学研究，p5，2008[3]より抜粋)

場などにおけるストレス、親子関係などが、症状のコントロールを阻害している場合も少なくない。

特に、学校や社会生活によるストレスが原因となっていることが多い。アトピー性皮膚炎を患っている思春期の子どもが、不登校を経験していることが多いという報告もある[3,4]。したがって、皮膚の状態を観察するだけでなく、子どもの日常生活にも目や耳を傾け、子どもの話をじっくり聞く姿勢が必要である。そうすることによりストレスにつながっている原因にたどり着き、その行動を分析することで、アトピー性皮膚炎の改善につながることがある。

● 痒みの誘発因子の検索と除去

痒みを誘発する因子には表2[5]のようなものがある。これらを認識し、予防することで、アトピー性皮膚炎の悪化を防ぐことができる。加えて、皮膚の乾燥も瘙痒感を誘発するきっかけにもなるため、保湿を保持することが重要である。

▶スキンケア

スキンケアの基本は、清潔と保湿である。

● 清潔

汗や汚れが付着した場合は速やかに落とし、清潔を保持する。入浴法は、石鹸はよく泡立て、こすらないようにし、洗いすぎないように注意する。皮膚への外

表2　瘙痒感を誘発する因子

温熱・発汗	96%
衣類（ウール）	91%
精神的ストレス	81%
食物	49%
感冒	36%

(山本昇壯，他監：アトピー性皮膚炎Q&A；コメディカルの患者指導のために．厚生労働科学研究，p14，2007[5]より抜粋)

的刺激を避けるため、手でやさしく洗うことを勧める。

● 保湿

清潔にした皮膚は乾燥しないうちに（5分以内に）保湿剤や外用薬を塗布し、ドライスキンを避ける。

● スキンケアの実際

スキンケアの基本的手技（準備、洗い方）については、Section 2「乳児期」アトピー性皮膚炎（以下、§2乳児期）の表2（p56）を参照とする。

▶ 薬物療法

アトピー性皮膚炎の薬物療法は、強力な抗炎症作用と免疫抑制作用を有するステロイド外用薬、もしくは、タクロリムス外用薬の使用が中心である。使用する薬剤は、個々の皮膚症状に応じて医師が診断を下すため、その指示に従う。

薬物療法の基本例は、§2乳児期の図4（p57）に示したとおりである。

● 外用薬

○ ステロイド外用薬

ステロイド外用薬はアトピー性皮膚炎の炎症抑制作用を目的として使用される。また、臨床効果の強い順に、I群：ストロンゲスト、II群：ベリーストロング、III群：ストロング、IV群：マイルド、V群：ウィークの5段階に分類される（§2乳児期の表3［p58］参照）[6]。薬剤も、軟膏、クリーム、ローション、ゲル、テープなどがあり、使用する部位や回数などによって使い分ける[7]。

また、皮膚症状の改善状態に合わせ、多くの場合1〜2週間ごとに効果の弱いものへ移行していき、保湿剤へつないでいく。その判断や使用方法については医師の指示に従うことが必要である。

ステロイドの使用については、家族が副作用を心配するケースが多い。場合によっては間違った使い方をしたり、医師の指示に従わず勝手に中止してしまい、悪化に至るケースもあるため、正しい使用方法を家族や本人に指導することが重要である。

○ タクロリムス外用薬

タクロリムスは、アトピー性皮膚炎の炎症が起きるときに中心的な役割を担うTリンパ球の機能を抑制する。この軟膏は、ステロイド外用薬など、既存療法の効果が不十分なときや、副作用により既存療法が使用できないときなどに使用される。タクロリムス軟膏は特に顔面・頸部の皮疹に対して有効性が高く、体幹・四肢の皮疹についてはIII群のステロイド外用薬と同程度の効果が期待できるといわれている[8]。

◉内服療法

　外用薬と併用し止痒効果を期待するために抗ヒスタミン薬や抗アレルギー薬を服用する。これらの服用でアレルギーをコントロールすることはできず、あくまでも補助療法として服用する[9]。しかし、内服薬の種類によっては、副作用として眠気を自覚していなくても集中力、判断力、作業効率の低下など中枢神経機能の抑制症状を及ぼす薬もあるため、学業や運動への影響を考慮する。副作用の低い薬品を選択することや内服時間を考慮するなどの配慮は必要である。（夜間使用することは掻破を防ぎ、十分な睡眠時間を確保でき成長障害の抑制につながる利点もある）[10]。

✚QOLを低下させない日常生活上の注意と看護

▶生活習慣について

◉清潔

　アトピー性皮膚炎の悪化の要因が、皮膚の汚染や汗であることはすでに述べた。この時期の子どもは、クラブ活動や社会活動など外部で活動する機会が増える。これにより皮膚への負担も同様に増加することから、こまめに清拭やシャワーを行うなど皮膚の清潔を心がける。

　夏の汗対策についても同様に行い、爪は切り、手指の清潔にも留意する。

◉衣服[11]

　衣服の素材は、その繊維の特徴により、二次的に皮膚障害を起こし、症状を悪化させることがある。吸湿性や皮膚刺激などを考慮し、素材の特徴を知り、低刺激のものを選択する。

　洗濯やクリーニングの際には、柔軟剤・蛍光増白剤・糊剤などの加工剤などの物理的・化学的刺激による皮膚障害に留意する。加工剤の原料を確認し、場合によっては使用を避けることが必要である。

◉睡眠

　睡眠不足は起床時間のずれを生み、規則正しい生活を乱すきっかけになったり、学校生活への障害ともなりかねない[3]。特にこの年代は、受験勉強などにより十分な睡眠時間をとらないことも多い。したがって、睡眠は十分にとり、ストレスとならないように工夫する。

◉おしゃれ・化粧

　この時期の子どもは、おしゃれ・化粧に興味を示す。特に化粧品の使用の際には皮膚症状が悪化しないように留意する。髪型については顔にかかると皮膚への刺激となるため、十分留意する。とはいえ、おしゃれや化粧は自己表現の一つで

あり、気分転換になる。すべて我慢するのではなく、自分が行える範囲を知り（アレルギー源を見極める、どのような化粧品なら使用できるのかを知るなど）、皮膚症状が悪化しないよう留意することも大切である。一方、カバーリングなど自分が行えるおしゃれを楽しむことも、気持ちを積極的にできる方法であることも、併せて説明する。

▶子どもとのかかわり方について

●子ども自身の悩みを解放できるよう向き合う

アトピー性皮膚炎は身体表面に出現する病気である。幼少期からこの疾患を患っている子どもは、少なからず人目の悪さを感じている場合があり、病気のことについて気心の知れた仲間にだけ話しているケースが多い。そのような場合、入院時に患者同士で情報交換を行い、それが互いに理解し合える仲間づくりに役立ち、病気を隠す努力から開放されるきっかけになることもある。したがって、看護師自身も患者を理解する社会的なつながりになれるよう、子どもと向き合い、悩みを解放できる姿勢を維持することは重要である[12]。

○アトピー性皮膚炎の子どもが望むサポート[13]

アトピー性皮膚炎の子どもたちにとって有益なサポート源は、主に「家族」「友人」「医師」である。痒いときや体調がすぐれないときに家族や友達が話を聞いて紛らわせてくれたり、友人や家族が親身になって相談に乗ってくれることに有益性を実感している。また、適切な対処法の指導や病気に関する知識、気持ちの理解、日常生活においては食事への配慮も重要である。これらを踏まえ、アトピー性皮膚炎の子どもたちのサポートを行うとよい。

しかし一方で、執拗な配慮は無用であることや、この年代では女子に比べ男子においては、サポートを好まない場合もあるため、子どもの様子をよく観察し、必要なサポートを見極めたうえで（サポートを）行うことが大切である。

●セルフケア確立を支援する

思春期はセルフケア行動が確立する時期である。日常生活習慣のイニシアチブも親から子ども本人へ移行する。したがって、清潔活動や衣服の選択など本人自身が行う機会が増えるため、アトピー性皮膚炎に対する対応も親だけでなく本人へ指導することが重要となる[3]。具体的には、スキンケアの必要性の判断や外用薬の選択を子ども自身に行わせ評価する[14]など、子どもが自分の疾患の状態を知り、コントロールできるよう支援する。そして、セルフケア行動を子ども自身が行い、快適な生活を行っていけるようじっくり支援する姿勢が大切である。

（阿部さとみ）

文献

1) 古江増隆：アトピー性皮膚炎；思春期・成人期（五十嵐　隆総編集，海老澤元宏専門編集：年代別アレルギー疾患への対応＜小児科臨床ピクシス5＞）．中山書店，2009
2) 河野陽一，他監：アトピー性皮膚炎治療ガイドライン2008．厚生労働科学研究，p5，2008
3) 大矢幸弘：アレルギー児の心のケア（6）；思春期のアトピー性皮膚炎．Q&Aでわかるアレルギー疾患，5(2)，2009
4) 亀崎佐織，他：難治性思春期アトピー性皮膚炎の問題点．日本小児難治性喘息アレルギー疾患学会誌，3(3)，2005
5) 山本昇壯，他監：アトピー性皮膚炎Q&A；コメディカルの患者指導のために．厚生労働科学研究，p14，2007
6) 前掲書5），p18
7) 前掲書5），p18-19
8) 前掲書5），p20
9) 山本昇壯：コメディカルのためのアトピー性皮膚炎対処ガイドブック．厚生労働科学研究，p21，2007
10) 朝比奈昭彦：4章　学童期　アトピー性皮膚炎（五十嵐　隆総編集，海老澤元宏専門編集：年代別アレルギー疾患への対応＜小児科臨床ピクシス5＞）．中山書店，p151，2009
11) 鶴田明美，他：アトピーで悩むナースのスキンケア6；衣服（ユニホームを中心に）．看護教育，45(6)，2004
12) 藤原由子，他：アトピー性皮膚炎とQOL（特集／看護に活かすQOLの視点）．臨牀看護，33(12)：1837，2007
13) 神庭直子，他：成人アトピー性皮膚炎患者に望むソーシャルサポート；サポート源別の構造の検討とサポートの有益性の評価に影響を及ぼす要因について．健康心理学研究，22(1)：1-12，2009
14) 齊藤千晶，他：学童・思春期のアトピー性皮膚炎をもつ子どものセルフケア行動に対する意味づけと養育者の関わり．家族看護学研究，11(2)：53，2005

気管支喘息

➕症状

　小児気管支喘息の約70〜80%が、思春期までに薬を使わなくてもまったく発作の出ない状態（寛解）になるといわれている。思春期・青年期は、気管支喘息の治療管理が親から離れて自立する時期である。生活面でも勉強や部活動な活動範囲や交友関係も広がり、自律的な体調管理が困難となり体調を崩しやすくなる。精神的にも不安定になりやすいこの時期に、受診率、服薬率が低下し、発作のコントロールが悪くなる傾向がある。また、長期間発作が出ない状態が続いていても、生活環境の変化や気道感染、女性では妊娠、出産をきっかけとして発作が起こることもある。

　気管支喘息発作の程度は、小発作、中発作、大発作、呼吸不全の4段階に分類されており（Section 3「幼児期」気管支喘息の表1［p89］を参照）、主に呼吸状態と生活状態の障害の度合いによって判断できる。自覚症状を的確に言葉で伝えることもできるが、状況によって複雑な反応をするため、客観的な指標とともに子どもの生活状況を捉えて判断する必要がある。

　以下、発作の程度ごとに症状を示す。

▶小発作

　喘鳴、咳き込みがあり、軽い陥没呼吸を認めることがある。日常生活は普段どおり送ることができるため、自分のやりたいことや友人との関係を優先し、必要な対処をせずに発作を悪化させる場合もある。

▶中発作

　喘鳴、咳き込みがあり、陥没呼吸、呼気の延長を認める明らかな呼吸困難症状がある。会話、睡眠、食事などの日常生活に支障が出る。症状が進行すると興奮し多弁になることもあるが、呼吸困難があるため言葉は途切れがちである。一方、思いどおりの活動ができずいら立ち、無口になっている場合もある。

▶大発作

　著明な喘鳴と肩呼吸、鼻翼呼吸、陥没呼吸、呼気延長が強度にみられる。会話は途切れがちで、食事、睡眠が著明に障害される。さらに症状が進行すると冷や汗をかき、唇が蒼白で苦悶様顔貌を示す。ときに呻吟がみられる。不穏状態となり暴れるときには、意識状態の悪化のサインであり、発作がきわめて強度であることを示している。

▶呼吸不全

陥没呼吸、呼気延長、チアノーゼが著明となり、尿便失禁、喘鳴の減弱・消失、意識消失を伴うことがある。

✚反応時の対応

▶急性発作時

気管支喘息発作時は、呼吸困難の症状を伴い、生命の危機に直結する場合がある。初回発作時はもちろんであるが、発作を繰り返している場合でも、子どもと家族の不安や恐怖感が増大していることを念頭に置いたケアを心がける。

子どもが安心できるように発達段階に応じた声かけを行うと同時に、実施する処置に対する説明を行い、子どもの不安の軽減に努めることが重要である。

また、入院治療の適応について、表1[1]に示す。

◉小発作

子どもの好む体位、または安楽な体位をとり、衣服をゆるめ腹式呼吸を促す。また、子どもがリラックスし安心できるよう声かけを行う。発作時のβ2刺激薬の吸入や内服が処方されている場合は、速やかに行う。

小発作時では水分摂取が可能であるため、少量ずつ数回に分けて経口摂取を促し、口腔および気道内の乾燥を防ぐと同時に、排痰を促す。発作が治まれば、体調変化に注意しながら通常の生活に戻るよう促す。

◉中発作

対応は、小発作に準じる。

中発作では、安楽な呼吸の確保のため起座位をとる場合が多い。発作時の換気効率の低下とともに、子ども自身の不安も高まる。精神的な不安は全身の筋緊張

表1　入院治療の適応

1. 大発作の場合
2. 中発作であっても、2時間程度の外来治療で改善しない場合
3. 中発作状態が前日から持続し、睡眠障害を伴った場合
4. 中発作であっても重篤な発作の既往歴がある場合
5. 吸入手技が未熟な場合、乳幼児では感染の合併も多く、急速に悪化する可能性があるので、より早期の介入が必要である
6. 肺炎、無気肺、縦隔気腫、皮下気腫、気胸などの合併がある場合
7. 長期管理のステップアップにもかかわらず、症状が改善しない場合

(日本小児アレルギー学会：小児気管支喘息治療・管理ガイドライン2008．協和企画, p84-85, 2008[1]より)

を高め、呼吸困難感をさらに増幅させることにつながり、多くのエネルギーを消耗させる。大切なのは子どもが最も楽だと感じる姿勢を選ぶことである。

　治療としては、静脈内点滴注射と吸入療法を行う。現在、注射薬の第一選択は、ステロイド薬である。気管支拡張効果があるアミノフィリン製剤を点滴静脈注射で使用する場合は、テオフィリン血中濃度を8～15μg/mL以下に維持する。また、嘔気、嘔吐、動悸、頻脈、振戦、興奮、頭痛、易刺激性、不眠、痙攣などの副作用（テオフィリン中毒）の発現に注意し観察する。発現した場合には、速やかに医師に報告し、輸液の変更の指示を受ける。同時に医師の指示によりテオフィリン血中濃度の測定をしたうえで、継続して症状の観察を行う。$β_2$刺激薬の吸入療法では、SpO_2の低下を認めた場合には酸素吸入も同時に行う。看護師は、バイタルサインの変動、特に呼吸状態を注意深く観察し、喘息発作の悪化の徴候としての咳嗽・喘鳴の増加の有無を観察する。

　また、治療が効果的に行われるようプレパレーションを行い、子どもと家族が安心して治療に臨めるよう支援する。

　中発作になると家族の不安も増大している。子どもにとって最も安心できる存在は家族である。看護師は、家族の不安を受け止め、安心して子どものそばにいることができるよう支援する。

● 大発作

　大発作は、ときとして、生命の危険を伴う状態である。まずは、子どもが最も呼吸をしやすい安楽な体位をとることが重要である。また、子どもの希望に応じて、家族がそばにいることができるよう配慮する。同時に家族の不安も大きいため、治療や経過についての見通しなど、適時、医師から十分な説明が受けられるよう調整する。

　治療では、$β_2$刺激薬の吸入と同時に明らかなSpO_2の低下を認めるため、酸素吸入が行われる。ステロイド薬の反復静脈注射、アミノフィリン入りの持続点滴、イソプロテレノール持続吸入療法などが考慮されるが、アミノフィリン入りの持続点滴は、難治性けいれんを誘発することがあり、使用に際しては十分な注意が必要である。イソプロテレノールは、$β_2$作用と同等の$β_1$作用を有するために、$β_2$選択的薬剤に比べて動悸、頻脈など循環器系の副作用が現れやすい。アスプール®0.5％の2～5mLまたは、プロタノール-L®10～25mLを生理食塩液に希釈して、インスピロン®、ジャイアントネブライザーを用いて、$SpO_2$95％以上を維持できる酸素濃度に設定して、フェイスマスクあるいは酸素テント内に持続的に噴霧する。本療法中は血圧、心拍数、呼吸数、SpO_2、心電図などを必ずモニターし、細心の注意をもって管理する。頻脈、血圧低下、血清カリウム低下、心筋障

表2　人工呼吸管理適応基準

① 呼吸状態が改善しないにもかかわらず、呼吸音の低下、喘鳴の減弱が認められる
② 意識状態が悪化し傾眠状態〜昏睡になる
③ 十分な酸素を吸入させてもSpO_2が60mmHg未満
④ SpO_2が65mmHg以上または1時間に5mmHg以上、上昇する

(日本小児アレルギー学会：小児気管支喘息治療・管理ガイドライン2008. 協和企画, p84, 2008[2] より)

害などに細心の注意を払う。発作強度の推移や意識状態、副作用など継時的に観察記録しておく。また、排痰誘導や体位変換などの働きかけを一定時間ごとに行い、悪化徴候の早期発見、無気肺などの合併症の予防に努める。

◉呼吸不全

通常の大発作の治療にもかかわらず重症発作が改善しないときは、動脈血液ガス分析を行い、呼吸状態を評価する。治療効果を妨げている合併症（皮下気腫、縦隔気腫、無気肺、肺炎、気胸など）の有無を確認する。そのうえで、気管内挿管、補助呼吸、人工呼吸管理ができる体制を整えながら、ステロイド薬の増量、イソプロテレノールの増量およびアシドーシスの補正を試みる。それでも症状が改善しない場合は、気管内挿管、補助呼吸、人工呼吸管理が必要となる。

人工呼吸管理の適応については絶対的な基準は存在しないが、表2[2]の基準を参考とする。

▶長期管理時（慢性期）

急性の気管支喘息発作が治まっても気管支の炎症は持続している。発作のない期間をなるべく長期に維持することが治療の要諦である。そのためには、確実な内服・吸入などの薬物療法、環境整備、運動療法などの日常生活における管理を継続的に行うことが重要である。

発作時だけでなく定期的な受診によってコントロール状態を把握し、それに応じた治療・管理が計画される（Section 4「学童期」気管支喘息の表1［p115］を参照）。受診時は、喘息日誌やピークフローモニタリングを活用し自覚症状だけでなく客観的指標や学校生活や家庭での生活全般も合わせてみておく必要がある。子どもと家族に明確な治療目標を提示し、目標達成に向けて子どもと家族・医療者がパートナーシップとして関係を築き、良好なコントロール状態を維持するための共同管理を行う。そのためには、子ども自身のアドヒアランスを高め自己管理が可能となるよう患者教育を行う。

✚QOLを低下させない日常生活上の注意と看護

　思春期から青年期は、著しい身体的・心理的変化を契機とし、自己と自己を取り巻く対人関係や社会環境に大きな変化が起こる時期である。また、肉体的・精神的に成人へと大きく変化する過渡期である。まず、発達的特徴をふまえた看護を行うことが求められる。第二次性徴が現れ、男子は筋肉や骨の発達が著しくなり、女子は皮下脂肪の蓄積が盛んになる。男らしさ、女らしさがはっきりしてくる。これに伴い異性への関心や性的欲求も高まってくる。この急激な変化は、それまで緩やかに変遷してきた「子ども」としての比較的安定していた自己像を大きく揺るがすことにもなる。「自分は自分という一個の存在である」という斉一性(sameness)の感覚や「自分は過去から現在、未来に向かって歩みを進めている」という連続性(continuity)の感覚が大きく揺らぐ。それまで形成された自己像（自己表象）を取捨選択してそれらを一個のまとまりに統合しようとし、新しい斉一性・連続性の感覚を得ようとする。これらの感覚は、自己のなかで直接感じられるだけではなく、他者が（社会）が認めてくれるという知覚に基づき得られたものでなければならない。つまり、自分で選び取った自己のあり方が社会のなかで具体的に位置づけられる必要がある。社会の側にも青年にモラトリアムを与え、大人としての責任・義務の執行を猶予する。自分の担うべき役割をこれでいいと確信できるまで試行錯誤を繰り返すことができる。絶対的な権威であった親へ反発したり、批判的になったりし第二次反抗期を迎える。親への依存から脱却して、心理的に独立する（心理的離乳）、子どもから大人への移行期である。

　また、エリクソン（Erikson EH）のいう「自分が自分として生き生きとした社会的存在としていき続ける」との自己意識、いわゆる「アイデンティティ（自我同一性）」の確立が重要な発達課題とされている。それに向けて試行錯誤する時期でもある。これまでの成長過程でつくり上げた自己観を再検討し、新しい自己観をつくり上げる。人生のなかできわめて重要な時期である。また、人生初期での解決されなかった心理的課題が一層激しい形で再燃しやすいともいわれている。第二次性徴の始まりから完成までという内分泌学的側面と、小児期から成人期への移行に伴う社会・経済・心理的な成長が社会に適応していく時期であるという側面がある。大きな発展がある反面、未熟さを残した脆弱な時期でもある。

　気管支喘息の経過としては、寛解が期待できる反面、アドヒアランスの低下、リモデリングの進行、喘息死という問題が増加する時期でもある。軽快・寛解する一方で、難治化〜死亡例がみられ、治療・管理上注意を要する。また、心因の関与の強いケースでは、臨床心理士、小児専門看護師などの専門職者をチームに

置いて治療・管理にあたることが望ましい。

思春期・青年期の気管支喘息への対応として、以下を行う。
・患者・家族との信頼関係の構築とパートナーシップの確立。
・治療目標の再確認、実行可能なアクションプランの作成・実施・評価。
・禁煙の勧め。
・入学・進学・就職・結婚・妊娠・出産などライフイベントに応じた治療管理のアドバイス。
・患者の生活の場に応じた連携。
・アドヒアランスを阻害している因子を見極め、アドヒアランスの向上を図ること。
・喘息のコントロール状況の評価、および病状に合わせた治療・管理。
・継続可能なセルフモニタリング方法の検討。

2008年度よりアレルギー疾患用の学校生活管理指導表[3]が新設された。気管支喘息児の病型・治療や学校生活上の留意点、緊急連絡先、医療機関・医師名を記載し、学校に提出するようになった。気管支喘息児が、体育・部活動、運動会やマラソン大会、林間学校や修学旅行など校内外での活動に安心して参加できるように、主治医によるきめ細かな指導表の作成が求められる。学校職員も気管支喘息児がより安全で快適な学校生活が過ごせるように、学校生活管理指導表の活用が期待されている。

進学、就職など、人生の転機を迎える子どもたちに自立的な病気の治療・管理の方向づけができるような支援を行う必要がある。

(奥野由美子)

文献
1) 日本小児アレルギー学会：小児気管支喘息治療・管理ガイドライン2008．協和企画，p84-85，2008
2) 前掲書1），p84
3) 日本学校保健会：学校生活管理指導表（アレルギー疾患用）（文部科学省スポーツ・青少年局学校健康教育課監，日本学校保健会：学校のアレルギー疾患に対する取り組みガイドライン）．
http://www.gakkohoken.jp/book/bo0002.html

食物アレルギー

➕症状

症状については、Section 2「乳児期」食物アレルギー（以下、§2乳児期）(p68)を参照とする。

▶即時型症状

§2乳児期（p68）を参照とする。

▶遅延型症状

遅延型として最も多い症状は皮膚症状（§2乳児期の表1 [p68] 参照）であるが、下痢が起こることもある。

摂取後数時間から膨隆疹や発赤が出現したり、1日以上経過してから湿疹の悪化として確認できることもある。幼児期以降に発症した例では、蕁麻疹やアナフィラキシーなどの即時型症状が出現することが多い。

また、10歳代になると、特殊型といわれる食物依存性運動誘発アナフィラキシーショックや口腔アレルギー症候群が増えてくる（図1）。食物依存性運動誘発アナフィラキシーショック、口腔アレルギー症候群については、Section 4「学童期」食物アレルギー（以下、§4学童期）(p118) を参照とする。

➕症状出現時の対応

▶即時型症状出現時の緊急対応

●緊急対応の基本

基本的な対応は、乳児期と同様である（§2乳児期 [p69] 参照）。

病院外で即時型症状が起きた場合は、処方されている内服薬を服用したり、必要時エピペン®の自己注射をする。また、アナフィラキシーショックを起こした場

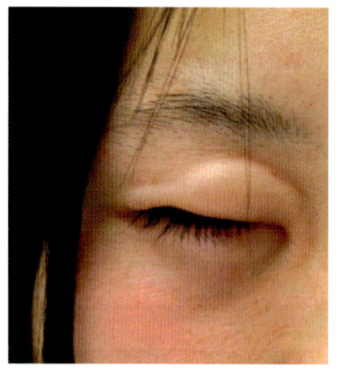

図1　食物依存性運動誘発アナフィラキシーショックにより眼瞼浮腫が出現した例

Section5 思春期・青年期／食物アレルギー

合には気道確保をし、迅速に対応する。

◉エピペン®について

　エピペン®については、Section 3「幼児期」食物アレルギー（以下、§3幼児期）(p95) を参照とする。

▶遅延型症状出現時の対応

　即時型症状が主となるが、遅延型症状としては蕁麻疹や湿疹などが多い。瘙痒感に対しては冷罨法や抗アレルギー薬などを服用する。

✚QOLを低下させない日常生活上の注意と看護

　基本的な日常生活上の注意は学童期と同様である（§4学童期［p120］参照）。
　思春期・青年期は家族の元から離れ、より一人で社会生活をしていくようになる。症状が出現した際は自分で対応できるようにしておく必要があり、自分で自分の取り巻く環境を整備していくことが重要となる。
　また海外では、致死的なアナフィラキシーは思春期・青年期に最も多いといわれている。このことからも、特に重症のアナフィラキシーショック既往者に対しては、保護者のみならず、患者本人へのエピペン®の処方、使用方法などの指導を徹底して行う必要がある。

▶食物除去について

　思春期や青年期で新たに発症した食物アレルギーは特に耐性獲得が困難であるといわれている。そのため、患者本人にも一生除去を続けていかなければならないであろうことを説明し、理解を得る必要がある。また、乳幼児期に発症した場合でも耐性獲得が低い食物（甲殻類、小麦、果物、魚、ピーナッツ、ソバなど）に関しては青年期にまで移行するものも多いため、同様の説明が必要である。
　また、一人で社会生活を営んでいかなければならない場合は、除去を自分で行う必要がある。そのようなときは、食品表示の見方やアレルギー用の加工食品などについて情報提供し、セルフケアできるように指導していく必要がある。

▶家族への精神的サポート

　基本的な家族へのサポートは、家族が食事管理をしている場合は、幼児期と同様（§3幼児期［p97］参照）で、後述する誤った知識やショックの既往に不安を抱える家族へのサポートが必要となる。しかし、思春期はセルフケアが求められていく年代であるため、保護者からも患者へ気をつけるべき点や、緊急時の対応についてよく話し合い、緊急時に迅速に対応できるよう指導しておく。
　また、最近では食物アレルギーの治療として急速経口免疫療法（§4学童期［p122］参照）も行われているため、主治医と相談し治療を行っていくこともできる。

▶患者への精神的サポート

基本的な患者へのサポートは幼児期と同様（§3幼児期［p98］参照）だが、思春期はより交友関係が広がることにより、友人と同じ食物を摂取できないことで劣等感が生まれたり、疎外感を感じたりすることがある。そのことにより、無理をして誤食をしてしまうこともありえなくはない。そうならないように、患者本人への指導以外に、児を取り巻く環境（学校、職場、交友関係）にも食物アレルギーを理解してもらうよう働きかけが必要になる。家族が管理している場合には家族からのアプローチも大切になるが、患者が自分自身で周囲に理解を求めていくことも必要になってくる。

また、アナフィラキシーショックを起こすことを想定し、ショック症状が出現した際の対処方法も指導しておき、患者自身が周囲の人に、自分がショックに陥った場合の対処方法を説明できるようにしていく。

▶外食について

思春期は生活基盤が家庭よりも社会に広がっていく時期である。交友関係が盛んになり、前述の「患者への精神的サポート」でも述べたように、外食に出た際には周囲の人に自分が食物アレルギーであることを伝え、理解してもらえるようにしておくべきである。

また、食品表示が義務化しているなかで、店頭販売や外食は表示義務の対象外になるため、外食の際は細心の注意を払う必要がある。外食をする際には店舗に確認し混入がないか確認必要がある。注意をしていても、製造過程で混入があったり、店舗側のミスで誤食する可能性もあるため、常に緊急のことを考え、一緒に外食する人にも症状が出現した際の対応方法を説明し理解を得る必要がある。

（徳永美由紀）

参考文献
1) 海老澤元宏，他：厚生労働科学研究班による食物アレルギーの診療の手引き2008. http://www.allergy.go.jp/allergy/guideline/05/05.pdf
2) マイラン製薬株式会社：エピペン® 注射液．http://www.epipen.jp/
3) 五十嵐　隆総編集，海老澤元宏専門編集：年代別アレルギー疾患への対応＜小児科臨床ピクシス5＞．中山書店，2009
4) 海老澤元宏監：子どものアレルギーのすべてがわかる本＜健康ライブラリーイラスト版＞．講談社，2009
5) 海老澤元宏監，林　典子，他栄養監修：子供が喜ぶ食物アレルギーレシピ100. 成美堂出版，2009
6) 斎藤博久監，海老澤元宏編：食物アレルギー＜小児アレルギーシリーズ＞．診断と治療社，2007
7) 柳田紀之：経口減感作療法（特集／食物アレルギー）．チャイルドヘルス，12(12)：887，2009

蕁麻疹

➕症状

症状については、Section 2「乳児期」蕁麻疹（以下、§2乳児期）(p76) を参照とする。

➕反応時の対応

症状出現時は、皮疹の性状、範囲を把握し、その他の症状が出現しているのか、アナフィラキシー症状を呈しているのかなど、正確に症状を把握しなければならない。

皮疹が出現していても、患児の症状が落ち着いている場合は、経過観察とする。一方、アナフィラキシーショックを起こしている場合は、気道確保、血管確保など迅速な緊急の対応が必要になる。

治療の基本は、原因の検索と除去である。また、すでに出現している症状に対しては、薬物療法（抗ヒスタミン薬や、オロパタジン塩酸塩［アレロック®］・塩酸アゼラスチン［アゼプチン®］など）が有効であるが、鎮静性の薬剤を使用している場合、眠気を伴うだけではなく、運動時の機能抑制が生じることがあるため、内服療法を行っている際には、症状が消失したからといって、自己判断で内服を中止するのではなく、医師と相談することが大切である。内服期間等は医師の治療方針によって異なる。

その他の治療の基本は乳児期に準じるが（§2乳児期［p76］参照）、発汗による機械的刺激には、シャワー浴を行うことで症状が軽減できる。

➕QOLを低下させない日常生活上の注意と看護

思春期・青年期の子どもたちは、生活の大半を学校や友人たちと過ごすようになる。そのため、家庭外での食事やファーストフード、スナック類などの間食をする機会が増えたり、塾通いや部活動などで夜型の生活パターンとなり、夜食の摂取や朝食の欠食が習慣となったりすることがある。したがって、できる限り規則正しい日常生活を心がけるよう、子どもたちに指導することが大切である。

また、容姿や外見を気にするようになるのもこの時期である。おしゃれを楽しむことは大切であるが、蕁麻疹が出現しないよう原因物質を排除しながらおしゃれを楽しめるよう看護師は子どもをサポートし、日常生活上のQOLが低下しないよう支援することが大切である。

以下に、蕁麻疹の予防策を列挙する。

▶食物に関する留意点

　食物アレルギーの場合、家庭内だけではなく、学校でも食事を摂取するため、除去食に対応できるのか、学校に確認するよう保護者へ指導する。子どもへは、何が蕁麻疹を引き起こす食物か、注意を払うように説明する。たとえば、学校外で友人と遊び、食事（おやつなど）をする場合、友人と同じ食物を選択し摂取し、その食物が原因で、蕁麻疹が出現してしまうなど、子どもが自覚をもって対応しないと危険である。子ども自身が必ず摂取する前に確認できるよう指導するとよい。また、起きてしまった蕁麻疹に対しては、速やかに医療機関を受診し、治療を受けるように指導する。

▶衣服に関する留意点

①§2乳児期（p78）を参照とする。
②思春期の子どもは、自尊心が芽生えており、おしゃれを楽しむ際に化粧やアクセサリー等を身につけることも、しばしば見受けられる。このため、原因因子が金属やゴム製品（ラテックス類）であると、接触しているところから蕁麻疹が出現するため、金属やラテックスが使用されていないアクセサリーを、また、化粧品については自分の肌に合ったものを選ぶように、子ども自身が注意を払い、症状の出現を未然に防ぐことができるように指導する。

▶野外活動・スポーツに関する留意点

①§2乳児期（p79）を参照とする。
②Section 4「学童期」蕁麻疹（以下、§4学童期）（p124）を参照とする。

▶内服治療を行っている場合の留意点

　§4学童期（p124）を参照とする。

▶瘙痒感を伴う場合の留意点

　§4学童期（p125）を参照とする。

▶ストレスに関する留意点

①§4学童期（p125）を参照とする。
②思春期の子どもの場合、受験、友人・親子関係、容姿・外見などがストレスとなり、蕁麻疹が生じることがある。できる限り規則正しい生活を送るよう心がけることを指導するとともに、子どものもつ悩みに耳を傾け、サポートすることも、子どものストレス軽減につながる。

（細谷美幸）

参考文献

1) 秀　道広, 他：プライマリケア版 蕁麻疹・血管性浮腫のガイドライン. 日皮会誌, 115：703-715, 2005
2) 秀　道広, 他：プライマリケア版 蕁麻疹・血管性浮腫のガイドライン（平成17-18年度厚生労働省免疫アレルギー疾患予防・治療研究推進事業）. p2, 2007
3) 秀　道広, 他：蕁麻疹ってどんな病気？（平成17-18年度厚生労働省免疫アレルギー疾患予防推進事業）p3, 2007
4) 池澤善郎, 他：第1特集／皮膚疾患の看護に必要なアレルギーの知識. 臨牀看護, 32(10)：1390-1483, 2006
5) 亀好良一, 他：蕁麻疹・血管性浮腫（五十嵐　隆総編集, 海老澤元宏専門編集：年代別アレルギー疾患への対応＜小児科臨床ピクシス5＞）. 中山書店, p154-157, 2009

シックハウス（スクール）症候群

✚シックハウス（スクール）症候群とは

　シックハウス（スクール）症候群と化学物質過敏症の定義については、Section 4「学童期」シックハウス（スクール）症候群（以下、§4学童期）（p126）を参照とする。

　シックハウス（スクール）症候群は、発達段階における大きな違いはみられないため、ここではシックスクールを中心に話を進める。

✚症状

　思春期・青年期におけるシックハウス（スクール）症候群の症状については、学童期と同様である（§4学童期[p126]参照）。特に思春期の児に特徴的な症状は、頭痛・めまいや意識消失、嘔気・腹痛など神経系の症状を訴えることである[1]。

✚反応時の対応

　治療はまだ特異な方法は確立されていないため、対症療法となる（§4学童期[p129]参照）。具体的には、①原因物質の見極め、②原因物質からの隔離、③身体状況の改善と体内からの有害化学物質の排出、④免疫力を強化するには、アスコルビン酸、ビタミンB群、グルタチオン、マグネシウム、亜鉛、タウリンなどの薬物投与を行う[2]。

▶原因物質の見極め

　原因となる誘発物質についても、学童期と同様である（§4学童期[p127]参照）。具体的には、油性マジックやチョークなどの文房具の他、最近ではパソコンなど、児が教材として使用するものから曝露する例も多い[3,4]。その他、私たちの身の回りにある芳香剤、化粧品、殺虫剤、洗剤をはじめ、数多くの日用品などがある（§4学童期の表2[p128]参照）。

　また、学校においてはプール、体育館、理科室、音楽室、美術室、技術室、保健室、トイレなどの場所で、化学物質の曝露被害を受けやすい。

▶原因物質からの隔離

　シックハウス（スクール）症状に対する反応があった場合には、その原因物質からの隔離もしくは排除することが有効である。しかし、化学物質は日常生活のあらゆる場所に存在しているため、現実的には難しい面が多い。そのなかでも室内の空気質を改善する換気が最も有効である。できる限り部屋中の窓を開け、有

害物質を室外へ排気させる。また、患児を最も室内の空気質のよい場所へ避難させることも効果がある。

▶身体状況の改善と有害物質の排出

身体状況の改善と体内からの有害物質の排出方法は、入浴やサウナ、軽運動（水泳はプールの水にトリハロメタンが含まれているため注意[5]）で汗をかくことにより、新陳代謝を活発にし、体内に残存している化学物質を排泄できる。そして、日常生活改善のため、ストレスを減らすこと、生活のリズムを整えること、また良質な睡眠と食生活の改善は、免疫系、自律神経系への改善につながり有効である。

▶免疫力の強化

私たちが日常摂取しているビタミンやミネラルは、体内有害物質を解毒し、体外へ排出する働きがある。この疾患に罹患した患児の栄養状態には、有害物質の解毒のため、ビタミン・ミネラル不足の状態にあるともいわれている[6]。したがって、ビタミン・ミネラルの補給を行い、免疫力を高めることは、治療に大きな効果がある。

✚QOLを低下させない日常生活上の注意と看護

思春期の児は、学童と同様に1日の多くを学校で過ごす。したがって、家庭だけではなく学校でも留意しなければならず、学校との連携が重要になる。

看護師は、患児本人が自己管理できるよう指導するほか、保護者にも学校と連携をとり、シックスクール対策を行ってもらえるよう協力を要請することは重要である。

▶学校での注意事項

①換気を定期的に行う。特に、換気設備がない、またはエアコンが作動しても十分な換気が得られていない場合には、教師の窓開け習慣の徹底が重要である。
②学校では席を窓側に配置させてもらう。
③症状緩和のため、活性炭入りのマスクをつけるという工夫も有効である。
④教師のたばこや、女性教師・女生徒の化粧品や制汗剤、香水、整髪料、スプレーに反応する場合があるため、できるだけ学校や友人へ理解を求め、協力を得ることも重要である。
⑤学校内で決められた対応方法を明記した対応表を各場所（特に体育館や特別教室）に貼ってもらえるよう依頼する。
⑥毎日の健康管理については、養護教諭と連携し、学校生活管理表などに症状に対する注意事項のほか、医師からのアドバイスや投薬などを記載し、子どもの健康管理が維持できるよう連絡をとることも大切である。

⑦シックスクール症状が出現している間、患児は登校できず十分な学習の機会が得られない場合がある[7]。学校側と相談し、訪問教育や学習の機会が得られるよう調整することも重要である。また、教職員の知識不足により症状への理解がなされない場合には、医療職者との意見交換や、理解徹底への働きかけも必要である。

▶ **自宅での留意事項**

①日ごろから定期的に換気をする習慣をつけるとよい。冬期や、換気が不十分な部屋では、1時間に5〜10分は窓を開け換気を行うとよい。また空気清浄機の使用も効果がある。エアコンを使用する部屋では、その居心地のよさから、換気が行われないことが多いため、注意する。

②衣服に付着した化学物質やクリーニングを行った衣料は、陰干しをしてから着用する。

③受験勉強などによる睡眠不足には十分注意し、良質な睡眠に心がけ、できるだけ日常生活リズムを整えるようにする。

④化粧品、制汗剤、整髪料、スプレー、シャンプー剤には十分留意し、できるだけ植物由来のものを使用する。

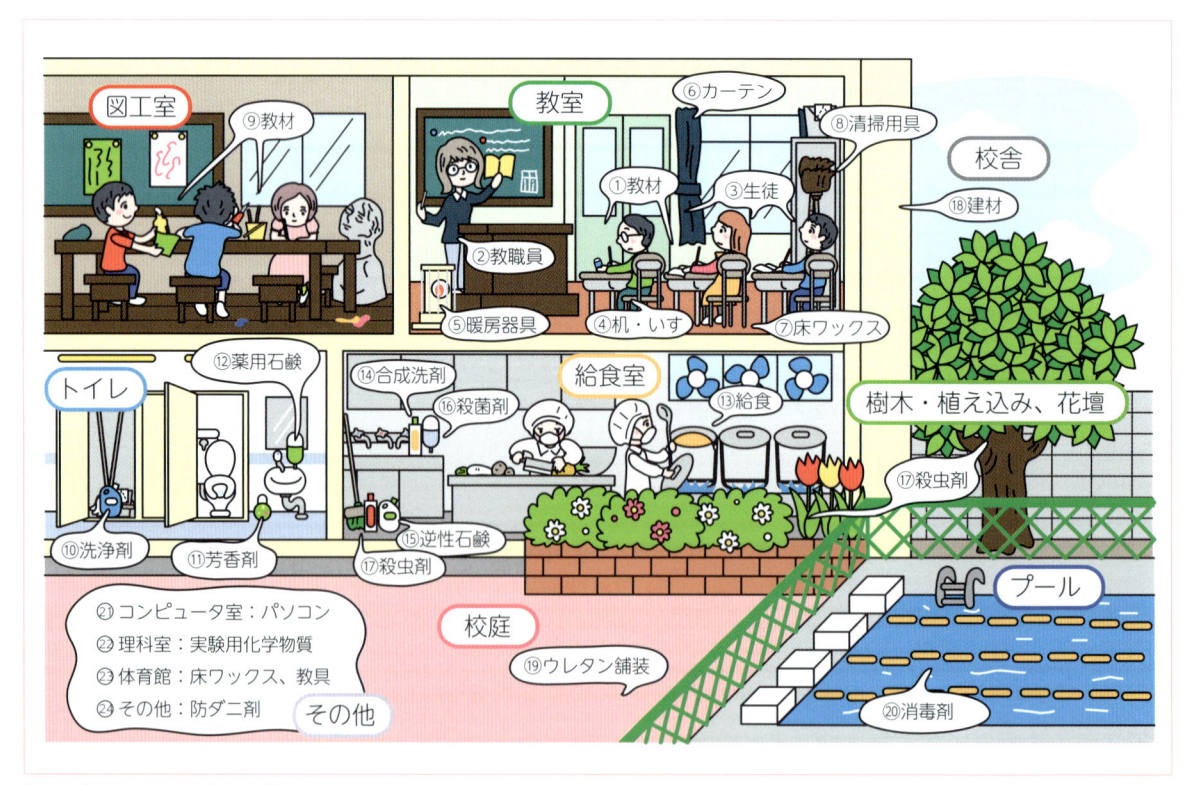

図1 学校における主な化学物質の発生源
主な症状は表1を参照（丸数字の番号は、表1に対応）。
（化学物質過敏症支援センター シックスクールプロジェクト編：シックスクール；子どもの健康と学習権が危ない！ 現代人文社，p12-13，2004[6]より一部改変）

✚ 学校の主な化学物質

学校において、化学物質の発生源となる物や場所等を図1[8]に、その化学物質と主な症状を表1[8-11]に表した。ただし、この図表に示されているものはほんの一例にすぎず、原因物質、症状についても多様で個人差があるため、この限りではないことを記しておく。

(阿部さとみ)

表1 学校の主な化学物質と主な症状

物品など		化学物質	主な症状
教室			
①教材	教科書	塩化ビニル	皮膚炎、気道刺激症状
		イソプロピルアルコール	咳、めまい、頭痛、咽頭痛
		アセトン	咽頭痛、咳、頭痛、めまい、意識障害
		キシレン	気管の刺激、頭痛、眼・皮膚への刺激
	消しゴム	塩化ビニル	皮膚炎、気道刺激症状
		DOP、DBP	皮膚・気道刺激症状、目の痛み・流涙、皮膚炎
	油性マジック	キシレン	気管の刺激、頭痛、眼・皮膚の刺激
		エチルアルコール	皮膚・眼への刺激
	水性マジック、ボールペン	プロピレグリコール	頭痛、嘔気、皮膚への刺激
	墨汁	エチレングリコール	中枢神経抑制作用、腎障害
	ホワイトボードマーカー	アルコール系溶剤	粘膜刺激、皮膚・眼への刺激
②教職員	化粧品	界面活性剤	吐き気、頭痛
	整髪料	ホルムアルデヒド	吐き気、頭痛、関節痛、筋肉痛、鼻血
	香水	ホルムアルデヒド	咽頭・鼻粘膜刺激症状、息切れ、呼吸困難、吐き気、動悸、頭痛
	着衣の防虫剤	パラジクロロベンゼン	皮膚・気道刺激症状、肝臓・腎臓機能低下
	合成洗剤	ホルムアルデヒド	皮膚症状
	喫煙	ホルムアルデヒド	眼・鼻への刺激、喉の炎症、流涙、発がん性、頭痛
③生徒	制服	ホルムアルデヒド	皮膚刺激症状
	体操着	ジアミノスチルベンゼン系物質	皮膚刺激症状
	上履き	ホルムアルデヒド	皮膚刺激症状
	着衣の防虫剤	パラジクロロベンゼン	皮膚、気道刺激症状、肝臓・腎臓機能低下
	合成洗剤	ジアミノスチルベンゼン系物質	皮膚症状
	整髪料	ホルムアルデヒド	
	香水	ホルムアルデヒド、キシレン	咽頭・鼻粘膜刺激症状、息切れ、呼吸困難、吐き気、動悸、頭痛
	制汗スプレー	ホルムアルデヒド	頭痛、吐き気、めまい、たちくらみ
④机・いす	合板	ホルムアルデヒド	眼・鼻への刺激、喉炎症、流涙
	接着剤	ホルムアルデヒド、トルエン、キシレン、スチレン、酢酸エチル	皮膚炎、ヒリヒリ感
	塗料	ウレタン樹脂	眼・気道への刺激、吐き気、疲労、中枢神経症状
		酢酸ブチル	咳、めまい、頭痛、咽頭痛
		酢酸エチル	鼻への刺激
⑤暖房器具	開放型ストーブ ファンヒーター	一酸化炭素	中枢、末梢神経症状
		二酸化炭素	頭痛
		窒素酸化物	粘膜刺激、呼吸・気道・肺障害
⑥カーテン	難燃剤	リン酸トリブチル	吐き気、頭痛、麻痺、呼吸器・皮膚への刺激
		ホルムアルデヒド	眼・鼻への刺激、喉炎症、流涙

表1 学校の主な化学物質と主な症状（つづき）

物品など		化学物質	主な症状
⑦床ワックス	樹脂ワックス	DEGEE	眼への刺激
		アクリル樹脂	頭痛、食欲不振
		スチレン樹脂	咽頭痛、頭痛、疲労、麻酔作用
		防腐剤	皮膚・気管支刺激症状
		界面活性剤	皮膚炎
⑧清掃用具	合成洗剤	ゼオライト	神経障害、肺障害
	ワックスの残留	ホルムアルデヒド、トルエン	皮膚への刺激、眼・鼻への刺激
図工室			
⑨教材	接着剤、ボンド	酢酸ビニル樹脂	皮膚炎、ヒリヒリ感
	塗料、絵の具	防腐剤	皮膚・気管支刺激症状
	水性ニス	アクリル樹脂	頭痛、食欲不振
	着色ニス	ウレタン樹脂	眼・気道への刺激、吐き気、疲労、中枢神経症状
トイレ			
⑩洗浄剤	洗浄剤	塩酸	消化器・呼吸器・皮膚・眼に強い毒性
		界面活性剤	皮膚炎
⑪芳香剤	芳香剤、消臭剤	パラジクロロベンゼン	皮膚・気道刺激症状、肝臓・腎臓機能低下
⑫薬用石鹸		トリクロサン	皮膚刺激症状
給食室			
⑬給食	残留農薬	ポスト・ハーベスト農薬	発がん性
	食品添加物	合成着色料、酸化防止剤	アレルギー性結膜炎
⑭合成洗剤		直鎖アルキルベンゼンスルホン酸ナトリウム	皮膚刺激症状、肝障害
⑮逆性石鹸		塩化ベンザルコニウム	皮膚刺激症状
⑯殺菌剤		次亜塩素酸ナトリウム	鼻粘膜刺激症状
⑰殺虫剤		フェニトロチオン	倦怠感、頭痛、吐き気、多量発汗
校舎			
⑱建材	合板	ホルムアルデヒド	眼・鼻への刺激、喉炎症、流涙
	壁紙	塩化ビニル	気道刺激
		フタル酸エステル	眼・喉の痛み
	接着剤	ホルムアルデヒド	眼・鼻への刺激、喉炎症、流涙
		トルエン	眼・気道への刺激、吐き気、疲労、中枢神経症状
		キシレン	喉・眼への刺激、頭痛、疲労、神経異常
		スチレン	喉・眼への刺激、めまい、中枢神経異常、皮膚炎
		酢酸エチル	鼻への刺激
	塗料	トルエン	眼・気道への刺激、吐き気、疲労、中枢神経症状
		キシレン	喉・眼への刺激、頭痛、疲労、神経異常
		ベンゼン	喉・眼への刺激、頭痛、疲労、神経異常
		酢酸ブチル	咳、めまい、頭痛、咽頭痛
	断熱材	スチレン	喉・眼への刺激、めまい、中枢神経異常、皮膚炎
		エチルベンゼン	喉・眼への刺激、頭痛、疲労、神経異常
		フタル酸エステル	眼・喉の痛み
	木材保存剤	クレオソート	発がん性
		有機リン系化合物	めまい、倦怠感、頭痛、悪心、嘔吐
		ピレスレイド系化合物	頭痛、くしゃみ、鼻炎
校庭			
⑲ウレタン舗装		イソシアネート	頭痛、めまい、意識障害、麻痺
樹木・植え込み、花壇			
⑰殺虫剤		フェニトロチオン	倦怠感、頭痛、吐き気、多量発汗
プール			
⑳消毒剤		次亜塩素酸ナトリウム	鼻粘膜刺激症状

Section5 思春期・青年期／シックハウス（スクール）症候群

物品など		化学物質	主な症状
その他			
㉑コンピュータ室	パソコン	酢酸ブチル	咳、めまい、頭痛、咽頭痛
		トルエン	眼・気道への刺激、吐き気、疲労、中枢神経症状
		スチレン	喉・眼への刺激、めまい、中枢神経異常、皮膚炎
		エチルベンゼン	喉・眼への刺激、頭痛、疲労、神経異常
		キシレン	喉・眼への刺激、頭痛、疲労、神経異常
		モニター電磁波	発がん性
㉒理科室	実験用化学物質	塩酸	消化器・呼吸器・皮膚・眼に強い毒性
		アンモニア水	強い粘膜毒性
		水酸化カルシウム	粘膜・皮膚障害
		水酸化ナトリウム	皮膚・眼に強い毒性
		エタノール	皮膚炎
㉓体育館	床ワックス 教具	⑦床ワックス参照	
㉔その他	防ダニ剤	安息香酸ベンジル	皮膚炎
		イソボルニルチオシアーノアセテート	免疫力の低下、神経障害

丸数字の番号は、図1に対応。
（化学物質過敏症支援センター シックスクールプロジェクト編：シックスクール；子どもの健康と学習権が危ない！ 現代人文社, p12-13, 2004[8], 井上雅雄：シックハウスの防止と対策；シックハウス症候群にならないための25ヶ条. 日刊工業新聞社, 2004[9], 花岡邦明：ここがいけない消臭・抗菌剤. NCコミュニケーションズ, 2002[10], 宮田幹夫：化学物質過敏症；忍び寄る現代病の早期発見と治療. 保健同人社, p11-18, 2001[11]）をもとに作成）

注意：ここに示されているものはほんの一例にすぎず、原因物質、症状についても多様で個人差があるため、この限りではない。詳細な化学物質まで特定することができないものも多い（たとえば、制服や体操着は、そのものよりも、洗剤や防虫剤、クリーニングの影響が大きい。原因が複合的に絡み合っていることもある）。また、食品添加物は非常に幅広いため、紙面の都合上、詳細はふれない。

文献
1) 角田和彦, 他：アレルギー児が思春期に受ける化学物質の影響. 神経眼科, 19(2)：176-185, 2002
2) 米山啓一郎：シックハウス症候群・化学物質過敏症・シックスクール症候群の現況. 昭和医会誌, 64(2)：158-163, 2004
3) 福澤正人：シックスクール対策について（改訂）(1). 薬事新報, 2462：240-239, 2007
4) 福澤正人：シックスクール対策について（改訂）(2). 薬事新報, 2465：312-315, 2007
5) 宮田幹夫：化学物質過敏症；忍び寄る現代病の早期発見と治療. 保健同人社, p46, 2001
6) 前掲書5), p42
7) 化学物質過敏症支援センター シックスクールプロジェクト編：シックスクール；子どもの健康と学習権が危ない！ 現代人文社, p128, 2004
8) 前掲書7), p12-13
9) 井上雅雄：シックハウスの防止と対策；シックハウス症候群にならないための25ヶ条. 日刊工業新聞社, 2004
10) 花岡邦明：ここがいけない消臭・抗菌剤. NCコミュニケーションズ, 2002
11) 前掲書5), p11-18

Section6 その他のアレルギー疾患

アレルギー性結膜疾患

✚症状（急性期・慢性期）

　季節性アレルギー性結膜炎は、毎年決まった季節に眼瘙痒感、流涙、充血、異物感などの自覚症状があり、結膜充血、結膜浮腫、結膜濾胞などが認められることによって診断される。季節性アレルギー性結膜炎で最もよくみられる重要な症状は眼瘙痒感である。

　通年性アレルギー性結膜炎は、多季節性あるいはほぼ1年を通じて眼瘙痒感、流涙、充血、眼脂などの自覚症状があり、結膜充血、結膜濾胞などの局所所見を認め、結膜に増殖性変化のないものである。大部分が慢性に経過する。抗原としてはハウスダスト、ダニが多く認められる。臨床症状が軽症で特徴的な他覚的所見も乏しいことが多いので、臨床診断が困難なこともある。結膜での好酸球陽性率はそれほど高くないため証明には反復検査が必要となる症例もある。

　アレルギー性結膜炎のなかでも、春季カタルは、春に急激に悪化するもので、幼児から学童期に多いといわれている。悪化すると瞼の裏の結膜が石垣状に増殖し、角膜潰瘍が発生するため、強い痛みを伴い、視力が低下する。特に10歳以下の子どもに発症すると、弱視を引き起こすことがある。アトピー性角結膜炎は、アトピー性皮膚炎に併発する重症型アレルギー性結膜炎をさす。通常のアレルギー性結膜炎とは異なり、瞼の裏の結膜の増殖や、角膜のびらんや潰瘍を伴うことが多い。コンタクトレンズによるアレルギーでは、レンズが汚れやすい、ずれやすい、ゴロゴロとした異物感、眼脂などの症状が主体となり、かゆみは比較的少ない。いずれも専門家の適切な治療が必要である。

　乳幼児期は、言語発達の途上であるため、症状の訴えによる判断が困難である。眼充血、眼脂、流涙などの他覚的症状とともに、まばたきの多さ、眼をこする動作や手を眼にもっていくなどの行動の観察によりわかることが多い。

✚反応時の対応

　眼科での治療の基本は、薬物療法である。かゆみの緩和を目的とする抗ヒスタミン点眼薬と、アレルギー反応を起こしにくくする抗アレルギー点眼薬（ケミカ

ルメディエータ遊離抑制薬）が、主に使われる。重症の場合には、ステロイド点眼薬や免疫抑制点眼薬などを使用する場合がある。

コンタクトレンズによるアレルギーでは、症状が軽い場合はレンズの種類を変更したり、点眼治療をしたりすることによって軽快するが、重症の場合コンタクトレンズの使用をしばらく中止しなくてはならないこともある。

▶初期療法

症状が出やすい時期が予測できる季節性のアレルギー性結膜炎には、「初期療法」という考え方が適用される。症状が出る前の、アレルゲンである花粉などの飛散時期の約2週間前から抗アレルギー点眼薬による治療を始める方法である。これは、抗アレルギー点眼薬が安定して効果が現れてくるまでに2週間ほどの時間が必要なことから、効果のピークを花粉飛散時期に合わせ、最大限の効果を得るためである。毎年花粉症がひどい場合は、症状が現れる前に眼科受診を勧める。

▶点眼薬

アレルギー性結膜炎の治療には、抗アレルギー点眼薬がよく使われる。抗アレルギー点眼薬にはヒスタミンH_1拮抗点眼薬とメディエーター遊離抑制点眼薬の2種類がある。ヒスタミンH_1拮抗点眼薬は痒みを引き起こすヒスタミンの作用を直接阻止するので、主に痒みの強いときに処方される。メディエーター遊離抑制点眼薬はヒスタミンなどを増やさないようにする作用があるが、効果が現れるまで2週間くらいかかるため、症状が現れる前から使い始めることがある。使用中は勝手に中断することなく医師の指示に従って使うことが大切である。

また、重症になると副腎皮質ホルモン点眼薬が用いられる。作用が強く効果も高いが、副作用に注意しながら医師の指示に従って使用する。

一般的には点眼薬でコントロール可能な軽症例の多いアレルギー性結膜疾患であるが、全体の1.6％、小児では約10％が春季カタルのような重症例といわれている。重症例では、シクロスポリン点眼薬を使用することもある。

▶点眼の方法

点眼の方法については、表1[1]のとおりである。また、乳児期・幼児期の点眼のしかたは、以下のように行う。

●乳児期

乳児では、まず寝かせて下眼瞼を下げ「あかんべえ」をさせる要領で下まぶたに1滴、点眼する。うまく入ったら、下眼瞼を軽く押し上げてなじませる。余分な点眼薬はティッシュなどで軽く押さえて拭きとる。乳児が目をこすらないように5分程度手を押さえておく。このとき、両手を抑制するのではなく、興味のあるおもちゃをもたせるなどして目をこすらないよう工夫する。

表1 点眼薬と眼軟膏の点眼方法

点眼薬の点眼方法	根拠と注意点
①点眼前に手を洗う	手についた細菌による感染を防ぐため
②点眼前に目の周囲の眼脂などを拭き取る	眼周囲の眼脂などが感染の原因になることを防ぐため
③眼薬の先端を触らない	点眼容器先端から点眼液への汚染を防ぐため
④1滴を確実に点眼する	結膜嚢の保持量を考えると1滴で十分！ 点眼液1滴は約30〜50μLで、これを受ける結膜嚢内の広さは20〜30μLである。したがって点眼された1滴の約半数は入りきらず結膜外または涙道へあふれる
⑤点眼後はまぶたを閉じる	まばたきをすると結膜嚢に入った薬剤が流れ出てしまうため
⑥複数点眼する場合は間隔を5分空ける	続けて点眼すると、先に入れた点眼液があふれてしまうため
⑦点眼後は目頭を軽く押さえる	薬液が涙点から短時間に排出されないようにすることと、鼻粘膜を通じて全身への移行を防ぐため
⑧あふれた点眼液は拭き取る	放置すると皮膚炎や、最近が目の中に入る危険性につながるため
眼軟膏の点眼方法	根拠と注意点
眼球に触れないように下まぶたの内側に薬をつける	目に傷をつけたり、感染を起こす危険性を避けるため

(野村耕治編：子どもの目の病気とケア；患児と親へのよりよい対応のために＜眼科ケア夏季増刊＞．メディカ出版，p295，2007[1]より)

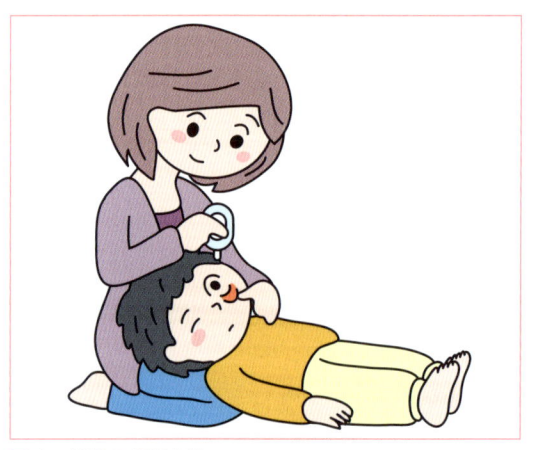

図1 幼児の点眼方法
膝枕をし、アイコンタクトがとれる位置関係になる。「あかんべえ」をさせるような感じで、下まぶたを下げる。

◉幼児期

　幼児では、点眼を嫌がる子どもが少なくない。泣いているときに点眼しても涙で目薬が流れてしまうため、無理やり押さえつけることを繰り返すことで、点眼への恐怖心が助長される可能性もある。まず、膝枕をして点眼する（図1）。このとき、点眼する位置が高すぎると的が定まらず、目に入った瞬間の刺激がある。目の位置から2～3cm離れたところから、素早く点眼する。目を伏せてしまうと目の開きが悪く点眼しにくくなるので、天井を見させるか上目づかい程度にぱっちり目を開かせる。ただし、このとき点眼容器を見るようにさせると怖がるので、視界のふちのほうからゆっくりと点眼するとスムーズに点眼できる。目頭などにたまった余分な点眼薬はティッシュなどで軽く押さえて拭く。このような手順で、うまくできたときには褒めて子どもが自信をもって治療が続けられるようにかかわる必要がある。また、親とのスキンシップの機会と捉え、和やかな雰囲気で行うことが大切である。

✚QOLを低下させない日常生活上の注意と看護

　アレルギー性結膜疾患の主病変は結膜にあるが、重症例では眼瞼や角膜、さらには水晶体、網膜、あるいは毛様体にまで病変が及び、視力障害や失明につながる重大な視機能障害をきたすこともまれではない。つまり、本疾患は患者のQOLだけではなく、quality of vision（QOV）にまで多大の悪影響を与えかねない重篤な眼疾患であることを認識しなければならない。アレルギーを専門とする小児科医と眼科医の連携のもと、早期に適切な治療が受けられるようにすることが大切である。

　抗原が特定されている場合は、抗原回避を行う。花粉などの空気中の飛散物質であれば、眼鏡あるいはゴーグルの着用、飛散の多い日は外出を避けるなどである。また、外出後に手洗い・うがいに加えて洗顔をすることで、睫毛や目の周りについた飛散物質や汚れも除去できるため効果的である。また目の表面は人工涙液の点眼薬で洗い流すとよい。

　乳幼児期は、家族（養育者）からの愛情に満ちた世話を受けることによって快の感覚を育てていく時期である。疾病に伴う不快な症状をより多く体験することは、成長発達への影響が懸念される。アレルギー反応を引き起こさないよう環境整備することはもちろんであるが、家族（養育者）が適切に不快な症状を緩和する方法を理解でき、自信をもって子どもに対応できるように働きかけることが大切である。

　学童期から思春期までに再発を繰り返し、角膜障害により眼痛・視力障害を起

こして学校生活が困難になる場合もある。また、眼球結膜の充血や腫脹のような外観上の変化がある場合には、ボディイメージの低下を招きやすい。また、不快症状が続くことによる学習への影響も考慮しなければならない。子ども自身がもつ能力が最大に発揮されるよう、周囲の理解を得ながら、根気強く治療を工夫し対症療法に努めることが肝要である。

　疾患のピークが10歳代半ばにあることや、その後は軽快する場合が多いことを本人や家族に理解してもらい、治療の見通しをつけながら心の負担を軽くするようにケアしていくことも大切である。

（奥野由美子）

文献
1) 野村耕治編：子どもの目の病気とケア；患児と親へのよりよい対応のために＜眼科ケア夏季増刊＞. メディカ出版, 2007

参考文献
1) アレルギー性結膜疾患診療ガイドライン編集委員会, 大野重昭, 他：アレルギー性結膜疾患診療ガイドライン. 日本眼科学会誌, 110：99-140, 2006

花粉症

✚症状（急性期・慢性期）

　季節性の花粉症は、毎年決まった季節にくしゃみ、目の瘙痒感などの症状が現れる。症状や重症度は、花粉の飛散量によって異なる。

　主な症状は、表1のとおりである。目と鼻の粘膜に現れる症状が代表的ではあるが、皮膚にも花粉が付着し症状を呈する。

　乳児期は不快感を言葉で訴えることができないため、しぐさも症状出現のサインになる。瘙痒の緩和を図ろうと、痒い部位を自分の手でこすったり、母親の上着などにこすりつけたりすることが特徴である。

　幼児期になると、不快感を少しずつ言葉で表せるようになるが、語彙が少ないため十分に伝えることができず、イライラした様子をみせることもある。

　学童期以降では、目の瘙痒、充血、流涙などの症状が、集中力の低下や睡眠不足などにつながり、日常生活だけでなく学業にも影響を及ぼすことがある。

表1　花粉症の症状

乳児期	幼児期	学童期、思春期・青年期
①くしゃみ ②こする（皮膚・目・耳の瘙痒感） ③水様鼻汁 ④鼻閉 ⑤眼球結膜の充血 ⑥流涙 ⑦口呼吸	①くしゃみ ②水様鼻汁 ③鼻閉 ④皮膚・目・耳の瘙痒感 ⑤眼球結膜の充血 ⑥流涙 ⑦口呼吸 ⑧いびき	①目の瘙痒感（こする） ②充血 ③流涙 ④くしゃみ ⑤鼻をこする ⑥水様鼻汁 ⑦鼻閉 ⑧口呼吸

> cf.
> 眼の症状については、前項「アレルギー性結膜疾患」(p158) も参照

✚反応時の対応

症状の悪化を防ぐ目的で、早期に抗アレルギー薬や抗ヒスタミン薬の内服を導入する。重症時にはアレルギー性の炎症を改善するために、症状に応じて経口ステロイドの内服を行う。

▶眼症状

・防腐剤の入っていない人工涙液での洗眼（抗原の除去）。
・症状に応じて抗アレルギー点眼薬やステロイド点眼薬、抗ヒスタミン点眼薬の使用。

▶鼻症状

・鼻噴霧用ステロイド薬の使用。
・必要に応じて点鼻用血管収縮薬の使用。
・鼻腔洗浄（抗原の除去）（学童期以降）。

✚花粉からの回避方法

▶マスク・ゴーグル・手袋の着用

マスク・ゴーグル・手袋等を着用するように指導する。

乳児期や、幼児期・学童期など年齢・発達段階によってはマスクの使用が難しい場合もある。その場合、花粉の飛散が多い時期（3〜4月）は、屋外での遊びをなるべく避け、屋内での遊びに変更する。

▶スキンケア

皮膚からの感作を避けるため、入浴またはシャワー時には石鹸での洗浄を行い、入浴後は速やかに保湿剤やステロイド軟膏を塗布し、細菌感染を起こさないよう、皮膚を清潔に保つ。外出後は、皮膚の露出部分は花粉が付着しているため、スキンケア（洗浄および保湿剤や軟膏の塗布）を実施し、花粉が長時間皮膚に触れないようにする。

▶外出後の更衣

衣類に付着した花粉を部屋に持ち込まないことが肝心である。

外出後は、更衣を行う。また外着(コートやジャケットなど)は家に入る前に脱ぎ、外で花粉を払ってから玄関に置いておく。本人だけではなく、家族も同様に行うよう、指導する。

▶室内環境の整備

飛散した花粉が室内にも入るため、戸や窓は閉める。また室内の棚や床の清掃をこまめに行い、花粉の除去に努める。室内の花粉の飛散を防止する対策として、空気清浄機を活用する。屋外には洗濯物や布団も干さないほうがよい。

✛QOLを低下させない日常生活上の注意と看護

花粉症は、スギなど特定の花粉に反応する場合が多く、それゆえに季節性に発症することが多いことから、個人でできる介入の余地が大きい点が他のアレルギーと異なる。

一番の対策となるのが、花粉から回避することである。その前提となるのは、患児や家族が疾患の成り立ちと苦しい症状の関係を理解することである。看護師および薬剤師には、薬の効果や適切な使用方法、内服管理、規則的な通院など、日常生活をコントロールしながら対処できる服薬指導が求められる。

ただし、乳児期・幼児期においては、年齢的に自らが花粉を回避する行動をとることができず、また疾患について理解も難しいため、家族の協力と理解が中心となり、生活環境を整えて患児の生活の質を落とさないようにすることが求められる。

学童期以降は、上述のように、花粉を回避する対策とセルフケアを身につけられるよう指導する。症状が起きると苦しいが、時期性のものであり、症状発生の因果関係を知り、事前の対策や予防的対処をすることで乗り越えられるような指導・支援を行うという視点からの看護介入が重要である。

(加瀬由美子)

Chapter 4 アレルギーとセーフティマネジメント

Section 1 臨床現場でのアレルギーに関連するリスク要因
―ラテックスアレルギーの対応と予防―

✚ はじめに

　私たちはアレルギー疾患をもつ患者の診療をしているときだけでなく、あらゆる疾患の患者の検査・治療中に、思わぬアレルギー反応に遭遇することがある。診療中に起こりうる突発的な事象としては循環器系、神経系の事象が多いが、起こった事象がアレルギー反応かもしれないと判断できることが大切である。

　アレルギー反応が起こったときに、それが偶発的なもの、特異体質だから起きてしまったととらえるのではなく、予測できるものなのかという検証や、起きたアレルギー反応に適切に対応できる体制の整備が重要である。

　ここでは医療現場で注意しなければいけないアレルギー反応についてまとめておく。

起こりうるアレルギー反応

　医療現場で、アレルギー患者にかかわらず、すべての患者において起こりうるアレルギー反応は、薬剤アレルギー、食物アレルギー、ラテックスアレルギーである。

Section1 臨床現場でのアレルギーに関連するリスク要因

✚薬剤アレルギー

　ほとんどすべての薬剤でアレルギー反応は起こりうる。急速に進行するアナフィラキシーショック、蕁麻疹、呼吸困難などの即時型反応から、数時間〜数日かけて発症するスティーブンス・ジョンソン症候群（Stevens-Johnson syndrome：SJS）、中毒性表皮壊死症（toxic epidermal necrosis：TEN）などの遅発型、遅延型反応によるものがある。薬剤アレルギーは、その薬剤、あるいは構造の似ている薬剤の投与により感作[1]が起こり、その後の再投与によりアレルギー症状を発症する。

▶ [1] 感作
アレルゲンに特異的なIgE抗体が産生され、その抗体がマスト細胞の表面のIgE受容体に固着すること。つまりアレルギー反応が起こる準備状態になること。

▶薬剤アレルギーに関する誤解
◉「過去に使用したことがある薬だから大丈夫」
　この考えは大きな間違いである。過去に投与していれば感作されている可能性があるので、かえって危険性がある。

◉「抗菌薬以外は大丈夫」
　確かに抗菌薬は即時型アレルギー反応の原因になることが多いが、他の薬剤でも起こっている。SJS、TENなど重篤な薬剤アレルギーを起こす頻度の高い薬剤もあるが、他の薬剤でも起こすことがある。

◉「皮膚テストは不要」
　皮膚テストは、即時型アレルギー反応の原因を診断するには陽性特異度の高い検査であるが、陰性だからといって否定できないことが問題となる。薬剤アレルギーを疑う場合は、実施すべきである。

▶予防と対応
　薬剤アレルギーの予防と対応は、①薬剤、食物、ラテックスアレルギーの問診をとること、②薬剤アレルギーの既往がある場合は、投与前の皮膚テストを実施すること、③薬剤投与の際は、ゆっくり行うこと、緊急事態に対応できる薬剤、器具を準備しておくこと、投与後はしばらく観察できる体制にしておくことである。

✚食物アレルギー

　入院患者の給食で問題になる。特定の食物を、アレルギーという理由ではなく、好き嫌い、まだ食べたことがない、宗教上の理由などで除去をしている人は数％いると考えられる。食物アレルギー治療での除去食に関しては、必要最小限の除去にとどめるべきであるが、除去食を提供する場合は、詳しい問診をとること、栄養士による献立、食材の確認、調理士の調理方法の確認、配膳の際の確認をすることで誤食の起きない手順の作成が必要である。

【事例】
Aちゃんは手術中、血圧を測定するためにマンシェットを腕に巻いたとき、突然、呼吸が切迫し、血圧が低下した。スタッフは原因がつかめず、バイタルサインをチェックしたが、わからなかった。マンシェットを外した直後より呼吸・血圧が戻った。

✚ ラテックスアレルギー

　ラテックスアレルギーは、天然ゴム製医療用具に繰り返し接触することで天然ゴムに含まれる蛋白質に感作され特異IgEが産生され、再度、天然ゴム製医療用具と接触することで、アナフィラキシーショック、蕁麻疹、呼吸困難などの即時型アレルギー反応が起こるアレルギーである。事例のAちゃんのように発見されることも多い。

ラテックスアレルギーのリスクマネジメント

✚ ハイリスクグループ

　天然ゴム製医療用具、天然ゴム製品を頻繁に使用する職種、患者はある程度限られている。次のようなハイリスクグループがある。

①医療従事者：天然ゴム製の手袋、その他天然ゴム製品を頻繁に使用する医療従事者である医師、看護師、歯科医師、歯科衛生士、およびそれぞれの学生などが該当する。

②アトピー体質：さまざまな外来抗原に対して感作を受けやすいため、天然ゴム製品との接触で感作されることがある。

③医療処置を繰り返している人：欧米では二分脊椎症を有する患者がハイリスクグループである。手術を繰り返すこと、自己導尿が必要な場合（カテーテルの素材）に注意が必要になる。

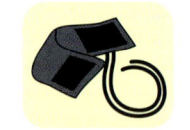

血圧測定用のカフ

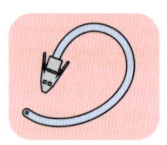

駆血帯

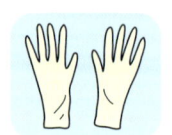

天然ゴム製手袋

表1　天然ゴムを含む製品の例

【医療現場で使用する製品】
天然ゴム製手袋、駆血帯、止血帯、絆創膏、蘇生用のマスク・バック回路、カテーテル類、ドレーン類、血圧測定用のカフ、聴診器、経口・経鼻吸引管、歯科用ラバーダム、超音波検査機器用のプローブカバー、特殊な気管チューブ、シリンジ、電極パッド、注射ポート、薬液バイアルのゴム蓋、天然ゴム製のエプロン、輪ゴム

【家庭で使用する製品】
風船、おしゃぶり、炊事用手袋、玩具、コンドーム、自動車・自転車・工具などのハンドルグリップ、スポーツ用品、靴底、伸縮性の織物、カーペット、下着のゴム、ほ乳瓶の乳首、ゴムバンド、輪ゴム、消しゴム、タイヤ

✚天然ゴムを含む製品

　天然ゴムを含む製品は、医療用具だけでなく、さまざまな日用品がある（表1）。天然ゴムはその特性からさまざまな製品に使用されているので、特に直接皮膚、粘膜に接触する場合には注意が必要である。

　天然ゴムを使用しているかどうかは、医療用具に関しては表示義務があるので、その包装で確認することができる。

✚予防と安全対策

　医療現場での予防の難しさの原因として、ラテックスアレルギーに対する認識の低さと価格の高さがある。

　予防対策のステップは、一次予防、二次予防、三次予防に分けて対応するとよい。

▶一次予防

　ラテックスアレルゲンにまだ感作されていない人を対象に、ハイリスクグループへは積極的にラテックス製品との接触を避けるようにすること。ハイリスクグループ以外でも注意喚起をしておく。

▶二次予防

　ラテックスアレルゲンに感作されているがまだ症状のない人、軽微な症状の人も含めて対象とする。ラテックスアレルギーへの注意喚起と、医療機関受診時など、これまでより多量のラテックスと接触するときに医療者に伝えるように指導をする。

▶三次予防

　すでに明らかな症状がある人が対象となる。積極的にラテックス製品との接触を回避すること。症状出現時の対応の準備をする。特にアナフィラキシーの既往のある場合はアドレナリン自己注射（エピペン®）を携帯するように指導する。

まとめ

　医療現場で遭遇する、突然に起こる緊急を要する事態に対しては、常に適切な対応ができなければならない。ラテックスアレルギーは、その存在、ハイリスクグループについて理解しておく必要がある。

（赤澤　晃）

Section2 薬剤

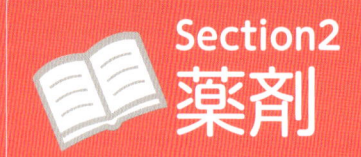

✚はじめに

　病院のなかで、薬剤師に求められることに、安全な調剤業務や医薬品の供給がある。しかし現在、臨床で最も期待されていることは「薬剤師のチーム医療への参画」である。厚生労働省の2010年4月に出された「チーム医療の推進に関する検討会」報告書でも、チームコミュニケーションを十分にとり、「薬剤の種類・投与量・投与方法・投与期間の変更や検査のオーダーについて、医師・薬剤師等により事前に作成・合意されたプロトコールに基づき、専門的知見の活用を通じて、医師等と協働して実施する」「薬剤選択、投与量、投与方法、投与期間等について、医師に対して、積極的に処方を提案すること」等があげられており、これからの薬剤師の役割は「患者の薬に関する安全の責任者」として存在することになると考えられる。特に小児においては投与量の微量の変化が大きな事故を招き、過去の事例では「過剰量のジヒドロコデインリン酸塩を医師の指示どおりの処方により調剤した」が、そのまま調剤した薬剤師に賠償命令が出されるなど、「子どもの安全を守る」ことにはとりわけ厳しく律していくことと、病棟のスタッフや患児や家族とのコミュニケーションが事故を防ぐことになるといえる。

　小児における薬剤のリスクを低減するための具体的な方法として、以下があげられる（表2も参照）。

①チームコミュニケーション力を高める（誰とでも、どんな時にもお喋りや雑談ができる）。
②医師・看護師・薬剤師が連携をもつ（患児のためにそれぞれのプロフェッショナルが情報を共有し、最適な状態で薬物療法が行えるように支援する）。
③規格・単位の確認、「原薬量は○○mgである」など具体的な投与量の確認が大切である。注射薬の溶解および希釈、水剤の1回投与量の秤とり時には、不安をもって業務するべきではない。その場での確認がリスクを軽減させる第一歩である。
④可能な限り、小児には、水剤よりも散剤・ドライシロップで提供する（病棟や家庭での投与・管理に関するリスクを軽減できる）。
⑤薬と食べ物の併用禁忌・併用注意に関する情報を提供する（看護師や家族は、知っていても忘れていたり、意外と知らないことが多い）。

⑥薬剤師は病棟に出向く（薬局に留まらず、出向いて積極的に情報を求めると意外な展開になる）。

　薬剤に関するリスクの発生する場所は、病院では圧倒的に病棟やベッドサイドであり、薬剤師の予測できない状況や場面が考えられる。薬剤師がこうした場面を医療チームで共有し薬剤師の責任とリスクマネジメント力を発揮することは患者の安全に大きく寄与できると考える。
　今回、禁忌情報の伝達、夜間・救急での注射薬調製、水剤の投与の場面等で想定しえなかったが、実際に小児病棟で発生した事例を具体的に紹介する。

禁忌情報の伝達

✚禁忌情報の盲点（乳糖不耐症児への賦形剤）

　医薬品のアレルギー等の情報は、通常、カルテの表紙部分に赤字で記載されており、医師や看護師が目視確認でチェックしている。電子カルテでは患者情報欄に入力された後、処方時にチェックシステムと連動している。ほとんどの場合は、チェック漏れがないようにカバーしている。
　しかし、賦形剤（量が少ないときに、かさを増すために加えるもの）は医薬品としての意識が低いため、盲点となりやすい。賦形剤には、一般には乳糖、でんぷん、もしくはその混合剤を用いることが多い。たとえば乳糖不耐症はアレルギーではないが、乳糖不耐症児は、当然、乳糖が禁忌となるが、チェックシステムで防ぐことは困難である。新規患者にはアレルギー等の禁忌情報を確認するが、再処方等では確認しないことも多い。しかし賦形剤は医薬品であるとの意識が低いため、事例のようなことも起きるので、チームとしての連携はもちろん、看護師からの疑義照会も積極的に行いたい。

【事例1】
Iちゃんは乳糖不耐症のため、カルテには「乳糖禁」と記載されていることを確認し、研修医のT医師は「ラシックス® 細粒 4% 10mg、アルダクトン® A細粒 10mg（いずれも原薬量）、分4、3日分」の処方を依頼した。しかし、「乳糖禁」のコメントを入力していなかった。
薬剤師は調剤時に、電子カルテで不耐症情報を確認した結果、賦形剤をでんぷん剤に変更した。

【処方】　ラシックス® 細粒4%　　　　　10mg……原薬量
　　　　アルダクトン® A細粒10%　　　10mg……原薬量
　　　　分4（5時、11時、17時、23時）3日分

処方では賦形剤は記載されない

【調剤例】ラシックス® 細粒4%　　　　　0.75g
　　　　アルダクトン® A細粒10%　　　0.3g
　　　　でんぷん剤（×乳糖）　　　　　2.55g　←調剤時に追加
　　　　　　　　　　　　　全量　　　3.6g
　　　　1日4回、1回1包（0.3g）

※賦形剤には、一般には乳糖、でんぷん、もしくはその混合剤を用いることが多い。乳糖不耐症児は、乳糖は禁忌である。
※分量が原薬量で書かれているので、製品重量を求める。
※各分量の求め方
　ラシックス®の1日量：10mg÷4%＝0.25g → 総量（12回分）：0.75g
　アルダクトンA®の1日量：10mg÷10%＝0.1g → 総量（12回分）：0.3g
　このとき、1回分が計量しやすい量（今回は0.3g）になるように、賦形剤を加える。
　賦形剤総量：0.3g×12回－（0.75g+0.3g）＝2.55g
※薬剤師は通常1日量を基本として調剤していることが多い。

【Note】
調剤時点で、処方にはない乳糖やでんぷんなどを加えることを賦形という。

【事例2】
夜間けいれんで入院となったK君。自宅で、薬袋の記載どおり2種類の坐剤を使用した。母親の持参した薬袋には規格が書かれておらず、医師は薬剤師に問い合わせた。しかし薬剤師も規格が複数あるため答えることはできなかった。

夜間・救急での処方

✚医薬品の濃度、お薬手帳や紹介状に記載する投与量

　医薬品の濃度表示において、「○倍散」「○○%」など、製品重量当たりの原薬量を示す表示はさまざまである。たとえば、「倍散」という言葉は最近使用しなくなったが、「2倍散」「50%散」「500mg/1g」はすべて、同じ濃度を示す表現方法である。いずれも1gの製品重量中に500mgの原薬（成分）が含まれていることを示している。

　また、医薬品の表示単位として混乱に陥りやすいものに「g」と「mg」がある。製品重量と原薬量を混同しないことである。表1に剤形と規格、原薬量を記載した。

　K君の事例のように、規格が書かれていないことも多い。紹介状の記載で注意しなければいけない点は、規格が未記載の場合もありうることである。先方の病院で1規格のみ使用している場合は、記載漏れも十分ありうる点を理解する必要がある。また、保険薬局で記入しているお薬手帳の表記は、散剤においては製品重量での記載となっている。「原末」なのか「10%散」なのか十分な確認が必要である。電話での問い合わせ時など注意が必要で、リスク回避のために、できれば薬剤師に直接確認を依頼するなどルールを決めておくことを勧める。

【薬袋の記載内容】
薬袋No1　　体温37.5℃以上で抗けいれん薬ダイアップ®坐剤1個
薬袋No2　　30分後に解熱剤アンヒバ®坐剤1個
※坐剤などは、製品に直接医薬品名称と規格が印字されているが、兄弟姉妹のものを流用していないかなど確認が重要である。

熱性けいれん患者への服薬指導例として使用されることが多い、解熱剤アセトアミノフェンと抗けいれん薬ジアゼパムを例に示す（表1）。アセトアミノフェンは、4剤形10規格55製品。ジアゼパムは、5剤形10規格32製品存在する（ぜひ、保険薬事典など医薬品の製品一覧を参照していただきたい）。

表1 アセトアミノフェン、ジアゼパムの剤形・規格など

医薬品製品名称	剤形	規格	原薬量
アセトアミノフェン			
カロナール®原末	内服薬	1g	1000mg/1g
カロナール®細粒 20%	内服薬	1g	200mg/1g
カロナール®細粒 50%	内服薬	1g	500mg/1g
カロナール®錠 200mg	内服薬	1錠	200mg/1錠
カロナール®錠 300mg	内服薬	1錠	300mg/1錠
カロナール®シロップ 2%	内服薬	1mL	20mg/1mL
コカール®小児用ドライシロップ 20%	内服薬	1g	200mg/1g
コカール®ドライシロップ 40%	内服薬	1g	400mg/1g
アンヒバ®坐剤小児用 50mg	外用薬	1個	50mg/個
アンヒバ®坐剤小児用 100mg	外用薬	1個	100mg/個
アンヒバ®坐剤小児用 200mg	外用薬	1個	200mg/個
ジアゼパム			
セルシン®散 1%	内服薬	1g	10mg/1g
セルシン®錠 2mg	内服薬	1錠	2mg/1錠
セルシン®錠 5mg	内服薬	1錠	5mg/1錠
セルシン®錠 10mg	内服薬	1錠	10mg/1錠
セルシン®シロップ 0.1%	内服薬	1mL	1mg/1mL
ダイアップ®坐剤 4mg	外用薬	1個	4mg/個
ダイアップ®坐剤 6mg	外用薬	1個	6mg/個
ダイアップ®坐剤 10mg	外用薬	1個	10mg/個
セルシン®注射液 5mg	注射薬	1管	5mg/1mL/1管
ホリゾン®注射液 10mg	注射薬	1管	10mg/2mL/1管

【事例3】
体重5kgのYちゃんに、医師は、抗菌薬を朝・夕、セファメジン® 200mg、1時間の点滴静注の指示を出した。

病棟での注射薬調製

✚注射薬の溶解と希釈

特に規格が異なる場合（Yちゃんの事例で使用されるセファメジン®など）は、溶解する生理食塩液や注射用水の量がリスクを発生させる要因となる。小児領域では、成人と異なり製品単位での投与がまれである。

【成人の処方例】
　セファメジン®α注（1g/瓶）　　　1,000mg
　生理食塩液（100mL/瓶）　　　　100mL
【小児の処方例】
　セファメジン®α注（0.25g/瓶）　　200mg
　生理食塩液（20mL/管）　　　　　4mL
【調製および投与方法】
・1瓶を生理食塩液5mLで溶解後、そのうち4mLを投与する
　※4mLではシリンジポンプで1時間持続できないため、16mLの生理食塩液を加えて20mLの注射器をシリンジポンプにセットする。
・溶解後の希釈投与や投与時間に関する注意事項もある
　例）バンコマイシン点滴静注用（0.5g/瓶）：0.5g/瓶に生理食塩液10mLを加えて溶解し、0.5gに対し100mL以上の補液で希釈、60分以上かけて点滴静注すること（添付文書より）。
　※小児では、薬剤の投与量は体重で決定されることがほとんどである。体重が少なければ、溶解後に使用する量も少なくなる。しかし、点滴静注するためには、点滴のルート以上の量が必要となる。そこで、①適切な濃度、②点滴のルート以上の量になるよう、希釈方法、投与時間が定められていることが多い。

ベッドサイドでの水剤の与薬

✚水剤の賦形（投与量の調節）

水剤は、通常服用しやすく、また病棟で計量しやすいように、1回量を整数mLとなるように水を加えて（賦形）調剤している（H君の事例では、水を加えて1回量3mLとする）。ただし、新生児においては原液で1回量を小数点以下2桁までの表示として調剤している（筆者の施設の場合。施設により異なる）。

【事例4】
S医師はけいれん発作の防止のため、H君に「デパケン®シロップ5％ 8mL、分3、食後、7日分」という処方を出した。1回量は8mL÷3＝2.666mLとなってしまう？

【処方例1】
　デパケン®シロップ5％　　8mL
　分3（朝昼夕）食後　　　　7日分

【調剤例】
・処方どおりでは1回2.666mLとなるため、水を加えて1回3mL投与とする
　※薬剤師は、1回量がなるべく整数となるように調剤する。
　※この場合、デパケン®シロップの総分量は8mL×7日分＝56mL。1日3回7日分＝21回に分けて投与するので、56mLに最も近い21の倍数＝63mLになるよう、デパケン®シロップ56mLに7mLの水を加える。こうすると1回3mLの投与となり、計量しやすくなる。
・注意点：処方の数値「8mL」に注目して「1回8mL」投与と勘違いしないこと！

> 【処方例2：NICU病棟】
> インクレミン®シロップ5%　　0.8mL
> 分2（11時、23時）　　　　　7日分
> ────原液投与────　　※医師による調剤指示コメント
>
> ・1日0.8mL、1回0.4mLの投与となる

　水剤は、最終的に薬剤師が1回ごとに秤取ることはない。病棟で量り取るときに重要なのは、処方に記載された数値ではなく、水剤ラベルに薬剤師が最終的に調剤を終えて記載した1回投与量である。疑問があるときは、投与前に必ず薬剤師に直接確認することを怠ってはならない。「後で確認するから」と業務優先で実施して、インシデントが発生していたという例を経験している。医療安全の確保には、後回しという言葉は存在しないのである。

まとめ

薬剤を安全に投与するための方法を表2に示す。

表2　リスクを低減するための方法

- チームコミュニケーション力を高める
- 医師・看護師・薬剤師が連携する
- 規格・単位の確認、「原薬量は○○mgである」など具体的な投与量の確認が大切である
- 可能であれば、小児には水剤ではなく散剤やドライシロップで提供する
- 薬と食べ物の併用禁忌・併用注意に留意する（表3）
  （グレープフルーツ、納豆、ブロッコリー、ほうれん草など）

表3　食品・嗜好品と医薬品の相互作用

食品・嗜好品	医薬品	相互作用
高蛋白食	レボドパなどの抗パーキンソン病薬	蛋白質の消化分解によって生じたアミノ酸と競合して、レボドパの腸管での吸収を低下させ作用を弱めることがある
牛乳などの高脂肪食品	グリセオフルビン・エトレチナートなどの抗乾癬薬	脂溶性薬品のため、食事の脂肪によって吸収が増加し血中濃度も上昇、作用や副作用が強く現れることがある
	腸溶性（腸で溶けるように設計された）製剤	牛乳によって胃酸の酸度が低下し、胃で溶解してしまい腸での吸収が減弱したり、胃を刺激して吐き気を催すことがある
	メナテトレノン（ビタミンK2）・インドメタシンファルネシル（消炎鎮痛薬）	脂肪とミセル（コロイド状の集合粒子）を形成し、リンパ経由での吸収が増大し、血中濃度が上昇することがある

粉ミルク	セフジニル（セフェム系抗菌薬）	粉ミルクの中の鉄分と反応して赤色を呈するが、効果には影響がないといわれている
グレープフルーツジュース	ニフェジピンなどのカルシウム拮抗薬といわれる高血圧治療薬	グレープフルーツ中のある種の物質が薬物代謝酵素の働きを阻害し、薬品の濃度を高め作用が増強される。それによって血圧が下がったり、ほてり、頭痛などの副作用が起こることがある
チーズなどチラミンを多く含む食物	サフラジン（抗うつ薬）イソニアジド（抗結核薬）	薬によりチラミンの代謝が阻害され、体内のチラミン濃度が上昇し、頭痛、腰痛、血圧上昇が起こることがある
カフェイン含有飲料（コーヒー・緑茶・紅茶など）	テオフィリンなどの喘息薬	テオフィリンはカフェイン類似の中枢神経興奮作用をもつため、作用が増強され頭痛、不眠などが起こることがある
コーヒー・コーラ	ニコチンガム	口腔内が酸性に傾き、ニコチンの吸収が減弱することがある
マグロなどの赤身魚	イソニアジド（抗結核薬）	魚肉中のアミノ酸であるヒスチジンが細菌によってヒスタミンに変化する。次にイソニアジドがヒスタミンの代謝を阻害し体内にヒスタミンが蓄積することで、顔面紅潮、発汗、悪心嘔吐などが起こることがある
食物繊維の多い食品	ジゴキシン（強心薬）	吸収を妨げ、作用を減弱させることがある
カルシウム・マグネシウム・アルミニウム・鉄などミネラルを多く含む食物	テトラサイクリン系抗菌薬・ニューキノロン系抗菌薬	金属イオンとキレート（構造の隙間に金属イオンが結合）を形成し、吸収が阻害され、作用が減弱することがある
納豆・ほうれん草・ブロッコリー・クロレラなどビタミンKを多く含む食品	ワーファリン（血栓症予防・治療薬）	納豆は腸内でビタミンKを産生し、緑黄色野菜類にはビタミンKが含まれる。血液凝固因子に働くビタミンKが、抗凝固作用を持つワーファリンの作用を減弱させることがある

（日本医師会編：薬の正しい使い方＜日本医師会生涯教育シリーズ41＞．医学書院，1996[1]より）

（相良眞一）

文献
1）日本医師会編：薬の正しい使い方＜日本医師会生涯教育シリーズ41＞．医学書院，1996

Section3 アナフィラキシーショック

✚はじめに

　アナフィラキシーショックを発症すると、急激（数分〜数十分）に全身状態が悪化し、適切な治療を行わないと致命的結果が起きうる。ACLS（advanced cardiovascular life support；二次救命処置）認定レジデントを対象に行った研究でも、プロトコールに則った評価・治療が実施できた割合は50％程度と報告され[1]、誰もが知っているようで必ずしも的確な対応がとられていない病態である。治療についてのエビデンスはほとんど存在せず、各国の推奨ガイドラインは専門家のコンセンサスでつくられている[2]。小児に特異的な症状、原因があるわけではないが、リスクマネジメント上からも、すべての医療スタッフが対処方法を知っている必要がある。

アナフィラキシーショックとは

✚定義

　アナフィラキシーショックの統一された定義は存在せず、正確な発生頻度も不明ある。一般には「広範な皮膚症状（膨疹）とともに臓器機能障害を伴う重症アレルギー反応でショック状態を呈するもの」と定義される。

✚病態生理

　詳しくは他項を参照されたいが、基本的病態はアレルゲンに対するIgEを介する即時型Ⅰ型アレルギー反応を主体とし、それ以外のメカニズムである補体、ロイコトリエン、蛋白分解酵素などの活性化に起因する、全身性の重篤なアレルギー反応である。

　激烈なアレルギー反応により、循環器系では血管透過性亢進に伴い間質への水分移行による循環血液量の減少、心拍出量の低下、低血圧の発生、呼吸器系では上気道の気道浮腫、下気道の気管支攣縮による換気障害と酸素化の悪化、さらに重要臓器の低灌流は多臓器機能障害を惹起する。

【事例】
8月のキャンプに行ったT君。元気に遊んでいたが、突然、呼吸が苦しくなり、引率の先生に訴えた。全身に発疹も現れている。急いで救急車を呼び、病院に搬送された。B看護師は、引率の先生からの「蜂に刺されたかもしれない」というコメントと、到着時のT君の嗄声、呼吸状態などからアナフィラキシーショックを疑い医師に報告。すぐにエピネフリンを投与したため、危機的状況には至らなかった。

✚症状および診断

　原因物質の体内への到達経路により、数分〜1時間程度と症状発現時間に幅がある。静脈注射や点滴などでは5〜20分、虫刺傷で10〜20分、食物摂取では20〜45分程度とされる。

　各臓器別の症状および基礎病態を簡潔に示す（表1）。皮膚症状および呼吸器症、循環器症状の出現頻度が高い（表2）。皮膚症状＋ABCD（A：気道、B：呼吸、C：循環、D：下痢）を認めた場合には、アナフィラキシーと考えて治療を開始する。特に、小児患者では看護スタッフの観察力が患者のアウトカムを左右することを銘記しなければならない。事例のT君のケースのような機敏な対応が求められる。観察アセスメントのチェックシートを図1に示す。

表1　臓器別の症状・所見、病態

標的臓器	症状	病態
皮膚	紅潮、瘙痒感、蕁麻疹、血管浮腫	血管拡張
呼吸器	鼻汁・くしゃみ、鼻閉 呼吸困難（吸気性 and/or 呼気性）、喉頭浮腫 喘息・喘鳴、嗄声 チアノーゼ	分泌物の増加 血管透過性亢進 平滑筋攣縮 低換気
循環器	低血圧、ショック、不整脈、頻脈、失神	血管透過性亢進、血管拡張 組織低灌流、血管内容量の減少
消化器	嘔気、嘔吐 下痢、腹痛、便意、尿意	メディエーター放出、血管拡張 平滑筋収縮、消化液分泌増加
その他	口内違和感、口唇のしびれ 不安感、胸部違和感	

表2　症状の臓器別発生頻度

症状	頻度（％）
蕁麻疹・血管浮腫	88
上気道浮腫	56
呼吸困難・喘鳴	47
紅斑	46
めまい・失神・低血圧	33
嘔気・嘔吐、下痢、腹痛	30
鼻炎	16
頭痛	15
胸骨裏面痛	6

Section3 アナフィラキシーショック

アナフィラキシーの観察アセスメント
（1～3のいずれか1つでも認めるときは、強く疑われる）

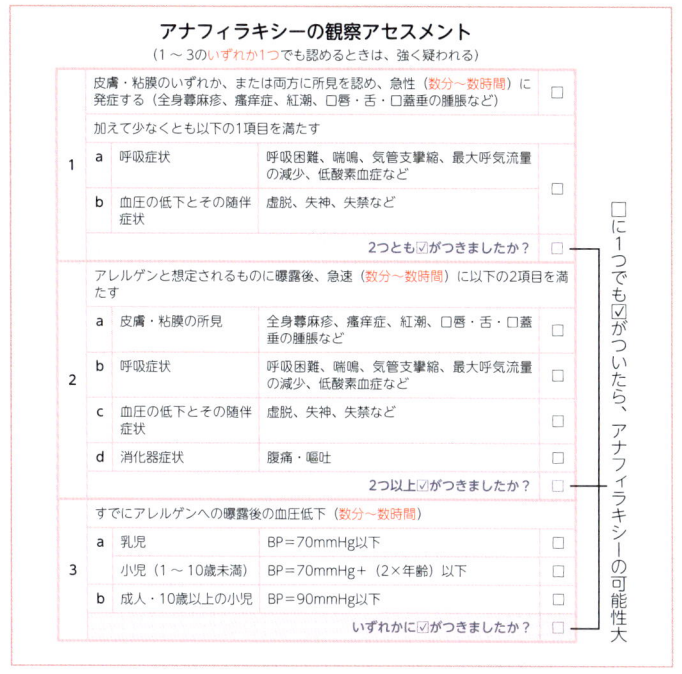

1	皮膚・粘膜のいずれか、または両方に所見を認め、急性（数分～数時間）に発症する（全身蕁麻疹、瘙痒症、紅潮、口唇・舌・口蓋垂の腫脹など）		☐	
	加えて少なくとも以下の1項目を満たす			
	a 呼吸症状	呼吸困難、喘鳴、気管支攣縮、最大呼気流量の減少、低酸素血症など		
	b 血圧の低下とその随伴症状	虚脱、失神、失禁など	☐	
		2つとも☑がつきましたか？	☐	
2	アレルゲンと想定されるものに曝露後、急速（数分～数時間）に以下の2項目を満たす			
	a 皮膚・粘膜の所見	全身蕁麻疹、瘙痒症、紅潮、口唇・舌・口蓋垂の腫脹など	☐	
	b 呼吸症状	呼吸困難、喘鳴、気管支攣縮、最大呼気流量の減少、低酸素血症など	☐	
	c 血圧の低下とその随伴症状	虚脱、失神、失禁など	☐	
	d 消化器症状	腹痛・嘔吐	☐	
		2つ以上☑がつきましたか？	☐	
3	すでにアレルゲンへの曝露後の血圧低下（数分～数時間）			
	a 乳児	BP＝70mmHg以下	☐	
	小児（1～10歳未満）	BP＝70mmHg＋（2×年齢）以下	☐	
	b 成人・10歳以上の小児	BP＝90mmHg以下	☐	
		いずれかに☑がつきましたか？	☐	

☐に1つでも☑がついたら、アナフィラキシーの可能性大

図1　アナフィラキシーの観察アセスメントチェックシート

死亡原因は、上気道および下気道閉塞による窒息（75％）、循環不全によるショック（25％）とされ、適切な介入が行わなければ短時間で心肺停止などの危機的状態に陥る可能性が高い。

＋治療

まず応援を要請し、心電図、血圧、経皮的酸素飽和度（SpO_2）、呼吸数および呼吸パターンのモニタリングを開始する。酸素マスクにて高流量の酸素（4～5L/分）を投与し、末梢静脈ラインを確保する。

▶薬剤

アナフィラキシーショックに対する薬物療法のエビデンスはほとんどないが[3]、しばしば不適切な薬剤の選択が行われていることが問題である。

第一選択の薬剤は、エピネフリンである。薬理学的には$α_1$作用（血管収縮）による血圧の上昇と維持、$β_2$作用（気管支拡張）による換気の改善が期待される。

投与量は小児では0.01mg/kg（最大0.3mg）。英国では「6～12歳 0.3mg、6か月～6歳0.15mg、6か月以下0.15mg」を推奨している。

注射部位は、①大腿四頭筋外側広筋、②上腕三角筋に筋注。皮下注は吸収速度が遅い（筋注の1/4）ので行わない。症状の改善がみられない場合には3～5分ごとに投与を繰り返す。

その他の薬剤はオプションである。副腎皮質ステロイドの効果発現には数時間要し、遅発性アレルギー反応の抑制には有効と考えられる（ソル・メドロール® 10〜20mg/kg程度）。抗ヒスタミン薬（H_1、H_2受容体拮抗薬：ポララミン®、ガスター®など）なども用いられる。ただし、欧米のガイドラインでは適応はない。

気管支攣縮による換気不全に対し気管支拡張薬の持続的吸入を行うが、上気道狭窄に対する外科的気道確保を常に考慮する。

ショックが遷延する場合には生理食塩水10〜20mL/kgの急速投与（最大30分で50mL/kg）強心薬・昇圧薬の投与、気管挿管による人工呼吸管理、ICUでの循環呼吸管理も考慮する[3,4]。

最後に、再発防止のため、原因について患児および保護者を教育し、年長児ではエピネフリン注射薬の携行（エピペン®［http://www.epipen.jp/］）も考慮する。また、病院のリスクマネジメントとして、院内緊急招集体制（コードブルー）の構築やdifficult airwayに対するシミュレーション訓練の実施が必要である。

○cf.
Chapter 3 Section 3 幼児期／食物アレルギー／症状出現時の対応／即時型症状出現時の緊急対応／エピペン®について（p95）

まとめ

診断・治療における重要なポイントを列挙する。

- **早期発見**：原因物質の曝露後に皮膚症状（蕁麻疹）とその他の臓器症状を認めるときには、アナフィラキシーショックを疑う。
- **初期対応**：①応援を呼ぶ、②バイタルサインのモニタリング、③エピネフリン筋注（小児0.01mg/kg、最大0.3mg）、④酸素投与、末梢静脈路の確保。
- **環境等の整備**：①標準化救急カートの整備、②院内救急対応体制の整備、③difficult airwayに関する教育・研修。

（高橋英夫）

文献
1) Gopalakrishnan S, Alexander R: Anaphylaxis—junior doctors' knowledge of guidelines. Resuscitation, 80: 383-384, 2009
2) Alrasbi M, Sheikh A: Comparison of international guidelines for the emergency medical management of anaphylaxis. Allergy, 62: 838-841, 2007
3) Brown SG: Anaphylaxis: clinical concepts and research priorities. Emergency Medicine Australasia, 18: 155-169, 2006
4) Tsang K: Anaphylaxis: assessing patients with allergies. Emergency Nurse, 16: 24-29, 2008

Section4 患児のアレルギー情報とリスク対策

➕はじめに

　患児を取り巻く現代の環境には、食物、動物、薬剤、建材、化粧品など、アレルゲンの種類は多種多様に存在する。したがって、患者のアレルギー情報をすべて把握しておくことは不可能であり、また、アレルギー反応にも、別項で述べられているとおり、即時型、遅発型、遅延型とタイプが異なり、家族のとらえ方などもさまざまである。そのため患者・家族がアレルギー情報として認識していない場合も多く、正確な情報収集は困難である。

　アレルギー情報に関する、医療者の大切な役割は、個々の患者のアレルギー情報を可能な限り事前にキャッチし、重篤なアナフィラキシーショックや危険なアレルギー反応の発生を未然に防ぐことと、発生しても重篤にならないよう救命救急処置がすぐに実施できる人・物の環境の整備と、組織として水際で抑え込む手段、対策を全職員に周知徹底し、いざという時に実施できる病院としてのリスクマネジメント力が求められている。

　また、アレルギー情報については、患者・家族は最も大切な情報を直接的でない言葉や表現方法で示すこともあるため、語彙と状態の関係を理解しておく知識が必要である。患者・家族の協力なくしてはアレルギー情報を取得することができない。医療者と患者・家族の連携は情報の基礎として大切な要因である。

　病院や施設内の医療安全管理上、患者のアレルギー発生によるアクシデントを最小限に抑えるためには、院内の医師をはじめとする、看護師、栄養士、薬剤師、理学療法士等の医療スタッフ間での新しいアレルギーの知識や情報の共有が最も重要なことである。

⬅ cf.
Chapter 2 Section1 アレルギーの発症機序(p16)

情報のリスク要因

　患児・家族からのアレルギー情報によるリスク要因には、3つのタイプが考えられる。

①アレルゲンとなる存在を**患児・家族は知っていたが、医療者が情報として得ていない**場合。

　例）A君はそばアレルギーであるが、入院時に看護師が聞かなかったので伝え

なかった。
②アレルゲンとなる存在を**患児・家族・医療者の一部は知っていたが、医療者の連携が悪く、関係する医療スタッフ全員に伝わらなかった**場合。
　例）A君はそばアレルギーであることを、入院時に主治医・看護師は知っていたが、栄養士には伝わっていなかったため、昼食にそばが出された。
③アレルゲンの存在を**患児・家族、医療者も知らず、未知のアレルギー情報を有する**場合。
　例）A君は初めてそばを食べて、重篤なアナフィラキシーショックを呈した。

　いずれの場合も患児・家族にとっては重篤なアナフィラキシーショックを引き起こす要因となることから、アレルギー情報の収集には細心の注意を払う。特に、外来や入院時に患者・家族と出会う初めての医療関係者となる看護師は、「患者の情報収集」いわゆる「事前の来院調査票／問診／アナムネ」を聴くことには重要な役割があることを自覚する。
　前項の①②については、看護師は医療者のなかでも患者との接点が近い。アレルギー情報の聞き忘れ、聞き逃し、記載漏れ、伝え忘れなどがあると、多職種に対してもリスクの発生を引き起こす要因となりやすいため、慎重かつ適切な情報の伝達と個人情報のコントロール力が求められる。また、③の発生時には速やかな処置と対応ができる環境づくりが優先される。

リスク防止のための情報収集

✚情報収集の留意点

　看護師は情報収集をする際、家族から患児のアレルギーの種類、過去のアレルギー反応、発症時の処置や対応を具体的に聞き取る。その他、必要に応じて会話や症状のなかからアレルギー情報を得て、データとして蓄積し発展させていく。
　このときには、家族の協力が最も大切である。可能な限り、過去の日常生活から、アセスメントシートに基づいて、患者・家族に記入してもらうとよい（図1）。アセスメントシートは、アレルギー情報収集の入り口として、アレルギーの有無や種類を大きくふるいにかけるために活用する。さらに詳細な情報は、アセスメントシートに基づいて確認・質問をしたりしながら得ていく。特に留意すべき事項は、次のとおりである。

Section4 患児のアレルギー情報とリスク対策

アレルギーアセスメントシート

_____ 様　　　　　　記入日：　　年　　月　　日

アレルギーについて、お教えください。

食べ物について　●食べ物を食べて発疹が出たことがありますか？
　　　　　　　　　　ある　□　　　　ない　□　　　　不明　□
　　　　　　　　・「ある」と答えた方：それはどの食品ですか？
　　　　　　　　　　卵　　□　　　　小麦　□
　　　　　　　　　　牛乳　□　　　　そば　□
　　　　　　　　　　大豆　□
　　　　　　　　　　その他　□（　　　　　　　　　　　　　　　　　　　　　）

お薬について　　●アルコール綿を使用後、発疹が出たことはありますか？
　　　　　　　　　　ある　□　　　　ない　□　　　　不明　□
　　　　　　　　●お薬を飲んだ後、発疹が出たり息苦しくなったことはありますか？
　　　　　　　　　　ある　□　　　　ない　□　　　　不明　□
　　　　　　　　・お薬の名前がわかりましたら、教えてください。
　　　　　　　　　（　　　　　　　　　　　　　　　　　　　　　　　　　　　）

環境について　　●ハウスダストなどで発疹や咳などが出たことはありますか？
　　　　　　　　　　ある　□　　　　ない　□　　　　不明　□

その他　　●気になることなどございましたら、ご自由にお書きください。

　　　　　　　　　　　　　　　　　　看護師：_____

図1　アレルギーアセスメントシート

- アセスメントシートを読み上げて、再度、家族とともに情報を確認する。
- 質問項目の意図を理解できているか。
- 無回答や白紙の状況がないか。
- チェック漏れがないか。
- 裏面などの設問の回答漏れはないか。
- 「あり・なし・不明」の別が明確になっているか。

　アレルギー情報の最終判断は医師が実施するため、漏れなく、回答に空白がな

いようにする。回答がない場合、「状態や状況を表現できない」「方言と言い回しが異なる」「質問の意味がわからない」「面倒で省略した」などの理由で記載していないのか、アレルギーが発生していないため記載していないのかを確認し、その内容を記載する。

✚組織としての整備

以下の項目は、情報収集に伴う関連情報として、組織として整えておくポイントである。

①**緊急時の対策**：緊急時に行った処置・治療・処方の内容と収集した情報は、情報だけに終わらせず、速やかに環境と必要物品を整備する。たとえばアナフィラキシーショックに対する吸入剤・エピペン®等を配置する。

②**環境整備**：入院生活によるストレス要因は患者個々により異なるが、他の患者の感染や寝具等によるアレルギーのリスク情報を見逃さない。

③**情報の一元化**：患者・家族の情報を、最終業務の実施者（薬剤師、栄養士、理学療法士など）に伝えるシステムと、最終実施者が最新情報を確認できることを、組織として考える。

④**情報の透明性**：多職種との情報の連携、誤情報の発生リスクを低減する収集にあたる。

⑤**情報の優先化**：絶対に見逃せないアレルギー情報は、食物アレルギー、薬剤アレルギー、ラテックスアレルギーである（図2）。

```
【入院時の情報収集】
①アレルギーの種類
②アレルギーの症状
③アレルギー症状発症時の対応策
          ↓ 療養場面でのリスク

食物アレルギーがある患児
・調理中のアレルゲン食品の混入
・配膳の間違い
・他の患者の食事を食べてしまう（幼児）
・子ども同士で食事の交換（幼児）
・小麦粘土での遊び

薬剤アレルギーがある患児
・抗菌薬
・解熱薬
・坐薬（ゼラチンアレルギー）
・ヨード剤
・消毒用アルコール

ラテックスアレルギーがある患児
・ゴム風船での遊び
```

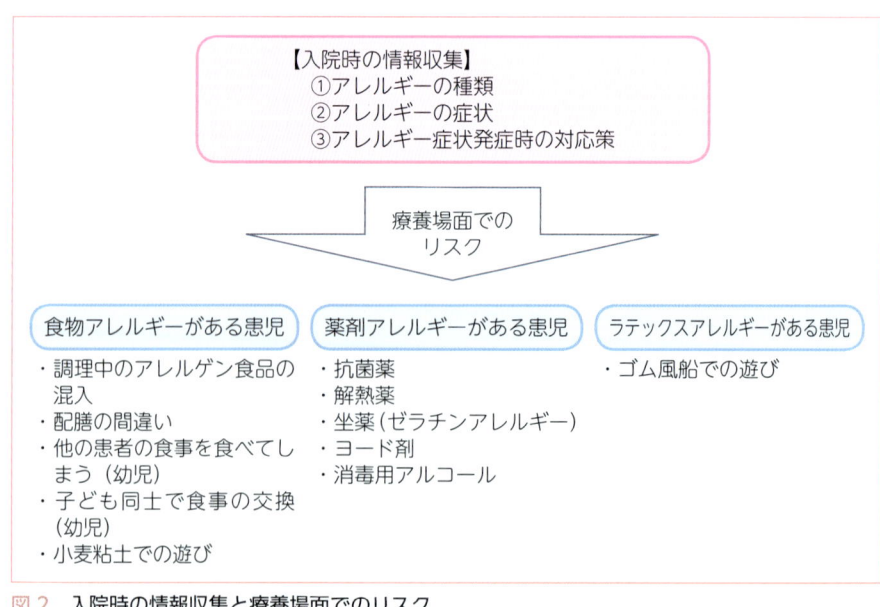

図2　入院時の情報収集と療養場面でのリスク

Section4 患児のアレルギー情報とリスク対策

絶対に見逃せないアレルギー情報

✚食物アレルギー

　食物アレルギーに関連した事例から、そのリスクを考えてみる。

　食物アレルギー患者では、代替食や除去食など患者個々に応じた食事を提供する必要があるが、調理中のアレルゲン食品の混入や配膳の間違いが発生しないよう、栄養士、調理師、助手、調理実習の学生に至るまで、教育の徹底が必要である。

　また、卵や牛乳などは、加熱処理や加工したものなどであれば摂取が可能な場合もあるため、配膳時にはそのつど患者の食札やカルテなどを照合し、アレルゲンの食品が混入していないことを、患者・家族とともに確認することも大切である。

　幼い年齢の患者であれば、他の患者の食事を手にとって食べてしまうことや、友だち同士で食事の交換、床に落としてしまったアレルゲンの食品なども拾って食べてしまう可能性もある。

　集団での食事の場面が必要な状況もあるが、食物アレルギーのある患者は医療者から目に見える範囲に座り、他の患者との交流がない離れた位置に着席させるなど、配慮する必要がある。

　以上のように、食事に関する日常生活行動は幅広く、想定できることには限界があるため、なぜいけないのかを、本人・家族がレベルに応じて理解することが重要である。

　さらに、食物の経口での摂取だけでなく、小麦粘土など、遊びのなかにも接触する可能性があるので注意する必要がある。

✚薬剤アレルギー

　薬剤アレルギーについても特に注意しなければならない（前項参照）。

　抗菌薬や解熱・鎮痛薬など、今まで使用した薬剤にてアレルギー反応がなかったか、また検査の種類によってはヨード剤などもあるので確認する。

　子どもの鎮静検査に坐薬を使用することも多いが、坐薬にはゼラチンを使用していること、乳糖、でんぷんによる薬剤の増量負荷もあるため、使用時にはゼラチン、乳糖、でんぷんのアレルギーの有無がないか把握する。

　採血や点滴時の皮膚消毒に使用するアルコール綿に含まれる成分では、エタノール剤、イソプロ剤の有無にも注意する。

↪cf.
Section1 臨床現場でのアレルギーに関連するリスク要因（p166）、Section2 薬剤（p170）

＋ラテックスアレルギー

　医療器材のなかにも採血時の駆血帯、ゴム手袋や導尿用カテーテル、絆創膏など、ゴム製品もあるため、患者のラテックスアレルギーの有無を確認しておくことは大切である。

　また、うっかり家族がゴム製の風船やゴム製の人形、輪ゴムを持ち込んだり、外国製のおもちゃのなかにはラテックス製のものがあったりする。病院にはラテックスアレルギーの患者もいるので、本人にラテックスアレルギーがなくても、病院内への持ち込みには注意する必要がある。入院時の注意事項として、家族へ説明を加える。

アレルギー情報を活かす生活・社会的支援

＋アレルギー情報の共有方法

- 病院などの医療機関の受診時や外科的処置や内服治療療の際には、アレルギー情報を医療者に必ず伝えるように患者・家族に指導し、手帳やカードの持参などの具体的な方法を行動レベルで示す。
- 日本学校保健会が発行している『学校生活管理指導表（アレルギー疾患用）』[1]を活用し、患者・主治医・学校間での情報の共有の一助とする。
- 患者の成長段階によって、保育園や幼稚園への入園、小学校の就学、中学校の部活動など、環境の変化の発生に対して、食事や遊び、行事活動、社会活動など、その状況に応じた的確な患者のアレルギー情報と状況の説明を、本人もしくは保護者が園や学校の先生に行えるように支援する。また医療者は、学校の教員、患者・保護者との連携を図り、患者が、安全で安心した環境で、成長発達し、アレルギーによる不利益を生じない支援・調整を行うことが大切である。

＋園・学校生活への支援

- 食物のアレルゲンの内容によっては、園や学校からの給食は困難であり、自宅から弁当の持参を依頼される可能性もある。うさぎやハムスターなど、動物を飼育していることもあるだろう。学校の活動内容においては係の活動もあり、アレルゲンとなる生きものを扱う係や黒板を消す係などは避けながら、その代わりとなる活動を見出していけるような生活のプラス思考を育成する配慮が必要である。

- 患者の年齢・理解度によっては、自らの身体を守るためにも友だち同士で食品の交換は行わないこと、身体の症状の変化があるときには、我慢せず大人に異変を伝えることが大切であることを、患者家族・医療者が患者に教育していくことも、時には大切である。
- 家族には症状出現時の緊急連絡の方法、対応の方法を園・学校と確認しておくことを指導する。

✚社会生活への支援

- 自宅では家族が配慮した安全な環境を提供できるが、それ以外の場所、特に外食先や家族の実家、友人家などは、慣れない場所のため、特に注意する。特に遠方への旅行の場合は、アレルギー症状出現時などに緊急で受診できる病院などを把握しておく必要性を指導する。
- 患者の成長に伴い、学校行事、社会的活動、就職、進学など、家族や病院から離れた環境に出かけたり、引っ越したりすることもある。事前に進路や活動の内容を把握し、必要な対応策を調整していけるよう、患者自身が自己の状況を理解し、関係者との調整ができるように指導支援する。

✚社会的支援

- 医療者は保育園・学校・地区活動に参画するなどの院外における地域の保健医療・福祉の活動推進の役割も果たし、正しいアレルギー情報の普及活動に努めることも大切な情報活動の一環である。

（加瀬由美子、山元恵子）

文献
1) 日本学校保健会：学校生活管理指導表（アレルギー疾患用）.
   http://www.gakkohoken.jp/book/pdf/02sidou.pdf

Section5
いじめや虐待を受けている患児への対応

✚はじめに

　アレルギー疾患を抱えている子どもがいじめられることは、決して少なくない。特に重症のアトピー性皮膚炎で、顔や首など外から見えやすいところの症状が強い子どもがそのためにいじめられることは、よく経験される。また、乳児期からのアトピー性皮膚炎が親のスキンシップを妨げたり、瘙痒感が強くて寝入りばなにぐずるなどの症状があったりすることは、子育てを難しくする。これらの症状が親子関係にもたらす影響も決して少なくない。また、アレルギー疾患の子どもの親がネグレクト傾向にあると、その治療が進まず、症状が悪化することもある。

　一方、いじめや親子関係の問題が子どもにとってのストレスとなり、症状を悪化させてしまうこともある。さらには、いじめや親子関係の問題で自尊感情が下がり、うつ傾向になることは、治療意欲を低下させ、アレルギー疾患の回復を遅らせる結果ともなる。その結果、症状の悪化と被害の悪循環となる危険性がある。そのような悪循環になる前に、子どもたちの心理社会的問題を早期に発見して介入することは、子どもの心理的影響のみならず、アレルギー疾患の悪化をも食い止めることにつながるのである。

いじめ

　保育園や学校でのいじめは、疾患への無理解から起きることが多い。たとえば、アトピー性皮膚炎を「汚い」と思ったり、食事療法をしている子どもを差別したり、受診のための欠席をばかにしたりするということである。

　いじめを受けている子どもの多くは、自分がいじめられていると認めたくない。何とか抜け出そうと努力するが、いじめる側の問題が大きいのであるから、自分の力だけで解決できないことが多い。その結果、自分が悪いと思う傾向が強くなる。ストレスとともに無力感や自責感が続くと、うつうつとしてきて、なかなかそこから抜け出せないこともある。気長な支援が必要である。

✚いじめられている子どもの発見

　いじめられている子どもは、保育園や学校に行きたがらなかったり、保育園や

Section5 いじめや虐待を受けている患児への対応

学校の話をしなくなったり、笑顔が減るなどのうつ傾向がみられたりする。それに気づかない親が責めたり励ましたりすることで、いじめられている自分が悪いと感じてしまうこともある。元気がない裏には何らかの原因があるかもしれないことを親と共有して、責めたり、むやみに励ましたりするのではなく、何でも話してよいという雰囲気をつくり、子どもが打ち明けやすくすることを考えるとよい。身体的ないじめを受けているときには、説明のつかない傷が生じていることがある。

✚いじめられていることがわかったら

いじめられていることがわかったら、子どもの傷つきに共感することが必要である。親は加害している子どもやその親への怒りが先に立ち、自分の子どもへの共感を忘れることがあるが、長期的に重要なのは子どもの心を理解することである。「何でもっと早く相談しなかったの？」などという言葉ではなく、「つらかったね」「怖かったね」「相談するのも怖いね」など、本人の感情を表現してあげることが大切である。本人の納得を得ながら、教師とも話し合い、他の子どもに病気の理解を促してもらうことも重要な対応となる。

✚いじめの予防

アレルギー疾患の子どもに対するいじめを予防するためには、周囲の子どもが病気のことを理解し、病気の子どもに共感できるようにすることであり、それは教育の一環でもある。病気であることは悪いことではないこと、病気と闘っている子どもを尊敬することによって自尊感情を高めることが必要である。子どもに力があれば、クラスのなかで、アレルギーという病気について自分から発表することも意義のあることである。

【Note】
いじめられているサイン
・不自然な傷がある
・ふさぎこむことが多くなる
・学校へ行きたがらなくなる
・学校の話をしなくなる
・物がなくなることが頻回にある
・自殺をほのめかす言動があったり「生まれてこなければよかった」と言う　　など

虐待

✚アレルギー疾患と虐待

アレルギー疾患の子どもへの虐待はさまざまである。通常の虐待もあるが、特徴的なものもある。アレルギー疾患との関係が強いものを解説する。

▶医療ネグレクト

近年多くみられるのは、医療ネグレクトである。虐待とは子どもへの重大な権利侵害であるが、子どもが受けるべきケアを与えないことをネグレクトという。

アレルギー疾患があるにもかかわらず、適切な医療を受けさせない場合、医療ネグレクトにあたる。重症のアレルギー疾患があるにもかかわらず、ステロイドが怖いといって医療機関を受診させないこともある。

▶非器質性成長障害

非器質性成長障害（non-organic failure to thrive：NOFTT）とは、器質的な疾患がないにもかかわらず成長障害があるものをさすが、そのほとんどがネグレクトによる。アレルギーと自己診断し、特殊な食事療法を行って体重減少や栄養障害が起きても、医師の指示に従って栄養を与えることをせず、子どもが重篤な状態に陥ることもある。体重減少があっても、入院などをして適切な栄養が与えられるとすぐに回復することで、明らかとなることが多い。NOFTTを単なるネグレクトとして軽くみることは危険である。NOFTTが高じて死亡する例もあるし、重篤な身体的虐待に移行することも少なくない。

▶代理によるミュンヒハウゼン症候群

代理によるミュンヒハウゼン症候群（Münchhausen syndrome by proxy：MSBP）とは、子どもの病気をつくり出して医療機関を受診させたり、不必要な検査や治療を受けさせるものである。アレルギーがあり、与えてはいけない食事を与えて子どもを病気にして受診させたり、あるいは、まったくアレルギーはないのに、アレルギーがあることを装って受診させたりすることもある。

筆者がこれまでにかかわったMSBPのケースは、他の症状でそれが明らかになったが、ほとんどのケースでアレルギー疾患があると装っていた。これまで見たことのない症状、検査所見との矛盾、症状のエスカレートなど、不自然さに気づくことが大切である。

▶心理的虐待

気管支喘息などのアレルギー疾患の悪化に心理的虐待が影響していることは少なくない。身体的虐待などの他の虐待を伴っていることもあるが、心理的圧迫が影響しているのである。きょうだいとの差別、「生まれてこなければよかった」など、子どもの存在をののしるといった心理的虐待はアレルギー疾患の悪化に影響する。

✚虐待の発見

虐待の発見は、不自然さの発見による。虐待は常に隠されているので、不自然な言動、不自然な態度、親の不自然な説明などにより、疑いをもつことがなければ見つけることはできない。疑いを大切に、子どもを守る行動をとることが求められている。

✚虐待を疑ったときの対応

▶職員間で情報を共有する

　虐待を疑ったら、一人で抱え込まずに他の職員と情報を共有することが大切である。情報を共有することにより、さらに疑いが強くなることは少なくない。特に少し離れた立場の人と相談することは有意義である。院内に虐待対応システムがあるときには、そこに相談する。

▶子どもの安全を守る

　虐待対応の一番の目標は、親を非難することではなく、子どもの心身の安全を守ることである。子どもを虐待しないですむように親を支援するのであって、親を罰するわけではない。

●児童相談所等への通告

　虐待の可能性が高い場合には児童相談所や福祉事務所に通告し、地域と連携して対応する。通告を受けた機関は通告元を秘密にすることもできる。しかし、医療機関の場合、医療的事実が虐待かどうかの判別に重要であるため、医療機関が親に「あなたの行っていることは虐待にあたる」と告知することが必要になる場合も多い。

　なお、子どもの危険が強い場合には親との分離が必要になることもあるが、その場合でも、子どもを安全に守り、親を支援するための手立てとして実施される。親子分離は児童相談所が判断する。

●地域との連携による虐待防止・子育て支援

　虐待ではあるが、分離に至らなかった場合や一時的に分離したが親元に戻った場合には、児童福祉法に定められた地域のネットワークである「要保護児童対策地域協議会」で支援を行い、虐待を防止していくことになる。医療機関はその一員として虐待防止にあたることが求められている。アレルギー疾患の診療および成長発達のフォローを担い、定期的な受診のなかで親を支援し、要保護児童対策地域協議会に情報を提供し、地域と連携して子どもを守っていくことになる。

　虐待に至っているわけではないが、その危険が高く、予防しなければならない場合には、地域の保健機関や福祉機関と連携し、子育て支援を行う。状況によっては上記の要保護児童対策地域協議会のケースとして対応する。

　虐待はエスカレートしやすいものである。できるだけ早く発見して地域で支援を行い、子どもの安全を守る必要がある。

（奥山眞紀子）

【Note】
安全を守る機関・組織
・児童相談所
・福祉事務所
・保健所・保健センター

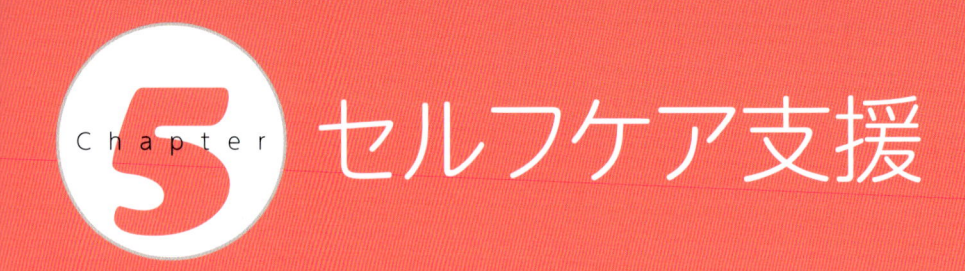

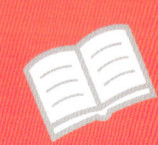

Chapter 5 セルフケア支援

Section 1 アレルギー児への患者教育

患者教育の目標と重要性

　小児気管支喘息の治療目標は、最終的には寛解・治癒をめざすが、日常のコントロール目標は、下記のとおりである[1]。

・β_2刺激薬の頓用が減少、または必要がない
・昼夜を通じて症状がない
・保育園や幼稚園、学校を欠席しない
・スポーツも含め日常生活を普通に行うことができる
・PEF（peak expiratory flow；ピークフロー）が安定している
・肺機能がほぼ正常
・気道過敏性が改善（運動や冷気などの吸入による症状誘発がないことが確認される）

　この目標を達成するためには、患者・家族の自己管理のいかんによるところが大きい。しかし、症状があるときには積極的に治療を行うが、症状が消失すると治療を中断してしまう患者・家族は多い。慢性炎症を特徴とする小児気管支喘息

では、症状がない期間でも治療を継続していくことが、患者教育の目標となる。

コンプライアンスからアドヒアランスへ

　知識があるだけでは患者教育はできない。どんなに大切な情報を与えても患者や家族が受け入れなければ意味がない。どんなにすばらしい治療法を教えても患者・家族が実行しなければ効果は得られない。気管支喘息治療における患者教育は、患者・家族が主体的に自己管理できるように導くことである[2]。つまり、患者教育の目標は、医療従事者の指示に従うことを求めた「コンプライアス」から、患者・家族が主体的に自己管理に取り組む「アドヒアランス」の向上をめざすようになった。

✚ノンアドヒアランスのタイプ

　WHOは、気管支喘息患者のノンアドヒアランスには、故意でないノンアドヒアランス（erratic nonadherence）のタイプと、意図的なノンアドヒアランス（intelligent nonadherence）があることを指摘している[3]。故意でないノンアドヒアランスには、服用忘れや投与スケジュールの変更、生活習慣の変化などにより、適切に服用できないなどがある。一方、意図的なノンアドヒアランスには、体調がよい、指示されたものとは違う服用方法のほうが効き目があるなどの思いにより、適切に服用しないなど、心理・社会的要因、個人の価値観や信念などが大きく影響している。故意でないノンアドヒアランスに関しては、生活リズムの工夫などの対応が必要であるが、心理・社会的要因、個人の価値観や信念などが介在している意図的なノンアドヒアランスには、患者・家族との時間をかけたコミュニケーションが必要であり、患者・家族の心理や価値観を理解し・共感したうえで、対応していく必要がある（表1、2）[3,4]。

表1　故意でないノンアドヒアランス

知識不足・認識不足、環境要因
・喘息治療の必要性に対する認識の低さ ・服用忘れ ・治療プランの複雑さ 　（吸入回数の多さ、吸入方法の複雑さ、困難さ） ・治療への負担 　（子どもにじっとさせて吸入を数十分間させる） ・生活習慣の変化（夏休みなど）

(Dinakar C：喘息におけるノンアドヒアランス（治療非遵守）を理解する. International Review of Asthma, 8(2)：52-60, 2006[4] より)

表2 意図的なノンアドヒアランス

心理・社会的要因、個人の価値観・信念
- 医療者や薬に対する信頼感が低い
  (独自に投薬量の増減や中止をしてしまう)
- 治療効果より負担感が強い
- 患者独自の喘息に対する考え方
  (そのうち自然に治るだろう)

(Dinakar C:喘息におけるノンアドヒアランス(治療非遵守)を理解する. International Review of Asthma, 8(2): 52-60, 2006[4] より)

✚患者の傾向と行動科学

アドヒアランスに関する患者の傾向として、
- 疾患の重症度が高いとアドヒアランスが高い
- 治療法や薬の作用について正しく理解していないとアドヒアランスが低い
- 治療法で、長期間の処方、1日の服用回数が多い、服用方法が複雑なほうがアドヒアランスが低い

などがある[5]。

これは、「健康信念モデル」(health belief model) (Rosenstock、Becker)、社会学習理論 (Bandura、1977) などを基礎に発達してきた「防護動機理論」(protection motivation theory) (Rogers、1983) などの行動科学に基づいた理論と一致する。「自分は重症だと思う(苦痛)」「このまま放置していると大変なことになる(重大性)」「きちんとやれば治る(結果期待)」「自分ならやれる(自己効力感)」の気持ちがあると、動機が高まり、行動につながるというものである。

小児気管支喘息治療・管理ガイドライン2008において、アドヒアランスを向上させるためのポイントとして、「病気の重大性」「治療による将来の見通し」「自己効力感を高めて、治療行動をオペラント強化[*1]」の3点をあげているが、これは、このような行動科学の理論に基づいているものである。

治療目標の共有化

患者教育の対象は、患者自身だけでなく、患者を支援するすべての人々である。具体的には、家族はもちろんのこと、保育園や幼稚園、学校などの教職員などが、患者の病気や治療を理解し、自己管理をしやすい支援体制にある生活環境が理想である。

治療目標である「発作が起きてから対処するのではなく、予防的な治療を継続

▶[*1] オペラント条件づけ
条件づけの一つ。ここでは治療行動(オペラント行動)を称賛したり、奨励したりすることで、治療行動が習慣化(治療行動の頻度を高める:強化)させることを意味している。

することで発作をなくし、健常児と同じ水準の日常生活を送れるようにする」[6]ことを、医療関係者と患者・家族と支援する人々が共通に理解している必要がある。発作が起きても日常生活に支障がないと感じる患者も少なくない。治療目標が共有できないために何度も予定外受診をする患者とその都度指導を繰り返す医療者にとってはお互いストレスだけの関係は避けたいものである。

　また、アレルギー疾患の特徴から、時として起きやすい誤解に「治癒」と「寛解」の違いがある。医療関係者は、この2つの言葉を区別する。患者・家族の「治るのでしょうか？」の質問に対して、治癒は厳しいということで「治るかどうかはわかりません」と回答すれば、「ずっとこの発作の状態が続くのだ」と誤解されてしまう。症状がない状態、さらに治療も不要な状態になる可能性は高いことを伝えることは、患者・家族に希望を与え治療の動機を高めることができる。

小児気管支喘息の教育内容

　セルフケアの教育内容は、①病気の理解（自分の身体に起きていること）、②セルフケア（毎日やること）、③セルフモニタリング（やったことの成果、変化）、④喘息発作時の対応、を一致して理解できるようにすることである。

✚ 病気の理解

　慢性疾患であり、症状がないときでも治療をする必要があることを理解することである。

✚ セルフケア

　薬物管理と危険因子の回避がある。

▶ 薬物療法

　症状があるときには症状緩和に即効性の高い発作治療薬は積極的に使われるが、症状が消失してしまうと即効性のない長期管理薬は怠薬されやすい。処方されている薬剤の薬効・役割や使用方法などを理解していることは、アドヒアランスを高める要素の一つである。特にステロイド薬の使用については、心理的抵抗をもつ保護者も少なくない。治療に対する不安を聞くと同時に、継続しやすい治療プランを立案することや治療の見通しを伝えることも、継続的な治療をするうえで重要である（図1）。

▶ 悪化因子の探索と回避

　気管支喘息発作が起きるときの悪化要因を探索し、回避する工夫が必要である。

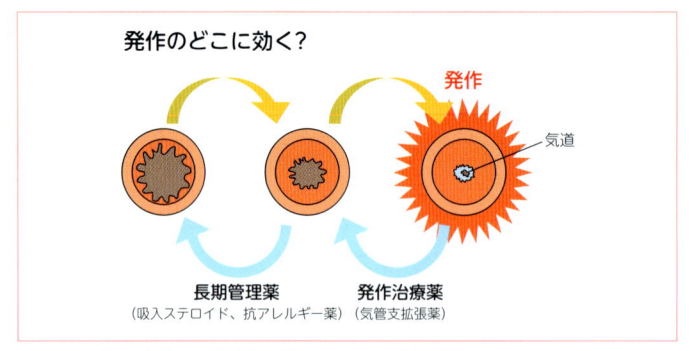

図1 発作治療薬と長期管理薬の説明に有効な例
発作時に気道を拡張するのが発作治療薬、気道の炎症を抑えるのが長期管理薬。

　特にダニをはじめとし、ほこり、ネコ・イヌのふけなど家庭内の環境アレルゲンなどの対策が求められる。しかし、こうした環境整備は、症状緩和に直接的に結果として表れるわけではないので、患者・家族にとって、努力をしてもその目安がないのでストレスになる場合がある。そうしたときには、市販されている簡易ダニアレルゲン検査キットなどを利用するとよい。
　環境アレルゲン以外では、激しい運動や、天候の変化、感染などが発作要因となることがある。

➕セルフモニタリング

　気管支喘息管理のコントロールの目安、悪化因子の探索には、喘息日誌やピークフローによるモニターがある。喘息日誌をつけることは、治療者にとっては、気管支喘息の重症度や治療効果の判定、患者に合った治療計画を作成するうえで、有効な情報となる。また、患者・家族にとっては、病気の状態を把握できるだけでなく、発作の予知・予防や、発作のトリガーを探索することができる。しかし、喘息日誌を毎日つけることが負担となってしまう場合もあり、個別対応プランと併用するとよい。また、最近は、負担を軽減するためにオンラインによる喘息日誌なども試みられている。
　喘息日誌に記載された内容について受診ごとにフィードバックすることは、患者が治療を継続する強化子となる。

➕気管支喘息発作時の対応

　発作が起きたとき、あるいは発作の徴候にあわせてアクションプラン（具体的に患者・家族が行動できる治療行動を記述したもの）を渡す。それをもとに、保育園、幼稚園、学校などとも連携できるようにする。

Section1 アレルギー児への患者教育

　その連携用の書類としては、学校生活管理指導表[7]が活用できる。これは、学校生活上、学校側からの支援を必要とする場合に、保護者が学校側に提出するも

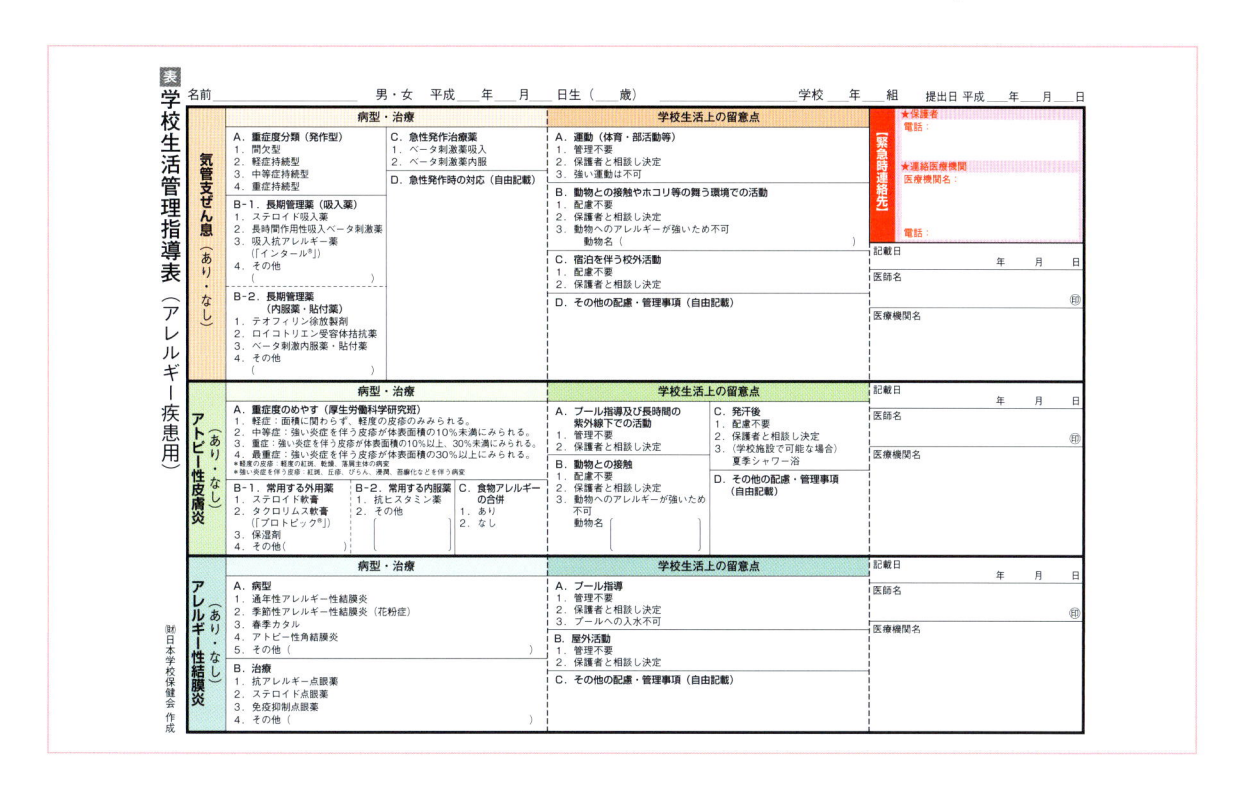

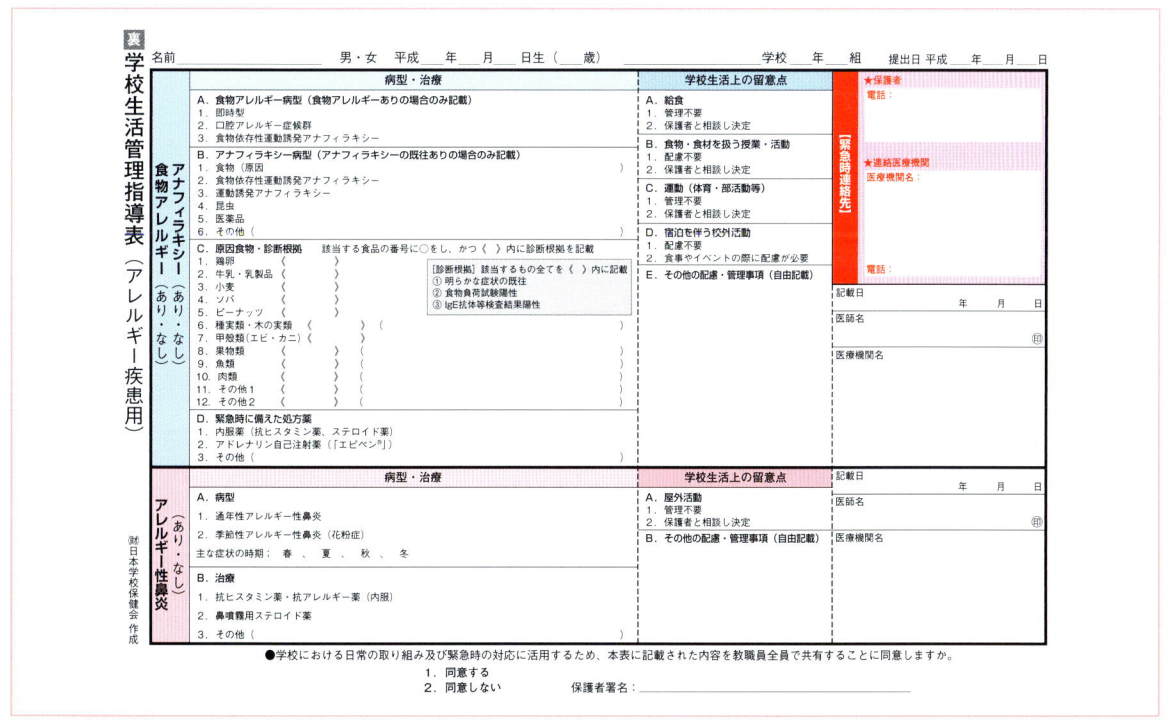

図2　学校生活管理指導表
(日本学校保健会：学校生活管理指導表（アレルギー疾患用）（文部科学省スポーツ・青少年局学校健康教育課監，日本学校保健会：学校のアレルギー疾患に対する取り組みガイドライン）．日本学校保健会，2008[7]より)

のである（図2）[7]。また2011年には厚生労働省より『保育所におけるアレルギー対応ガイドライン』も出された。

発達段階別教育内容

発達段階、重症度などにより、指導内容、使用単語、目標などが異なる。その目安を図3[8]に示す。

発達段階別のポイントは、以下のとおりである。

①幼児期（2〜4歳）

吸入補助具やネブライザーに興味をもたせ、治療意欲を出させるかかわりが必要である。褒めるなどして、治療行動を賞賛し、習慣化づける。

②学童期（5歳〜小学低学年）

簡単なわかりやすい言葉で比喩を用いて、治療の必要性について理解させる。単純な模型や絵本などを使った説明が効果的である。腹式呼吸やピークフローメーターの測定などはゲーム感覚を取り入れて楽しませる。

③前思春期（小学高学年）

治療を継続する必要性を理解させることが重要。患者の理解力に合わせた病態生理や治療の必要性について、医療者から直接説明する。本人ができることから始め、自己効力感を高め、段階的にセルフケア行動をとれるよう導く。

④思春期（中学以降）

治療の主体が親から子どもへ移行。親が「もう中学生だから」と突然、知識も管理方法も教えないまま管理を本人に任せると、本人にとって都合のよい誤った

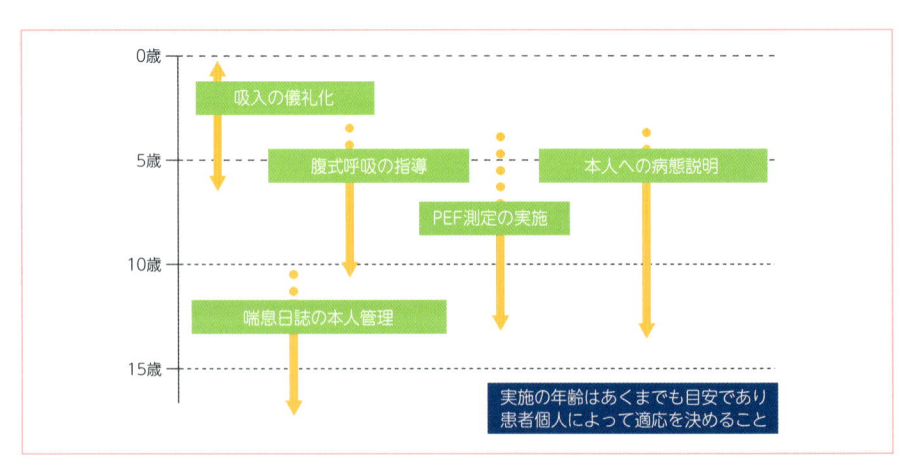

図3 発達段階別指導内容
（日本小児アレルギー学会：小児気管支喘息治療・管理ガイドライン2008．協和企画, p210, 2008[8]より）

吸入薬の使用など、ノンアドヒアランスの危険性が高まる。親から自立するための本人自身へのサポートが重要であることを伝える。また、適切な情報や相談を医師に伝えられるよう、「医師－患者関係」を築くサポートが必要である。

系統的な気管支喘息教育

受診ごとに系統だった気管支喘息教育が必要である。

発作による受診では、症状による苦痛やQOLの障害などが、治療に対する強い動機づけとなる場合が多い。救急外来などの受診でも、パンフレッドなどを渡すなど、時間のかからない何らかの情報提供をすることが望ましい。

初診では、患者の受診目的、心配なこと、症状が起きることによって障害になっていること、治療に期待すること、これまでの治療薬に対する思い、その他の質問などを受けつけたうえでアセスメントをしていく。その後、治療・自己管理を理解してもらうための情報として、気管支喘息の病態、薬物療法の理解、使用量、使用方法を説明する。さらに吸入デバイスの選択と吸入方法、ピークフローなどの治療スキルの練習をする。

2回目の受診では、初回のフォローと薬物の使用状況、問題になった点、疑問に思った点を確認し、アセスメントを行う。その後、薬物の理解や、喘息日誌のフィードバックなどを行い、吸入スキルなどの治療手技の確認を行う。さらに3回目は環境整備など悪化因子の探索などを行っていく。

毎回、前回からのアセスメントのための質問を行い、アドヒアランスと症状評価を行い、治療を理解してもらうための情報提供、治療手技の確認を行っていく。重要である内容であれば、それは繰り返し伝えていく。

情報提供するうえでは、何を伝えるかというよりは、理解されているかどうかを心がけることが大切である。伝える工夫を表3[9]に示す。

表3 伝える工夫

- 一度に多くの情報を与えるほど、患者の理解力は低下し、アドヒアランスは低くなる
- 相手の顔を見ながら、受診した動機や目的など患者側のニーズを確認する
- 患者側から医師に確認するのは必ずしも容易ではないので、診療の終わりに「何かわからないことや聞いておきたいことはありませんか」と念を押したほうがよい
- 基本的で重要な情報は繰り返し伝えるようにする
- たとえ年少であっても患児本人と親（保護者）の両方に語りかけるようにすることが大切である
- 子どもに語りかけるときに理解しやすい平易な言葉づかいを心がけることは、親（保護者）にとってもわかりやすく、話しかけられることは患児本人にとってはうれしいことで、アドヒアランスを向上させる第一歩でもある

（日本小児アレルギー学会：小児気管支喘息治療・管理ガイドライン2008. 協和企画, p206-211, 2008[9]をもとに作成）

治療継続のための治療

　治療行動が確立した後でも、治療は中断されやすい。習慣づいていく過程においても、うまくいっていると問題意識は薄れていくので、治療が続かなくなることがある。医療者は、うまくいけば継続されるものと期待をもちやすいが、逆戻りはある。「続かないのが当たり前」ということを念頭に置き、継続するための工夫をしていく必要がある。半年前と比較したり、1年前を振り返るなど、定期的に治療成果についてフィードバックすることが有効である。

　治療行動が中断されやすい危険状況としては、次のような場合があり、それぞれに対処方法を示しておく。

・学校行事、旅行、夏休み、風邪などのイベントやアクシデントが起きた場合
　⇒イベントに対しては、予測される悪化因子の対処法を説明する。場合によっては、その期間のみ気管支拡張薬が処方されることもある。アクシデントに対しては、アクションプランに対処方法を記述しておく。
・「体育をサボっている」「何で薬をやっているのか」など、友人関係、祖父母などからの理解が得られない場合
　⇒状況を把握し、友人への説明方法を教える。場合によっては学校との連携を図る。祖父母に対しては、病院受診時に同行してもらい、医療者から説明を受けることで納得してもらえることが多い。
・学校で発作が起きた場合などの対処
　⇒学校生活管理指導表を利用し、学校と連携する。
・面倒くさい、塾や部活が忙しくなったなど、治療の優先順位が下がった場合
　⇒本人の優先順位の高いもの（塾、部活）にとって、気管支喘息管理したほうが、より有利であることを理解する。

　また、中断した場合は、中断した期間が短いほど治療行動に復帰しやすいので、再度原点に戻り、治療再開できるような介入をする。

小児アトピー性皮膚炎における患者教育の重要性

　小児アトピー性皮膚炎の治療においても、小児気管支喘息同様、対症療法から湿疹を出さないようにコントロールするproactiveな考えに移行しつつある。

　アトピー性皮膚炎の治療の3本柱である「薬物療法、スキンケア、悪化因子の除去・回避」を成功させるには、患者の自己管理に依存するところが大きい。そのための患者教育が必要である。しかし、「アトピービジネス」と称される民間療法などを含め、多様な情報が氾濫していることに加え、医療機関による治療法の相違も大きい。たとえば外用剤の塗布方法について、「擦り込む」のか「擦り込まない」のか、医療機関が提供している指導も一貫していない[10]。

　こうした社会的背景をもったアトピー性皮膚炎の治療では、根拠をもった実効力のあるわかりやすい指導をしないと患者がステロイドに対する心理的抵抗を抱くなど、時に医療不信を招き、より適切な治療から患者を遠ざけかねない。

　『アトピー性皮膚炎診療ガイドライン』[11]では、軽微な症状でも外用剤を使用することにより再燃を予防し効果を上げることや、ステロイドの誤解などは十分な説明指導が必要であり、治療効果を左右するという内容が加えられた。つまり、アトピー性皮膚炎患者には、意図的なノンアドヒアランスを予防するうえでも、治療効果を発揮できるような患者教育が求められる。

　スキンケアをはじめとする自己管理のための指導は、時間を要するが、適切に行えば、治療効果は迅速に現れやすい。患者の不安・苦痛に共感を示し、疾患・治療に対する正しい知識の提供、治療の見通しと、より具体的で実践力の高い方法を提示していく。また、湿疹がコントロールできた後も、治療に対する不安は再燃されることが多い。継続的なフォローが重要である。

　スキンケアのポイントを3期に分けると、次のようになる。
　①湿疹のある時期：スキンケアのスキルの習得。
　②皮膚がきれいになり、ステロイドを減少する時期：ステロイドの減量方法の習得と悪化時の対応。
　③きれいな皮膚を維持する時期：行事・アクシデントにも対応できる悪化予防。

　皮膚がきれいになっても、ステロイドに心理的抵抗のある、もしくは自己管理の負担感が強い患者・家族にとっては、②③の時期でも、ノンアドヒアランスによる症状の悪化や治療の中断が起こるので、できるだけ丁寧なフォローを要する。ステロイドへの抵抗感に対しては、繰り返し治療の必要性、誤解を解くための説明が必要であるが、負担感に関しては、表4[12]に示した質問が有効である。

表4　患者のセルフケアを促すための有効な方略

- その人のやりがいや大事にしたいことと、治療を関連づける
  （例：治療をやったほうが部活がもっとできて得だ）
- できたときのメリットとできないときのデメリットを比較する
- 何気なくできたときは、「なぜうまくいったのか」自覚できる質問をする
- 今、できていることを列挙してみる
- できたときとできなかったときの違いを比較して、できたときの行動を少しずつ増やす
- 短期で効果が現れやすく、実行可能なものでstep up
  （例：朝のスキンケアを次回受診までに週4回続けてみる）
- 具体的な数値にしてみると実行しやすい
  （例：×なるべく、できるだけ → ○週4回を週2回に）
- できないとき、できそうにないときの代案や対策を考えておく
- セルフケアを行ううえで、負担に感じることを解決する
- モチベーションのレベルに合わせた指導をする
  （例：治療に納得できないのか、方法がわからないのかアセスメント）
- 2、3回同じ指導しても効果がないときは、指導方法とタイミングを検討

（益子育代：患者教育とスキンケア指導の実際［斎藤博久監，大矢幸弘編：アトピー性皮膚炎］．診断と治療社，p106，2007[2]より）

患者教育に有効な情報源と患者教育教材の入手先情報

気管支喘息に関して、優良な教材が比較的入手しやすい。表5に、活用できる主な気管支喘息支援団体を示す。また、アトピー性皮膚炎の患者教育に有効な情報源・教材を表6に示す。

表5　主な気管支喘息支援団体

独立行政法人　環境再生保全機構（本部）
　　　住所：〒212-8554　神奈川県川崎市幸区大宮町1310番
　　　　　　　　　　　ミューザ川崎セントラルタワー 8階
　　　電話：044-520-9568（予防事業部　事業課）
　　　　　　044-520-9501（総務部代表）
　　　FAX：044-520-2134（予防事業部　事業課）
　　　　　　044-520-2131（総務部）
　　E-mail：hoken@erca.go.jp
　　　URL：http://www.erca.go.jp/
　　　　　　＜喘息などの情報館＞http://www.erca.go.jp/asthma2/
　　　備考：パンフレット、教材が無料で配布されている。

社団法人　日本小児アレルギー学会
(Japanese Society of Pediatric Allergy and Clinical Immunology)
　　　住所：〒501-1194　岐阜県岐阜市柳戸1-1
　　　　　　　　　　　岐阜大学大学院医学系研究科 小児病態学内
　　　電話：058-230-6420
　　　FAX：058-230-6415
　　E-mail：jaspaci@gifu-u.ac.jp
　　　URL：http://www.iscb.net/JSPACI/

社団法人　日本アレルギー学会（Japanese Society of Allergology）
　　住所：〒110-0005　東京都台東区上野1-13-3　MYビル4階
　　電話：03-5807-1701
　　FAX：03-5807-1702
　　E-mail：info@jsaweb.jp
　　URL：http://www.jsaweb.jp/
公益財団法人　日本アレルギー協会（Japan Allergy Foundation）
　　住所：〒102-0074　東京都千代田区九段南4-5-11　富士ビル4階
　　電話：03-3222-3437
　　FAX：03-3222-3438
　問い合わせ：http://www.jaanet.org/contactus
　　URL：http://www.jaanet.org/
リウマチ・アレルギー情報センター（The Rheumatism & Allergy Information Center）
　　E-mail：info@allergy.go.jp
　　URL：http://www.allergy.go.jp/
厚生労働省　リウマチ・アレルギー情報
　　URL：http://www.mhlw.go.jp/new-info/kobetu/kenkou/ryumachi/

表6　アトピー性皮膚炎の患者教育に有効な情報源と患者教育教材

- アトピー性皮膚炎；よりよい治療のためのEvidence-Based Medicine（EBM）とデータ集（2010年改訂版）
  http://www.kyudai-derm.org/atopy_ebm/
- アトピー性皮膚炎の標準治療
  http://www.kyudai-derm.org/atopy_care/
- ビデオ「よくわかるアトピー性皮膚炎」
  http://www.atopy-symposium.com/movies/

（益子育代）

文献

1) 日本小児アレルギー学会：小児気管支喘息治療・管理ガイドライン2008．協和企画，p94，2008
2) 前掲書1），p206
3) WHO：Adherence to Long-Term Therapies - Evidence for Action．WHO，p47-58，2003
4) Chitra Dinakar：喘息におけるノンアドヒアランス（治療非遵守）を理解する．International Review of Asthma，8(2)：52-60，2006
5) 前掲書3），p47-58
6) 前掲書1），p206
7) 日本学校保健会：学校生活管理指導表（アレルギー疾患用）（文部科学省スポーツ・青少年局学校健康教育課監，日本学校保健会：学校のアレルギー疾患に対する取り組みガイドライン）．日本学校保健会，2008　http://www.gakkohoken.jp/book/pdf/02sidou.pdf
8) 前掲書1），p210
9) 前掲書1），p206-211
10) 二村昌樹，他：乳幼児アトピー性皮膚炎患者に対する短期教育入院「スキンケアスクール」の効果．アレルギー，58（12）：1613，2009
11) 日本皮膚科学会アトピー性皮膚炎診療ガイドライン作成委員会：アトピー性皮膚炎診療ガイドライン．日皮会誌，119（8）：1515-1534，2009
12) 益子育代：患者教育とスキンケア指導の実際（斎藤博久監，大矢幸弘編：アトピー性皮膚炎）．診断と治療社，p106，2007

Section2 看護に役立つ患者教育の具体的アプローチ

患者教育に求められるアプローチの実際

『小児気管支喘息治療・管理ガイドライン2008』では、患者教育の基本として、①治療目標の共有、②患者・保護者とのパートナーシップの確立、③アドヒアランスの向上、があげられている。これらを達成するためには、動機を高め、信頼関係を構築するためのコミュニケーションスキルと、実効力のある治療スキルを確立するための指導スキルが必要である。ここでは、有効な具体的アプローチの方法について、説明する。

自己管理のための具体的アプローチ

✚病気の理解

症状がなくとも、気道の慢性炎症と気道過敏があるために、適切な治療、自己管理を継続する必要性を理解してもらうことが必要である（表1）。表1の説明をやさしい言葉でわかりやすく病気のイメージがつくように、気管支モデルなどのプレパレーションツール（図1）を使って説明する。現在の状態について、「個別的」に「はっきり」と「強く」伝えることが効果的である。

表1 気管支喘息の病態を理解するための説明

> **発作のないときにも気道に慢性炎症があること**
> 　⇒症状がないときも発作が起きないように予防的治療を継続する必要があります。
> **気道が過敏な状態であること**
> 　⇒ダニ・ホコリなどのアレルゲンや煙などで発作が起きやすい状態です。
> 　⇒だから、発作がない期間が長いほど、発作は起きにくくなります。
> **死の危険性**
> 　⇒発作があっても治療をせずに放置していると、気道過敏性が亢進して死に至る場合もあります。治療することでその危険性はなくなります。
> **現在のあなたの状態**
> 　⇒検査結果や状況から○○の重症度と考えられます。
> **患者さんの気持ちと理解度の確認**
> 　⇒このような説明をお聞きになってどんな感じがしましたか？
>
> 　　　　「はっきりと」「強く」「個別的に」

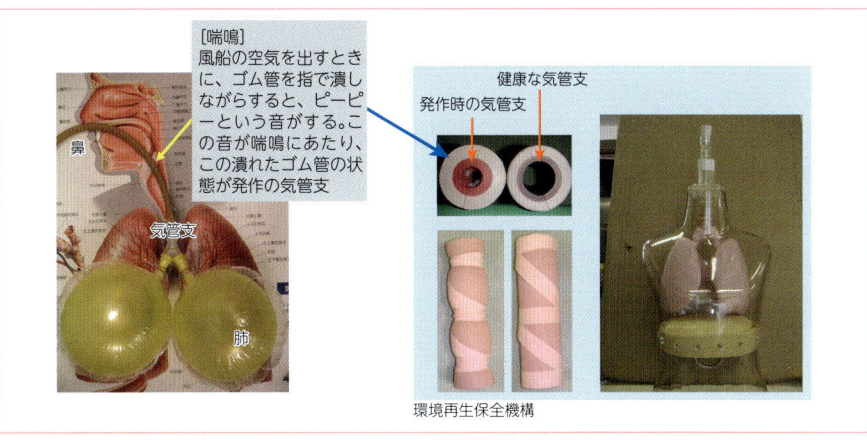

Section2 看護に役立つ患者教育の具体的アプローチ

図1　プレパレーションツール
病態を理解する気管支モデルでは、「気管支喘息発作時」と「健康」な気管支の違いについて説明するよりは、この2つの気管支モデルの違いを5つ探し出すというクイズとして提示すると、気管支喘息発作の状態をよく理解することができる。5つの違いは、「くびれている（側面）」「気道が狭い」「赤い（炎症）」「厚い（肥厚）」「痰」である。

　発作時に起きる喘鳴が呼気時に起きるのか、吸気時に起きるのか、わからない患者や、発作のレベルが把握できていない患者も少なくない。病状を的確に伝えることは適切な治療に結びつく。発作の程度や運動時の喘鳴など、症状を的確に伝える方法も指導する。

　簡便な方法として、喘息コントロールテスト（ACT）やJPAC（Japanese Pediatric Asthma Control Program）がある。ACTは、小児（C-ACT）（4～11歳）、12歳以上の2種類ある（図2、3）[1,2]。JPACは西牟田らが喘息重症度に合わせた症状評価ができるように開発したものである[3]。これは、ガイドラインの重症度に合わせて患者自身が回答するので、自身のコントロール状態を客観的に自覚することができる。

　病態を理解しても、それが必ずしも病気を受け入れたことにはならない。病態を説明した後は、患者・家族に対して、理解の度合い（「どのような説明を聞きましたか？」）と気持ち（「それを聞いてどのように思いましたか？」）を分けて聞くことが重要である。「説明されたこと」「理解したこと」「受け入れたこと」は区別して把握する必要がある。

✚吸入スキル

▶吸入器の選択

　患者に合った吸入デバイスの選択と吸入スキルを身につけることは、治療に大きく影響するだけに、重要な課題である。末梢気道まで吸入薬が届く吸入効率の

よい吸入を実施しなければならない。肺内への吸入薬剤到達量は、粒子側の要因として、投与量、ネブライザーの性能、生体側の要因としてマスクと口との距離、呼吸パターンがある。吸入方法として、ネブライザー、吸入補助具によるMDI（metered-dose inhaler；定量吸入器）、DPI（dry power inhaler；ドライパウダー吸入器）の選択肢があり、後者になるにしたがい吸入手技は難易になる（図4、5）[4-9]。不適切な吸入方法は、治療効果が上がらず、アドヒアランスを下げる原因となる。

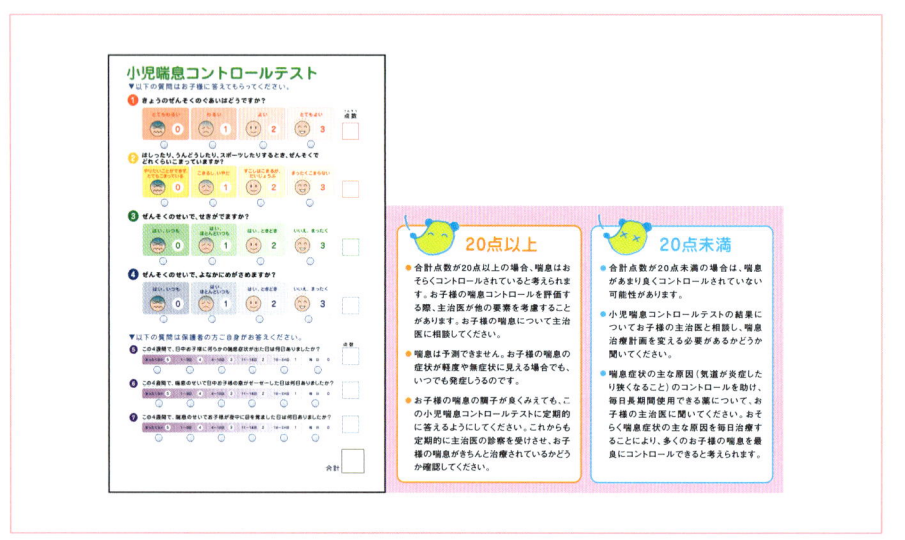

図2 喘息コントロールテスト：小児用
(森川昭廣監：小児喘息コントロールテスト（C-ACT）[1] より)

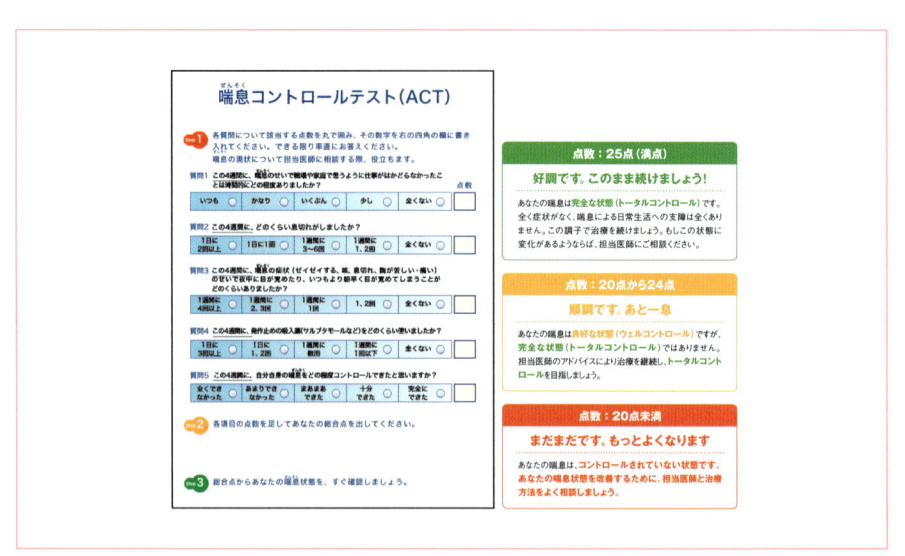

図3 喘息コントロールテスト：12歳以上
(大田 健, 他監：喘息コントロールテスト（ACT）[2] より)

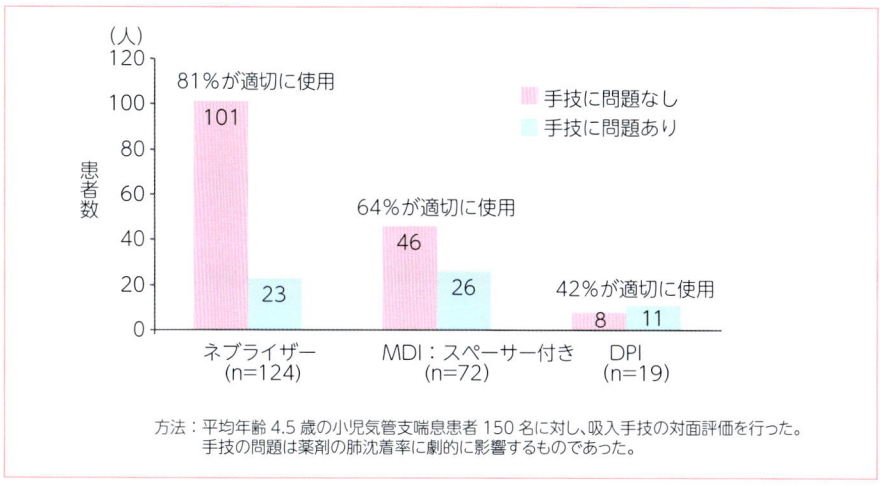

Section2 看護に役立つ患者教育の具体的アプローチ

図4 吸入デバイスの使用手技の問題

凡例：手技に問題なし／手技に問題あり

- ネブライザー（n=124）：81%が適切に使用　101／23
- MDI：スペーサー付き（n=72）：64%が適切に使用　46／26
- DPI（n=19）：42%が適切に使用　8／11

方法：平均年齢4.5歳の小児気管支喘息患者150名に対し、吸入手技の対面評価を行った。手技の問題は薬剤の肺沈着率に劇的に影響するものであった。

(Kofman C, et al: Aerosol therapy for pediatric outpatients. RT, March, 2004[4] より)

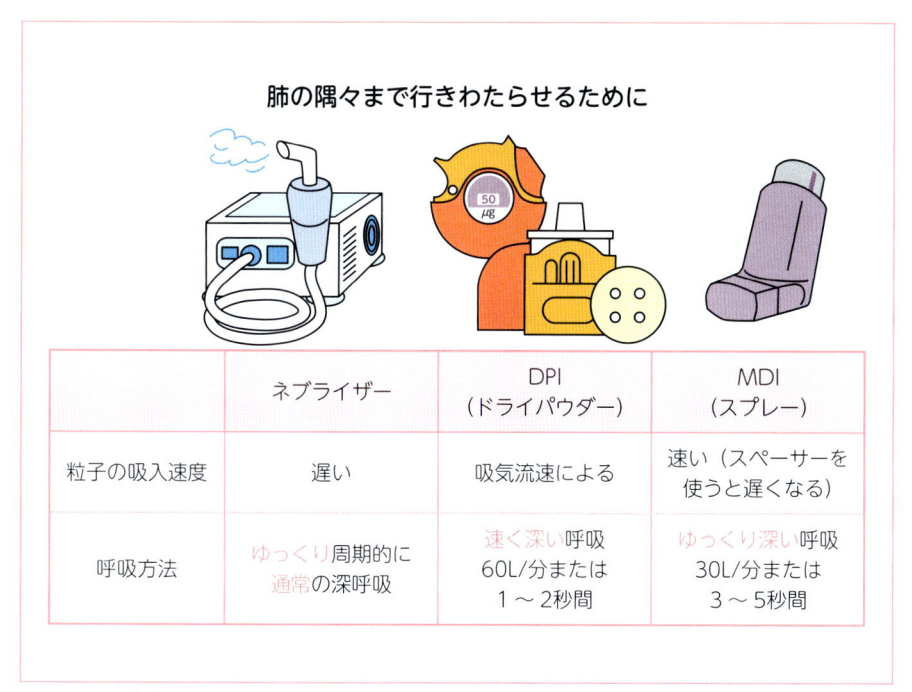

肺の隅々まで行きわたらせるために

	ネブライザー	DPI（ドライパウダー）	MDI（スプレー）
粒子の吸入速度	遅い	吸気流速による	速い（スペーサーを使うと遅くなる）
呼吸方法	ゆっくり周期的に通常の深呼吸	速く深い呼吸 60L/分または1〜2秒間	ゆっくり深い呼吸 30L/分または3〜5秒間

図5 吸入デバイスの特徴

(NAEPP. Publication no. 97-4051[5]、Kamin WE, et al: Mass output and particle size distribution of glucocorticosteroids emitted from different inhalation devices depending on various inspiratory parameters. J Aerosol Med, 15(1):65-73, 2002[6]、Agertoft L, et al: Drug delivery from the Turbuhaler and Nebuhaler pressurized metered dose inhaler to various age groups of children with asthma. J Aerosol Med, 12(3):161-169, 1999[7]、Tandon R, et al: Measuring nebulizer output. Aerosol production vs gravimetric analysis. Chest, 111(5):1361-1365, 1997[8]、Bisgaard H, et al: Chapter 12 Drug Delivery to the Lung. Marcel Dekker, 162:389-420, 2001[9] より)

年齢に合わせた吸入器の選択の目安を表2に示した。重要なことは、本人に実際に行ってもらい可能かどうかを確認してから最終決定することが望ましい。

また、どれだけ効率のよい吸入が行えるかどうか、吸入方法も重要である。自然呼吸で可能なネブライザーでも、ネブライザーの吸入速度が速すぎてしまう場合（図6）[10]や、啼泣時の場合（図7）[11]、マスクを密着していない場合では、吸入効率は悪くなる。

▶乳幼児に対する吸入の導入

乳幼児にとって、吸入は決して気持ちのよいものではない。ましてある一定の時間マスクを密着する行為は、時として不快になってしまう。それを無理に行えば、その不快感は強化され、吸入を拒否するようになり、治療が困難となる。吸入導入は、吸入に興味をもってもらえるように慎重にかかわる。

乳幼児の興味をもてるようなかかわりの例として、大矢らは行動療法的なアプローチを行っている（表3）[12]。はじめに遊び感覚で親が遊び、吸入器具に興味をもたせて、本人が吸入できたら、褒めて、その行動を強化する。そして習慣化させるという方法である。筆者は、吸入補助具を2、3種類準備し、本人に好きなものを選択させる。人体肺モデル（図1）を使って子どもの「吸う」「吐く」と人体肺モデルを同調させながら呼吸方法を習得させ、うまくいったらほめて吸入補助具にシールを貼ってあげると比較的積極的に実施することが多い。

また、DPIなどは、吸入トレーナーを提供している製薬メーカーもある。吸入トレーナーを活用して、吸気が十分できているか、残薬がないかなどを確認し、より確実な吸入手技を身につけられるようにする。

いったん導入できた後も、外来受診ごとに吸入手技を確認する必要がある。吸入補助具のマスクを口に密着させない、DPIで息止めしていないなどの例は珍しくない。

表2 吸入器選択の目安

- 0〜3歳ぐらい
    - ネブライザー
    - 吸入補助具のマスクタイプ
- 2歳ぐらい〜3、4歳
    - 吸入補助具でマスクタイプ
    - できるようならマウスピースタイプ
- 3、4歳〜小学生
    - 吸入補助具マウスピースタイプ
- 小学生高学年〜
    - ディスカスタイプ

Section2 看護に役立つ患者教育の具体的アプローチ

吸入速度が遅い　　　　吸入速度が速い

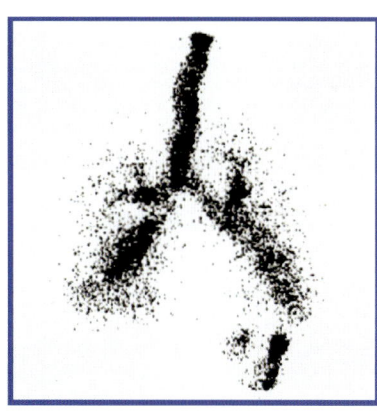

(Reprinted from J Allergy Clin Immunol, v. 89, Laube BL, Norman PS, Addams III GK. The effect of aerosol distribution on airway responsiveness to inhaled methacholine in patients with asthma. pp.510-518, ©1992, with permission from The American Academy of Allergy, Asthma & Immunology)

図6　吸入速度による違い
ネブライザー吸入薬物の肺沈着には吸入速度が影響する。写真は放射線エアロゾル吸入後の気管支喘息患者の肺と気管支全面のγカメラ像。
(Laube BL, et al: The effect of aerosol distribution on airway responsiveness to inhaled methacholine in patients with asthma. J Allergy Clin Immunol, 89(2):510-518, 1992[10] より)

吸入は安静呼吸下で

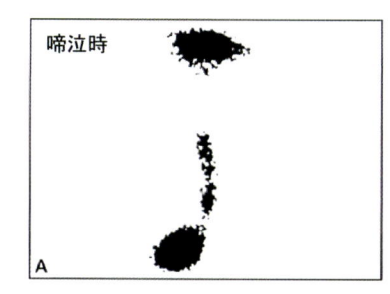

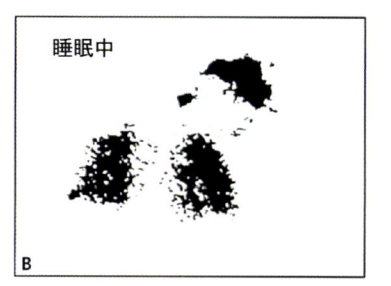

啼泣時　　　　睡眠中

A　　　　B

図7　呼吸状態による違い
(Murakami G, et al: Measurement of bronchial hyperreactivity in infants and preschool children using a new method. Ann Allergy, 64(4):383-387, 1990[11] より)

表3 乳幼児への吸入のコツ

> 乳児にネブライザーを導入する場合
> 幼児に吸入（補助具）を導入する場合
> ・最初に大人だけで遊び、「自分もやりたいな」と興味をもたせる
> ・子どもがほしがっても、すぐには与えずに、もったいぶってじらす
> ・本人がやり始めたら「すごいね……」と褒める
> ・吸入が楽しくできるような工夫をする
> ・夕食の前など毎日やる時間を決め、習慣化する

（大矢幸弘：患者教育の取り組み．小児科，50（5）：579，2009[12]より）

実効力を高めるコミュニケーションスキル

どんなに大切な情報を与えても、患者や家族が受け入れなければ意味がない。治療に対する動機を高め、納得した治療を進める必要がある。

✚動機づけ面接の応用

①共感を示す

「忙しくてなかなか来院できない」という患者に対して、「忙しいなかでもやっと時間を工面して、来院できたのですね」というように、患者・家族の治したいという思いに共感を示すことで、その人の変化に対する動機づけを促す。

②矛盾について話を展開していく

現在行っている行動と、行いたい目標や価値の両者についての矛盾を患者・家族自身が認識することにより変容を動機づける。その例を表4に示す。

③心理抵抗を扱う

患者・家族の主張などに直接反対せず議論を避け、行動変容の動機づけに変えていく。

例）やらなくてはいけないとわかっているけど、それ以上に大変なご事情があるようですね。それでも困っているということは、やらなくてはいけないとも感じておられるということでしょうか？

④セルフエフィカシー

行動変容の自信（できる）を動機づける。

たとえば、実行できたときは、「なぜうまくいったのか」を自覚させる質問をする、実行できたときとできないときの違いを比較して、できたときの行動を増やしてみる、今、できていることを列挙してみるなどは、患者・家族の実行できるためのヒントや自信に気づいてもらえる有効な方法である。

また、実際に行えていることを褒める。

✚短期目標を設定するためのポイント

治療目標は、長期的な目標となるが、それと同時に、短期で実行可能な目標が必要がある。以下のことをポイントとすると実行しやすくなる。

・何を行うか　具体的な行動を明確にする
・どの程度行うか、数値を使って確認する
・患者・家族ができそうだと思うことを提示してもらう
・現実的で達成可能な簡単なことを目標にする
・実行した効果が実感できやすい目標にする
・達成するまでの期限を設ける
・実行する項目について、他の実行すべきことも含め優先順位、時間調整をする

実行目標には、「なるべく」「できるだけ」「気をつける」などの抽象的な表現は解決に結びつきにくいため避け、数値や時間などを用いる。たとえば、「次の外来までに、ピークフローメータの測定について週2回のところを週4回実行するようにする。そのためにピークフローメータは、冷蔵庫の扉に下げておく。部活のない土、日、月、木は確実にできるようにする」というように、具体的な設定が重要である。

表4　矛盾について話を展開していく例

> **薬を使わずに自然に治したい、薬の副作用を避けるため薬を使いたくない**
> 　⇒治療せず発作を放置すると気管支喘息が悪化し、副作用以上に重大なことが起きる可能性が高くなります。これについてどう思いますか？
> **家族に心配かけたくない**
> 　⇒家族に心配かけまいと、このまま家族に黙って治療しないでいると、かえって悪化し、場合によっては入院するということにもなりかねません。どちらが心配をかけることになると思いますか？
> **部活のレギュラーから外されたくないので、発作を隠している**
> 　⇒レギュラーから外れることを恐れて、発作を隠したまま部活を続けることで、息が苦しくなって運動が発揮できなくなる……その状態でレギュラーになり続けることは可能でしょうか？

アトピー性皮膚炎の教育内容

アトピー性皮膚炎の教育内容としては、疾患に対する理解と治療、スキンケアの具体的方法、日常生活対応、悪化時の対処方法がある。

✚疾患の理解

病態を理解するためのプレパレーションを図8に示す。アトピー性皮膚炎はバリア機能障害だけが病理像ではないが、治療は、見た目の皮膚をきれいにするだけではなく、バリア機能を回復させるには長期的に治療やスキンケアを継続する必要があることが理解できる。

✚洗い方

洗い方のポイントには、①泡を当てる、②しわを伸ばす、③手で洗う、の3点がある。

泡の固さは、たっぷりの泡を掌にのせて逆さにしても落ちない程度であること、しわを伸ばして洗う姿勢など、具体的な方法を示す。しわのある部位を、図9に示す。耳、腰回り、膝内側が洗い残し、塗り残ししやすい部位である。

乳幼児の場合、石けんによる洗顔をしていない、もしくは目の周りを避けて行っていることが少なくない。石けんが目に入らずに安全に洗う方法を示す。

・しっかり泡立て、顔につける。
・おでこ、ほほなど、安全な部位を先に洗い、最後にシャワーをすぐかけられる準備をしてから、鼻の下、**目の周り**に泡をつけて洗う。眉毛からまぶた、ほほに向かって目を閉じさせるように上から下に向けて洗う。
・手早くすすぐ。その間「10」数える。
・すすいだら、すぐ乾いたタオルで顔の水分を拭き取る。

少ない量の泡は、液状化しやすいので、たっぷりこしのある泡を使うと、本人が嫌がって目をこすったとしても、石けんが目に入ることはない。すすぎは流水でしっかり行う。

石けんが目に入って嫌がると勘違いしている親が多いが、乳児は顔が濡れた時点で泣いており、すすいだ後、すぐに乾いたタオルで拭くことで、落ち着く。洗い方については、いくつか動画（Section 1 表6［p203］参照）がある。それらを利用するのも有効である。

Section2 看護に役立つ患者教育の具体的アプローチ

✚外用剤の塗り方

塗り方で重要なことは、適切な塗布量を示すことである。外用剤が効果的でない原因の多くは、塗布量が少ないことである。1FTU（finger tip unit）を目安に、塗布量を具体的に示すのがよい。これは、5mm口径の軟膏チューブから、大人の人差し指一節（1FTU）で約0.5g、両掌の面積を塗るのが目安となる。5gのステロイド軟膏チューブの口径は3〜4mmのため、1.5〜2FTUで0.5gとなる。顔の面積はほぼ両掌分になるので、5gチューブのステロイド軟膏を1日2回塗布すれば、5日間前後で使い切ることになる。

また、流涎の多い乳児では、食事前後に白色ワセリンなどを口の周りに塗ることによって、悪化防止になる。

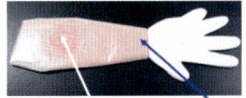

【Note】
軟膏塗布の適切量
1FTU = 0.5g
＝両掌の面積を塗る量
＝顔の面積を塗る量
・男性平均 312cm^2/0.49g
・女性平均 286cm^2/0.43g

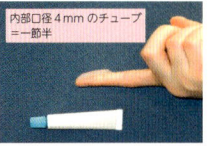

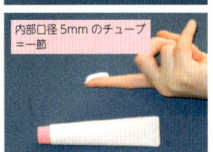

内部口径4mmのチューブ
＝一節半

内部口径5mmのチューブ
＝一節

(Long CC, et al: The finger-tip unit--a new practical measure. Clin Exp Dermatol, 16:444-447, 1991[13]より)

◎cf.
Chapter 3 Section 2
乳児期／アトピー性皮膚炎／表4　軟膏の塗り方のポイント（p59）

a. 掻くとすぐ赤くなる
アトピー性皮膚炎の皮膚　健康な皮膚
b. 皮膚バリア機能の障害

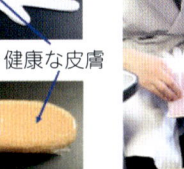

a. トレーシングペーパーの下に半分だけ赤いカーボン紙を敷く。上からこするとカーボン紙の半分だけ赤くなる。
b. ラップによる皮膚バリア機能のモデル。

図8　アトピー性皮膚炎の皮膚をイメージしたプレパレーション

しわを伸ばして洗う

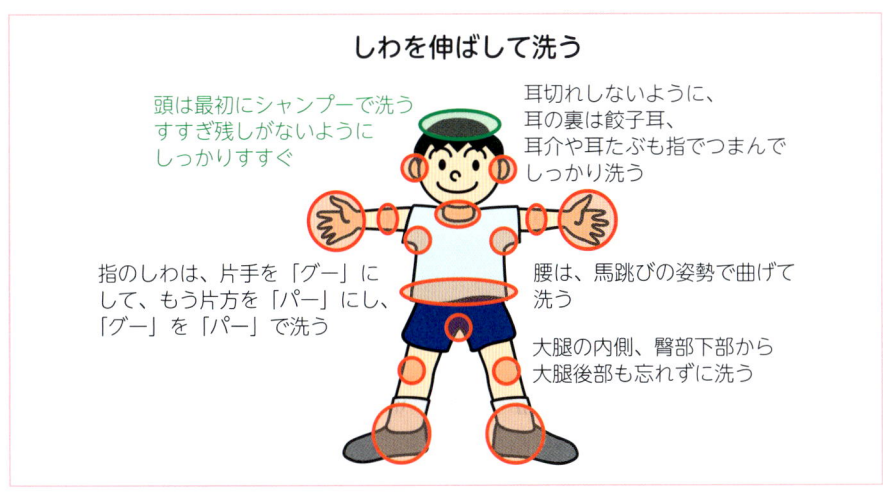

頭は最初にシャンプーで洗う
すすぎ残しがないように
しっかりすすぐ

耳切れしないように、
耳の裏は餃子耳、
耳介や耳たぶも指でつまんで
しっかり洗う

指のしわは、片手を「グー」にして、もう片方を「パー」にし、「グー」を「パー」で洗う

腰は、馬跳びの姿勢で曲げて洗う

大腿の内側、臀部下部から大腿後部も忘れずに洗う

図9　しわのある部位と洗い方

◎cf.
Chapter 3 Section 2
乳児期／アトピー性皮膚炎／表2　効果的な洗い方（p56）

✚搔破行動への対応

　湿疹がきれいになっても搔破行動が消失しないことがある。乳幼児の場合、保護者が子どもの搔破行動に敏感になり頻繁に抑制していると、搔破行動そのものが、親の気を引くためのコミュニケーションの手段になっていることが多い。「痒くないはずなのに搔いている」「気持ちが痒がっている」というような訴えがある場合は、搔いてあげる、気をそらすためにかまってあげるなど過剰に反応せず、必要なケアをするのみとして、搔破のないときに遊ぶなどかまってあげることを心がけることで、解除される。

（益子育代）

文献
1) 森川昭廣監：小児喘息コントロールテスト（C-ACT）．グラクソ・スミスクライン株式会社. http://zensoku.jp/child/child_002.html
2) 大田　健，他監：喘息コントロールテスト（ACT）．グラクソ・スミスクライン株式会社. http://zensoku.jp/tools/tools_002.html
3) 西牟田敏之，他：小児喘息コントロールテストの評価尺度としての特性の検討．Pharma Medica, 25：131-137，2007
4) Kofman C, et al: Aerosol Therapy for Pediatric Outpatients. RT, March, 2004
5) NAEPP. Publication no. 97-4051
6) Kamin WE, et al: Mass output and particle size distribution of glucocorticosteroids emitted from different inhalation devices depending on various inspiratory parameters. J Aerosol Med, 15(1):65-73, 2002
7) Agertoft L, et al: Drug delivery from the Turbuhaler and Nebuhaler pressurized metered dose inhaler to various age groups of children with asthma. J Aerosol Med, 12(3):161-169, 1999
8) Tandon R, et al: Measuring nebulizer output. Aerosol production vs gravimetric analysis. Chest, 111(5):1361-1365, 1997
9) Bisgaard H, et al: Chapter 12 Drug Delivery to the Lung. Marcel Dekker, 162: 389-420, 2001
10) Laube BL, et al: The effect of aerosol distribution on airway responsiveness to inhaled methacholine in patients with asthma. J Allergy Clin Immunol, 89(2):510-518, 1992
11) Murakami G, et al: Measurement of bronchial hyperreactivity in infants and preschool children using a new method. Ann Allergy, 64(4):383-387, 1990
12) 大矢幸弘：患者教育の取り組み．小児科，50（5）：575-582，2009
13) Long CC, et al: The finger-tip unit--a new practical measure. Clin Exp Dermatol, 16:444-447, 1991

Section3 運動療法の進め方

✚はじめに

　日常生活や学校生活において、運動や軽い身体活動でアレルギー発作が誘発されれば、児童・生徒は行動制限や行事などの参加制限を受けることが多くなる。事実、この発作のために、部活をやめたり自転車通学でさえ制限されたりしている子どもも多い[1]。

　発達期の子どもにとっては、短い期間の運動制限であっても、神経機能の発達、筋や組織の生理的な発達、集団行動、チームプレーなど、多くの発達的不利益を受けることになる。近年増加している小児アスリートであっても、短期間の運動制限を機に運動をやめてしまい将来の進路変更をしてしまうケースもみられる。

　児童・生徒の適正な発育発達と生涯健康、目標遂行のためには、彼らを取り巻く環境整備や治療は当然のこと、患児・患者自身の医療的教育による自己管理、ひいては自立と、家庭や教育現場、運動施設などへの情報提供・教育が重要である。

　ここでは、運動によって起こる生体反応や、アレルギーと関係があるとされる運動の種類や方法などを解説する。また、各アレルギー疾患によって、運動の種類・しかたに対する反応がそれぞれ異なることをまとめ、自分に合った運動方法や患児・患者に適した指導の手段が見出せることをねらいとしている[2]。

運動によって起こる生体反応

✚交感神経と副交感神経のアップダウン

　図1のように、運動は大まかに分けると有酸素運動（安静や軽い運動から中等度の運動域）と無酸素運動（中等度から強い運動域）に二分できる。運動を行っている際、それが有酸素運動かどうかは、厳密には無酸素運動も混在しているため判断できない。しかし、運動時の疲労感や息苦しさは、この両者に対応しており、それを利用して運動の目安にすることができる。実際にはボルグスケールやフェイススケールを用い、「楽である」〜「ややきついが、続けられる」または「笑っている顔」であれば有酸素運動域、「きつい」〜「非常にきつい」または「しかめっ面」や「歯を食いしばった顔」であれば無酸素運動域と判断する[3]。

[1] 最近多くみられる運動誘発型アレルギーなどでも、原因因子がそろえば軽い身体活動でも発作を誘発し運動制限を余儀なくされる。

[2] 季節やその時々の体調の変化に対応した運動をすることは、アレルギー発作の回避軽減につながり、質の高い自己管理、ひいては自立が獲得できる。

[3] 安定した疲労感や息苦しさの表現は、その運動を一定時間持続して行ったときに適正な表現になるため、短時間の運動には適さない。

比較的軽度の有酸素運動から中等度以上の無酸素運動へと移行する過程では、図1のように乳酸閾値の変化にみられる交感神経系の興奮増強や呼吸数の急増、1回換気量増加の頭打ち、分時換気量の急増、二酸化炭素の排出量急増など、さまざまな変化が生じる。また、運動の直後から交感神経興奮の急激な低下と拮抗して副交感神経の活動が強くなる。

　運動誘発アナフィラキシー発作は、副交感神経優位の軽い運動のあとや強い運動直後の副交感神経活動が増強したとき、食後の副交感神経活動が優位時の運動、運動後さらに副交感神経活動が増強されたときに、多く起きている（図1の太枠部分）。

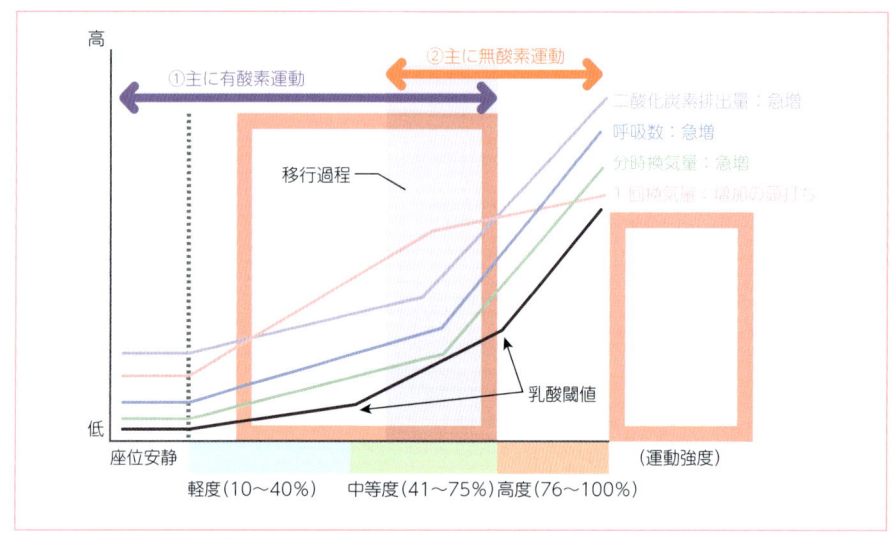

図1　運動強度によるパラメーターの変化

Column

＋運動直後の血管迷走神経反射

　運動誘発アナフィラキシー発作とよく似た症状を呈する。激しい運動を急に止めると静脈還流量が減少して副交感神経（迷走神経）優位となり、心臓の働きを抑制する迷走神経が強く働きすぎて、血管拡張・徐脈や低血圧となり、脳血流が低下、顔面蒼白、悪心、冷汗、寒気、嘔吐、意識喪失などが起こる。低体力や運動習慣の少ない人が急激な運動を行ったときに時々みられ、自転車エルゴメーターからの転落の危険性もある。このときの処置は、静脈還流を増加させるため、床などに仰臥位をとらせて下肢を挙上させ、意識や血圧の回復を確認する。また、時に生じる強い嘔吐に対する準備を行う。頭痛や悪心は長引く場合もある。

　このような自律神経の急激な失調を防ぐには、ウォーミングアップとクーリングダウンが有効となる。運動強度によって異なるが、ウォーミングアップは10〜15分、クーリングダウンも10〜15分（最低でも5分は必要）が適当である。これにより循環系、神経系、筋、関節などが運動に適した状態になり、またスムーズな回復が可能になる。

✚呼吸とアレルギー発作

アレルギー発作出現には、呼吸が大きく関係する。運動強度や運動時間、運動環境（天候、屋内外、排気ガスなどによる大気汚染、ほか）などによって呼吸は回数や量を増し、多くのアレルゲンを身体へ取り込む。中学生くらいだと、安静時の呼吸・換気は、およそ呼吸数18（1回換気量400mL、分時換気量7.2L）が、中等度の運動強度域では呼吸数28以上（1回換気量1,000mL、分時換気量28L）と分時換気量は約3.9倍になり、最大運動時では、呼吸数54（1回換気量1,500mL、分時換気量81L）となり、分時換気量は安静時の11.3倍になる。この中学生が昼食後、昼休みに中等度の運動強度でサッカーを20分間すると、換気量は560Lとなり、運動誘発喘息（exercise induced asthma：EIA）の誘因であるウォーターロス、ヒートロス[4]も生じやすくなる。

[4] ウォーターロス、ヒートロス
運動時の換気増大により気道の冷却（heat loss）と水分喪失（water loss）が生じ、気道上皮の浸透圧の変化が気道粘膜上に存在する肥満細胞を活性化させ、化学伝達物質遊離を促し、気道収縮を招来させるという機序が想定されている[1]。

Column

✚患者指導に役立つ「呼吸」の知識

呼吸器疾患患者の指導をする際、呼吸のしくみ、酸素摂取のしくみを患者に説明すると、十分な納得が得られることが多い。換気量と呼吸数・1回換気量の関係、酸素濃度、死腔量と換気効率の関係などについて理解しておくとよい。

おさえておきたいこと

呼吸は、交感神経興奮や副交感神経興奮などによって大きく変動する。運動による生体変化を理解するうえで、以下の項目は大切である。

- 運動時の呼吸促進は、呼吸数（RRまたはf）と1回換気量（呼吸量：VTまたはTV）の増加によってもたらされ、両者の積が肺換気量（分時換気量：VE）として表される。
- 肺換気で得られた新鮮な空気の酸素濃度は 20.93％（≒1/5） で、呼吸器疾患・発作時は、高濃度の酸素吸入が必要になる。
- 1回1回の呼吸には、死腔量（VD）が存在する：鼻・口腔・気道・気管支などの部分のスペースであるVDは健常人で130mL〜160mL（およそその人の体重［ポンド］と同じ容積で表すことができる。1kg=2.2ポンド）
  （例）体重30kg：30×2.2=66mL、50kg：110mL、80kg：176mL

平均的な数値（環境や健康状況、心理状態その他で変化する）
- 呼吸数：小学生22〜25回/分、中学男子18〜20回/分、中学女子20〜22回/分
  成人男性12〜18回/分、成人女性15〜20回/分
- 1回換気量：小学生300〜400mL、中学生350〜600mL
  成人男性450〜750mL、成人女性400〜650mL
- 分時換気量：小学生6〜8.5L　中学生〜成人6.5〜9L
- 死腔量：体重×2.2
- 酸素摂取量（安静時）：3.5mL×体重（kg）
  （例）30kg：3.5×30＝105mL/分、50kg：175mL/分、100kg：350mL/分

RR: respiratory rate, VT(TV): tidal volume, VE: minute ventilation, VD: volume of dead air space

アレルギー発作に関与する運動の種類・方法

運動によって起こされる発作は、どのような運動の際にでも起こるわけではなく、さまざまな条件が満たされたときに起こっている。不必要な運動制限を受けないために、発作を起こしやすい運動と起こしにくい運動があることを知っておく必要がある。

✚アレルギー発作を起こしやすい運動

表1[2]のように運動を体力別に分類してみると、運動によるアレルギー発作の多くは、行動体力の筋持久力や全身持久力のように、運動を一定時間続け、代謝や呼吸循環機能に量的な変化が生じた後にみられる[1]。また、運動の際のエネルギー機構という視点でみると、筋肉を使って静止の状態から行動や運動を始めるとき、表2のようなエネルギーシステムを経て運動を継続するが[3]、3分以上の持久系・酸素系の運動、行動や作業などを15〜40分間行ったときに起こりやすいようである。

表1 体力の分類

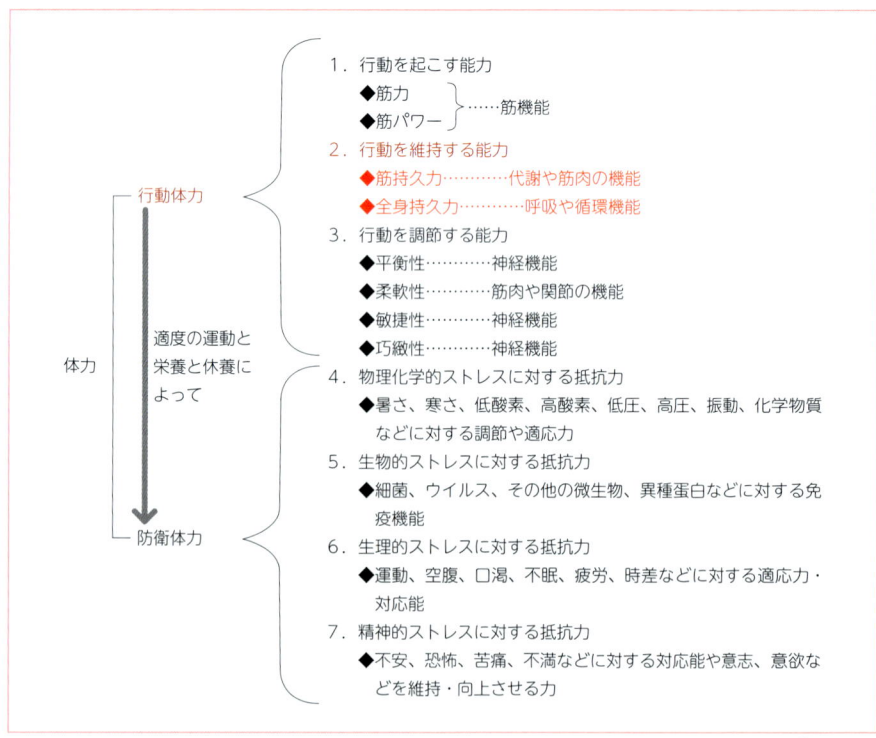

体力
- 行動体力
  1. 行動を起こす能力
     - ◆筋力 ┐
     - ◆筋パワー ┘……筋機能
  2. 行動を維持する能力
     - ◆筋持久力………代謝や筋肉の機能
     - ◆全身持久力………呼吸や循環機能
  3. 行動を調節する能力
     - ◆平衡性………神経機能
     - ◆柔軟性………筋肉や関節の機能
     - ◆敏捷性………神経機能
     - ◆巧緻性………神経機能

適度の運動と栄養と休養によって

- 防衛体力
  4. 物理化学的ストレスに対する抵抗力
     - ◆暑さ、寒さ、低酸素、高酸素、低圧、高圧、振動、化学物質などに対する調節や適応力
  5. 生物的ストレスに対する抵抗力
     - ◆細菌、ウイルス、その他の微生物、異種蛋白などに対する免疫機能
  6. 生理的ストレスに対する抵抗力
     - ◆運動、空腹、口渇、不眠、疲労、時差などに対する適応力・対応能
  7. 精神的ストレスに対する抵抗力
     - ◆不安、恐怖、苦痛、不満などに対する対応能や意志、意欲などを維持・向上させる力

(池上晴夫:新版運動処方;理論と実際＜現代の体育・スポーツ科学＞．朝倉書店, p13, 1993[2] より)

表2 運動とエネルギー機構

運動時間	エネルギーシステム	運動・スポーツ
30秒未満	①ATP-CP系	砲丸投げ、100m走、ゴルフ、テニスのスイング
30秒〜1分30秒	②ATP-CP系と乳酸	200〜400m走、スピードスケート、100m水泳
1分30秒〜3分	③乳酸系と酸素系	800m走、体操競技、ボクシング1R、レスリング
3分以上	④酸素系	マラソン、ジョギング、スキー、クロスカントリー

(石河利寛:健康・体力のための運動生理学.杏林書院,p21,2000[3]) より)

✚アレルギー発作を起こしにくい運動方法

発作を起こしやすい体調のときでも、運動時間を短く十分な休息をはさむような運動(インターバル・トレーニング[後述])であれば可能なときがある。また、以下に示すようなトレーニング法を、体力やその日の体調に合わせて**ショートプログラム**で実施すると体力の低下を防ぐことができる[5]。

[5] 体力維持には、やや足りないくらいの運動量で十分であり、やりすぎないようにする。

> **レジスタンス・トレーニング**
> 　筋力トレーニングやウェイトトレーニングとほぼ同義語で、筋に種々の負荷(抵抗:resistance)をかけて行うトレーニングの総称である。筋肉の収縮様式によって分類されている。
> **1)アイソメトリックトレーニング(等尺性収縮)**
> 　静的収縮ともよばれ、重量物を支持したり固定された物体を押したり引いたりする運動。持続的筋収縮が血管を圧迫し血流を阻害し作業筋を虚血状態にするため、疲労しやすい。
> **2)アイソトニックトレーニング(等張性収縮)**
> 　a)コンセントリックトレーニング(短縮性収縮)
> 　　一定の重量物を持ち上げる場合のように、筋肉が一定の張力を発揮しながら短縮する運動
> 　b)エキセントリックトレーニング(伸張性収縮)
> 　　持ち上げた重量物をゆっくりと下ろす場合、持ち上げるときに用いられた筋肉が張力を発揮したまま引き伸ばされる運動。伸ばされる途中で重量に負けて骨折や筋肉・腱に傷害などを生じやすい高齢者や低体力児には注意する。
> 　c)プライオメトリックトレーニング(衝撃法:反動的衝撃法)
> 　　筋肉の急激な伸張負荷を利用して、ごく短時間で関節の爆発的出力を引き出すトレーニング。
> 　　負荷のない連続跳躍:両足連続飛び、その場跳び、ホッピング、三段跳び、五段跳びなど。
> 　　デプスジャンプ:45〜90cmの高さから飛び降り、即座に跳ね上がるトレーニングや三段跳び、ボックスジャンプ、デプス幅跳など。
> **3)アイソカイネテックトレーニング(等速性収縮)**
> 　加速をしない一定速度で移動するものを止めて維持する運動(特定の装置を必要とする)で、水泳のストロークは比較的等速運動に近い。
> **サーキット・トレーニング**
> 　全身的なトレーニングでレジスタンス・トレーニングに用いる重量物の重量を軽くするか実施者自身の体重を負荷として行い、いくつかの種目を組み合わせて実施する。このトレーニングの特色は、種目と種目の間に休みをとらない点にある。そのため、ある種目が1分間(時には30秒間)に何回できるかをテストし、その半分の回数をできるだけスピーディ

に実施したのち次の種目に移る。その結果、筋力とスピードが養成され、乳酸耐容能向上や換気亢進閾値を上げることができる。

このトレーニングを10～15分間継続して実施すれば呼吸循環機能が促進される。このトレーニングによる体力の向上・効率化は、所要時間の短縮によって知ることができる。

サーキット・トレーニングガイドライン
- 10～16種類の異なった運動（小学校低学年：2種類程度から／高学年：5種類程度から／中学：7種類程度から）
- 15～20回反復（小学校低学年：5～10反復／高学年：10～15反復／中学：15～20反復）
- 1RMの50～70%の強度（1RM [repetition maximum]：一度だけ持ち上げられる最大重量）
- 休息時間は15～30秒
- 2～3セット
- 3～5回/週

効果
- 反復されることにより、各運動の巧緻性や**効率化**が促進される（小学校低学年では巧緻性運動から～最初は、ゆっくり上手に）
- レジスタンス・トレーニングにより、乳酸耐容能が向上する（**呼吸亢進期を遅らせる**、強い運動や長い時間運動が可能になる）
- 持久的な運動により、心肺機能が向上し乳酸処理能が高まる（心筋を含む筋の発達により、産生された乳酸をエネルギーとして使用できる）
- 持久力の優れた筋肉の発達により、乳酸の産生を少なくできる（呼吸亢進を抑制できる）

インターバル・トレーニング

運動と運動の間に不完全な回復をはさみ、系統的に繰り返すトレーニング法で、適切な運動負荷時間と強度、反復回数、不完全休息の時間と方法を設定する。呼吸循環系に負荷がかかり、心容積の拡大による1回拍出量の増大がみられ、持久力が向上する。

方法
- 短時間インターバル法：負荷の持続時間が15秒～1分
- 中時間インターバル法：負荷の持続時間が1～8分
- 長時間インターバル法：負荷の持続時間が8～15分

運動負荷を増す時期の判断は、トレーニング後の心拍数を測定し、最終負荷終了後1分後の心拍が150拍/分以下が基準となる（年齢、体力などを考慮する）。

レペテーション・トレーニング

あらかじめ設定された全力あるいは、それに近い強度で運動し、疲労が十分に回復するまで（歩いたり座ったりして）休息をとり、同レベルの強度で運動を反復するトレーニング法で、エネルギー供給過程を高めることができる。有酸素系を高めるには、運動強度が90%程度、休息時間は心拍数が100～120拍/分以下になるまで休息し、反復回数は、2～5回繰り返す。無酸素系を高めるには運動強度が全力～95%、休息時間は20～30分、反復回数3～4回繰り返す。

アレルギー疾患をもつ患児の運動のしかた

＋食物依存性運動誘発アナフィラキシー

食物依存性運動誘発アナフィラキシー（food-depenent exercise-induced anaphylaxis：FDEIA）は、特定の食物摂取後2～3時間以内に運動を行ったときに、全身の蕁麻疹、血管浮腫、閉塞性呼吸困難、腹部症状、血圧低下、意識障害など

のアナフィラキシー症状が誘発される疾患である。特定の食物を摂取しても運動を行わないとアナフィラキシーは起きないため、特に表3の条件が重なった場合は、運動や作業・生活活動は最低限におさえる。

どうしても身体活動を行わなければならないときは、主治医から処方されたアレルギーを抑制する薬剤を服用し、最低限の活動に控える。

部活やスポーツ活動を行う子どもたちは、原因食の特定と原因物質を含む食物の指導が必要であり、運動の際には事前に処方された薬剤を服用または所持し、指導者・監督・仲間などに知らせておく必要がある。ショックの際には迅速な処置が行えるよう心がける。

✚ 運動誘発喘息

運動誘発喘息（exercise induced asthma：EIA）は、重症喘息の患者、発作がコントロールされていない患者が強い運動を持続して行うときや冷たく乾燥した環境下で行うときに起こりやすい。吸入気が冷たく乾燥する冬季は、マスクの着用が有効である。EIAには、不応期の存在が知られており、一度EIAを起こすと、しばらくは運動してもEIAが起きないか、その程度が軽くなることがあり、大会などで主運動の前にウォーミングアップにより軽いEIAを生じさせると、主運動でのパフォーマンスが保たれることがある。

ウォーミングアップには、急に運動を始めたときより換気の亢進が低く抑えられる効果もあり、十分なウォーミングアップはEIA予防に有効である。また、運動後のクーリングダウンも急激な交感神経の低下と副交感神経の上昇を抑制し、EIAの軽減に有効である。

コントロール不良のときに運動しなければならないときは、主治医と相談のうえ、β_2刺激薬などの予防薬の使用もEIAの軽減予防に有効である。

発作のコントロールには喘息日誌が有効である。ピークフロー値が週をとおし

表3 食物依存性運動誘発アナフィラキシーの発症因子

- 全身状態（疲労、睡眠不足、過労、感冒）
- 気象条件（気温：高温、寒冷　湿度：多湿）
- アレルゲン（種類、摂取量、組み合わせ）
- 運動（種類、運動強度、運動量、食事摂取から運動開始までの時間、時間帯）
- 入浴
- 自律神経（心理的ストレス、物理的ストレス・運動後の急激な変化）
- 薬剤（非ステロイド性抗炎症薬：アスピリン）
- アルコール
- 家族性
- 月経

て低化傾向であったり、起床時よりその後が低化傾向であれば運動を加減するか休息かを判断する目安になる。喘息日誌は、学校と主治医、家庭と学校の連携に有効で、患者本人、保護者、主治医、看護スタッフ、担任教諭、養護教諭、監督、コーチなど関係者で情報交換・共有すると、患児の身体的精神的な負担軽減につながる。

＋アレルギー性鼻炎

　鼻閉などの程度によって異なるが、ジョギング、ランニングなどのような、持久的で換気量が増加し口呼吸が頻回になるような運動は好ましくない。

　室内で行えるダンベルを用いたレジスタンス・トレーニングや、高さが10〜25cmの踏み台昇降運動が好ましい。マイペースで行えるような運動形態のものがよい。

＋アトピー性皮膚炎

　アトピー性皮膚炎患者の運動時の発汗能は健常人の1/3と低下しており、12〜14歳のアトピー性皮膚炎児の42％が、運動時の汗によりアトピー性皮膚炎が悪化すると述べている。汗の対策としては、運動後の温水シャワー浴による洗浄とスキンケアがある。シャワーの際は運動によって上昇した体温を急に落とさず徐々に慣れさせるほうがよい。

　トレーニング[6]は、インターバル・トレーニングやレペテーション・トレーニングなどのような、十分な休息をはさむもののほうがよい。また、レジスタンス・トレーニングも休息を十分とりながら行うと筋力の低下を防ぐことができる。心理的には追い込むような運動ではなく、軽く淡々とこなせるリズミックな運動をさせる。運動時の服装は通気性のよいもので、無理に汗をかかせるようなスーツは好ましくない。水泳では、中等度以上のアトピー性皮膚炎で残留塩素によって悪化する可能性があるため、シャワー洗浄とスキンケアを十分に行う必要がある[7]。

＋アレルギー性結膜炎

　運動の制限は特にないが、グラウンドなどでの運動後は洗浄を行ったほうがよい。水泳の際はゴーグルを着用する。プール後の洗眼は現在では行わないほうが望ましい。必要なら点眼液などのケアをしたほうがよい。

＋花粉症

　主な症状は目の痒み、充血などの結膜炎症状、くしゃみ、鼻汁、鼻閉などのアレルギー性鼻炎症状である。スギの飛散時期である2月下旬から3月にかけて屋外

---

[6] 運動療法の際には、運動誘発性アナフィラキシーなどと同様、身体組成や体力評価を行い、体力に合った運動量処方を行う。

[7] 特に夏場の屋外プールでは塩素の気化が激しく、濃度を上げることがあるので注意する。

での運動は症状により活動に制限が生じる。症状が強い症例ではゴーグルやマスクの着用が必要である。できれば室内での運動・トレーニングに切り替えるほうがよい。

日常生活への上手な運動療法の取り入れ方

　まずは、専門の医療機関を受診し、食物アレルギーや薬剤アレルギーなどの有無と、その程度や種類を特定検査してもらう。食べ合わせの注意が必要か否かも知っておくとよい。

　よほどのことがない限り、スポーツ活動はやめる必要はない。栄養指導や薬剤、運動のしかたなどについての指導を十分に受け、その予防や発作時の対応について、患者と家族はもちろん、関係する指導者・仲間などで必要な情報を共有する。

　疾患の特徴と環境や状況などによって症状が変わって現れることなどを十分理解しておく。なにより、日常的に知識や情報を共有・理解してコントロールし、定期的な受診と検査・発作時の迅速な対応を心がけておくことが望ましい。

（嶋田清隆）

文献
1) 日本小児アレルギー学会：小児気管支喘息治療・管理ガイドライン2008. 協和企画, p177, 2008
2) 池上晴夫：新版運動処方；理論と実際＜現代の体育・スポーツ科学＞. 朝倉書店, p13, 1993
3) 石河利寛：健康・体力のための運動生理学. 杏林書院, p21, 2000
（原典：Fox EL, et al: Interval Training. Saunders, 1974)

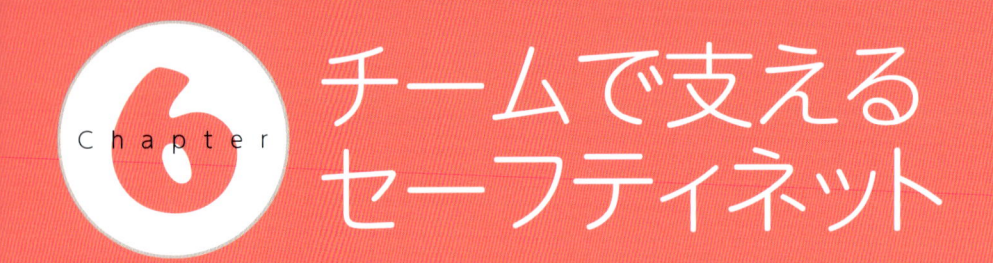

Chapter 6 チームで支えるセーフティネット

Section1 チームで患児を支えるとは

✚はじめに

　アレルギー疾患は近年、急速に増加している。西日本のわれわれの検討では、学童の気管支喘息（以下、喘息）に関しては、1982、1992、2002年の調査で10年間に約1.4倍、20年間に約3倍に増加している（図1）[1]。一方で、アレルギー疾患の治療も、この20〜30年で進歩してきた。最近のアレルギー疾患の現状は、発症は減っていないものの、コントロールに関しては以前に比較すると、だいぶ良好になってきたといえる。たとえば、喘息に限っていえば、小学生での入院は急速に低下してきている。これには、適切な薬剤の使用方法や、環境整備の方法、日常生活の管理方法の普及が必要な条件である。従来はこの多くの部分を医師や看護師が行ってきた。しかし、日常の臨床を考えるとき、患者1人当たり、数分以内の時間しかかけられないという日本の医療事情では十分な対応はできない。ここでは、以上のような状況にあって、アレルギー疾患の治療におけるチーム医療の重要性に関して考えてみたい（表1）。

Section1 チームで患児を支えるとは

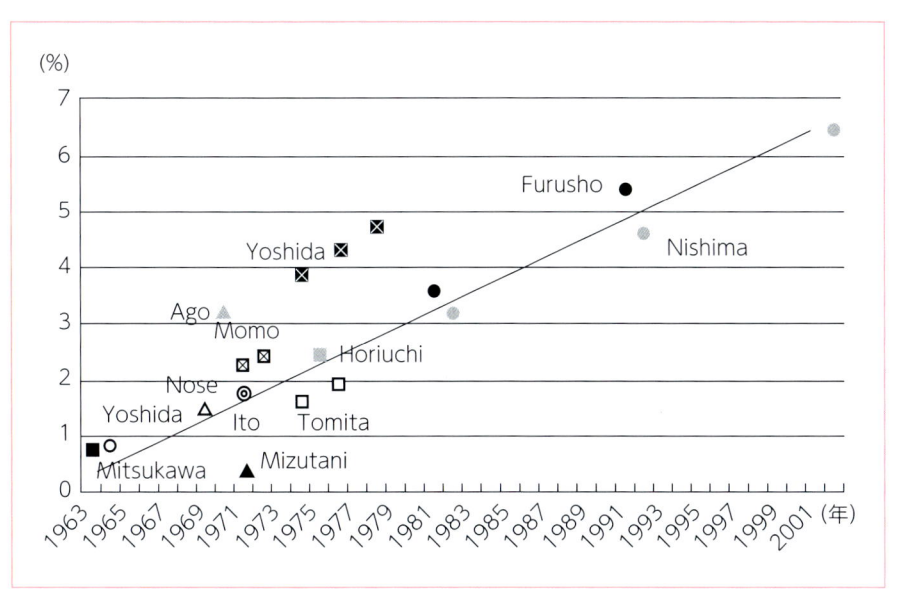

図1 日本の学童の喘息有症率調査
記号は同一調査者による報告を示す。
（小田嶋博：気管支喘息の診断と疫学；諸外国との比較．カレントテラピー，23（4）：324，2005¹⁾より）

表1 診療項目と多職種の協力

	医師	＋看護師	＋栄養士	＋薬剤師	＋検査技師*	＋心理士	＋運動療法士	＋教師
診 断								
情報量	◎	◎	○	○	◎	○	○	○
迅速性	◎	◎	○	○	◎	○	○	○
治 療								
薬物療法								
初期	◎	◎	○	◎	○	○		○
継続	◎	◎	◎	◎	◎	◎	◎	◎
アドヒアランス	○	◎	○	◎	○	◎		◎
予後	◎	◎	○	○	○	◎	◎	◎
環境整備	○	◎	○	○	○	○	○	◎
運動療法	○	○	○	○	◎	○	◎	◎
心理療法	○	○	○	○	◎	◎	○	○

◎：関連性の強い、または中心的関与の場合　　○：補助的、あるいは限局的関与の傾向の場合
＊放射線技師を含む。
※症例により、また施設によりさまざまであるが、ここではあえて一つの考え方として示した。

診断に関して

　疾患の診断は医師が行うものとされているが、診断には適切で十分な情報が必要である。医師は、多くの患者を診察しなければならず、やむをえず、1人当たりの診察時間は分単位である場合が多い。この間に、初対面の患者に、問診し、診察し、診断を決定し、治療方針を決定する。患者は医師に十分な情報を提供できるとは限らない。また、看護師に対してのほうが話しやすいという場合もある（もちろん逆もある）。

　看護師は、医師よりも先に患者と接触することが多い。窓口で患者の表情を見、顔や皮膚の色、呼吸の状態などから重症度を把握し、バイタルサインを適切に把握し、緊急性を判断する。このようなことは日常において行われていることであり、診療において重要なことである。医師－看護師の連携がうまくいっているか否かは、その施設の診療能力に大きく関係する。

　以下に、他の職種との連携に関して考えてみたい。

✚ 臨床検査技師

　診断に必要な検査結果を最初に目にするのは検査技師である。異常に気づき、必要な情報を医師に伝えること、これは至急の検査オーダーの場合のみならず、検査結果をみて必要と判断した場合に迅速に医師に結果を伝えることは、特に、緊急な対応を要する場合の診断や治療の助けとなる。

✚ 放射線技師

　呼吸困難を訴える患者で、撮影した放射線技師がX線写真を見て、たとえば異物や気胸など、迅速に主治医に連絡をとることによって、適切な診断と治療が早期に行われる。また、正面のX線写真で異常に気づき側面の撮影が必要と判断したときに医師にオーダーをアドバイスするなどの連携も可能である。

✚ 管理栄養士

　除去食の方法を指導する場合、非常に大きな役割を担うのはもちろんであるが、栄養相談時に食事内容の問題やアレルギーの原因抗原の可能性に気づくことも重要で、診断・治療を中心に情報を交換することが重要である。

✚ 薬剤師

　服薬指導をとおしてコンプライアンスやアドヒアランスの実際の状況を把握す

ることができる。単に、このように服薬しなさいと言うのではなく、なぜ、服薬できないのかを聞き出すことにより、重症度の判断が実際と異なることに気づくこともある。また、β2刺激薬など投与量の微調整が必要な場合の処方量の変更のアドバイスなども可能である。診断的治療の協力もできるであろう。診断・治療など多方面の連携が可能である。

✚心理士

心理的要因は慢性疾患には重要である。心因の可能性やその経過における変化の情報など、また、医師や看護師には聞き出せない情報を心理士には伝えられる場合もある。話せなくても、箱庭やその他からの心の変化の情報は、診断や治療経過に大きく影響する。過換気症候群の関与する喘息発作や、心因性の発作、心因性のアトピー性皮膚炎の悪化などあげればきりがない。

✚学校教師

アレルギー疾患の増加の現状から、養護教諭はもちろん、担任の教師にあっても共通の知識をもってもらうことが望ましい。アレルギー疾患の悪化因子の中心は環境因子であり、原因を診断するために重要である。また、小児は生活の大部分は学校であるため、発症や悪化に担任教師が気づいて情報を提供してもらうことができれば、きわめて有効である。これは、心因の関与に関しても同様である。

✚その他

多くの職種がそれぞれの立場から得られた情報を共有することが適切な疾患の診断に役に立つ。これは初診時のみならず、治療経過においても同様である。診断は固定したものではない。また、医師や看護師は常に新しく広い目で患者に接することが大切である。

治療に関して

特にアレルギー疾患などの慢性疾患においては、その治療は、日常生活全般に関連をもつ総合的なものとなる。薬物投与はその一部に過ぎない。なぜならアレルギー疾患の原因の多くは環境因子であるから、薬剤で症状を抑えてもそれは、「とりあえず」でしかない。そこで、中心は原因対策となる。

＋薬物療法

薬物を使用して、まず現在の症状を抑える。これには薬物のコンプライアンス／アドヒアランスが重要となってくる。

▶年少児

年少児では治療を家族が行うので、そのしかたを家族に説明する。家族への説明は、看護師・薬剤師が担当し、わかりやすく行ってもらうことが必要である。なぜなら、家族は本人ではないので、「かゆいところに手が届く」かどうかの前に「家族はかゆくない」からである。服薬のしかた、吸入のしかた、スキンケアのしかたなどは、トレーニングを積んだ看護師・薬剤師（難治喘息・アレルギー疾患学会認定エデュケーター［後述］など）が行ったほうが適切である。また、アナフィラキシーの児に対してはエピペン®の使用が許可され教師の協力の幅が広がった。

▶思春期以降

思春期以降、実際には中学生以降は本人が行う、すなわち自己管理となる。この時期は反抗期に重なることもあり、心理的因子がコンプライアンス／アドヒアランスに影響する。思春期前は自他肯定的、むしろ他者肯定的な子どもが良好であるが、思春期以降は自己肯定的な自我の傾向がコンプライアンス／アドヒアランスの向上に必要になってくる。喘息児ではもともと自己肯定的傾向が少ないため、思春期あるいはその前に自己開放的な自己肯定的傾向へ導く体験が必要である[2]。そのためには、学校教師、心理士、運動療法士などの協力も必要である。

＋原因対策

▶アレルゲン

食物アレルギーの患者にあっては、低年齢児が多いことからも、哺乳中は母親の食生活、さらに離乳食の指導など栄養士の栄養指導が必要である。

また、アレルギー疾患はどの疾患においても、屋内塵、その中のダニが原因の主役である。これに対する具体的対策など、看護師を中心とした患者サイドに立ったアレルギー教室などでの指導が効果的である。また、実際の学校生活では、宿泊訓練での注意など、学校教師の協力が必要である。学校生活では、飼育係や、給食の問題など、担任や養護の教師の協力が不可欠である。

▶運動誘発喘息

患児や周囲が気づきにくいという点で重要な問題であるが、これについては運動療法士による運動処方、また、実際の体育の時間などでの教師による対応が必要である。服薬による予防に関しては看護師・薬剤師による指導も必要である。

▶ **刺激物質**

アレルギー反応のみならず非特異的刺激、タバコや大気汚染などは、喘息やアトピー性皮膚炎などアレルギー疾患には危険因子となる。これらに対しての注意は日常生活のなかでそれぞれの職種が注意していくことが有効である。

✚ 運動療法・心理療法

運動がアレルギー疾患の治療に有効であることに関しては、近年、いくつかの報告があり、気道炎症の指標の一つである呼気中のNOが減少すること、また、局所免疫を担当する分泌型IgAの増加をもたらすことなどが報告されている。また、心因のアレルギー疾患への関与は古くから報告されていることであるが、現在も難治性のアレルギー疾患では必要な治療である。

学会認定エデュケーター制度について

小児難治喘息・アレルギー疾患学会では上記のような観点に立ち、2009年度から「小児難治喘息・アレルギー疾患学会認定エデュケーター」認定制度を開始した。

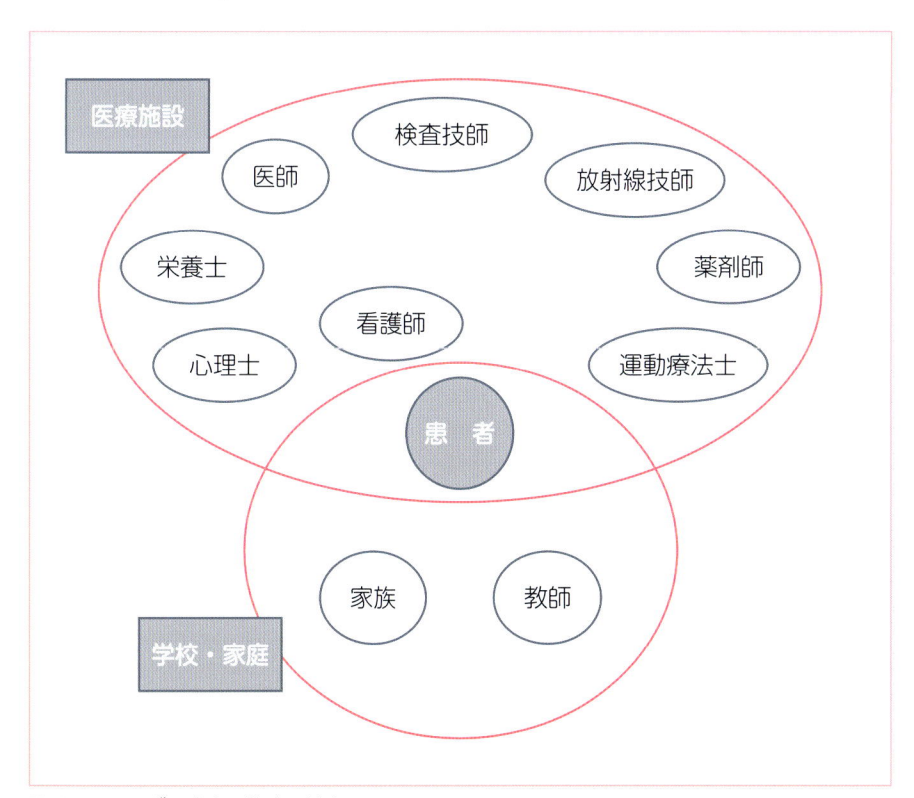

図2　アレルギー疾患の治療・協力

アレルギー疾患の看護・治療に中心的にかかわっていく専門スタッフを育成していこうとするものである。と同時に、社会的に認知活躍できる場を整備していくことで、アレルギー疾患をもつ小児の治療・管理に裨益するものとしたい。また、将来的には看護師以外にもこの制度を広げていきたい。

　一定の期間、小児アレルギー疾患の看護に携わった経験のある者が基礎講習会を受講し、エデュケーター講習会に参加し、試験に合格した場合に認定証を発行する。なお、基礎講習会に関しては、十分な臨床経験がある場合には受講しないことも可能である。多くの方が参加されることを希望している。詳しくは学会ホームページ（http://www.jspiaad.net/）を参照されたい。

まとめ

　以上、簡単に述べたが、総合的に各職種が協力してアレルギー疾患の治療にあたることが必要である。この際に、それぞれがバラバラに患者にかかわることになることを防ぐためにも、看護師は総合的な連携のまとめ役として、また患者サイドの視点に立ってかかわることが必要である（図2）。

（小田嶋博）

文献
1）小田嶋博：気管支喘息の診断と疫学；諸外国との比較．カレントテラピー，23（4）：320-325．2005
2）泉田純子，他：喘息児サマーキャンプにおける主体的な健康管理教育の検討；ANエゴグラム，喘息についての思い，治療への取り組みからの分析．日本小児難治喘息・アレルギー疾患学会誌，投稿中

Section2 チームでかかわる 食物アレルギー児のフォロー

入院食物アレルギー児のフォロー

✚ 除去食提供への配慮（ヒヤリ・ハット防止）

　食物アレルギー児の入院時の対応として重要な事柄の一つに、「安全な食事の提供」があげられる。患児の入院時には看護師が患者情報の聞き取りを行うが、食事については日常の除去内容についての詳細な聞き取りが必要である。特に、除去食物や調味料、かつお、いりこなどの魚のだしの使用可否についての情報は必須であり、栄養管理室への速やかな情報の提供が重要である。栄養管理室、ならびに病棟においては食事提供に際して、間違いのないアレルギー除去食の提供に気を配らなければならない。

　食事提供までの主な流れは表1に示すとおりである。アレルギー除去食の献立は、医師の除去食品の指示のもと、看護師から得られる情報や管理栄養士の聞き取りを参考に立案される。調理室においては下処理・調理時にアレルゲン食物の混入がないように十分注意を払い、各セクションにおいて複数チェックを行いながら最終盛りつけを行う。配膳時には食札に記載されている禁止食品を確認しながら配膳し、最後に除去内容点検表等を用いて調理師が食事内容の確認を行う。さらに栄養士は献立表と照合する。病棟では配食前に病棟スタッフ（看護師）が献立表にて配食前最終確認を行い、食事提供となる。喫食時には患児および家族が目視または添付の献立表にて食事内容を確認する。

　小児は他の子どもと同じであることを望む場合が多く、除去食についても患児に疎外感を感じさせないために、できるだけ他の患児の食事と似た食事を提供することが望まれる。それだけに病棟においては誤配に注意しなければならない。

✚ 入院中の除去食指導

　入院中は除去食の実際と栄養バランスについて、保護者および、理解のできる年齢であれば患児も含め、栄養食事指導が行われる。指導に先立ち、バックグラウンドとなる家庭の状況など主治看護師（プライマリナース）からの情報提供は有用である。また、栄養食事指導の場において栄養士が把握した、患児、および家庭での食生活状況は、指導結果とともに主治医、主治看護師にフィードバック

表1 食事提供までの主な流れ

食事提供までの流れ	実施者	実施すること
除去食品の指示	医師	
↓		
情報提供・収集	看護師・管理栄養士	看護師から栄養管理室へ、患者情報を提供 管理栄養士からの聞きとり
↓		
献立作成	管理栄養士	献立作成上での除去食品の確認
↓		
下処理	調理師	除去食材の混入防止 (特に野菜類除去の場合)
↓		
調理	調理師	除去食品の確認
↓		
盛りつけ	調理師	献立の確認
↓		
配膳	調理師	食札記載禁止食品の確認 食事とオーダー表を照合
	管理栄養士	献立表と食事内容の照合
↓		
配食	病棟スタッフ (看護師)	献立表にて配食前再確認
↓		
喫食	患者・家族	目視または添付の献立表で確認

し、スタッフ間で情報を共有する。特に家庭での食物摂取状況の聞き取りは重要で、代替食物により栄養素が不足なく摂取できているかなど、栄養摂取状況の確認は必ず行わなければならない。栄養摂取が不十分な場合は代替食品の選び方や利用方法などを具体的に説明し、入院中の除去食を媒体に実際的な栄養食事指導が行われる。

✚入院食物経口負荷試験におけるフォロー

　食物経口負荷試験は専門医のもと、食物アレルゲンの診断、耐性獲得の判断（除去の解除）のために行われる。入院食物経口負荷試験の際は医師をはじめ、外来・病棟看護師、管理栄養士、調理師、医事職員等、多職種間の連携が重要になる。外来看護師は医師の指示を受け、予約票を病棟、および栄養管理室、医事に送り、それぞれの部門では入院負荷試験のための準備にかかる。病棟看護師は安全、円滑に負荷試験が終了するよう、入院受け入れ準備の後、医師の指示のもと、診察補助、負荷試験中、負荷試験後の観察・看護などを行う[1]。

　管理栄養士は調理が必要な試験食に対して調理師に的確に情報を伝え、正確な

負荷試験食品の準備を行う。負荷試験のための食品調理は、調味料、だし汁に至るまでのすべての材料をマニュアルに沿って正確に計量し、決められた加熱調理温度・時間で行う。食物負荷試験では常に一定の試験食が提供されなければならない。経口負荷試験の際には保護者、および理解のできる年齢であれば患児も含め栄養食事指導を行い、負荷試験結果を踏まえ、食べられるもの、また、その調理方法、および除去すべきもの等を具体的に指導する。負荷試験後の食事時間には個別の入院除去食が提供される。

このように多くの職種がかかわる食物経口負荷試験では、患者家族への十分な説明と他部門が連携してスムーズに実施できるようにするためにもクリティカルパスを作成し、それに則って実施することが大切である。

外来アレルギー児のフォロー

✚保護者に対する栄養食事指導

食物アレルギー児の保護者には、食物除去に関する正しい知識の習得と除去食調理の実践力、応用力が求められる。ことに外来においては、食物アレルギーと診断され、除去食指示がされたその日から食物除去の対応をしなくてはならない。外来栄養食事指導では医師の指示に基づき、除去すべき食品の具体例、代替食品等を利用した栄養バランスのとれた食事の仕方、除去食レシピなど、実践的な除去食指導が行われる。

また、アレルゲン食物に対し完全除去の指示がある場合は、より細かな除去食指導が必要となる。特に気をつけたいのは市販食品に含まれるさまざまな添加物である。なかでも加工品によく利用されるアレルゲン由来の成分として「カゼインナトリウム」や「粉末油脂」「カゼインホスホペプチド（CPP）」「ホエイパウダー」「乳糖」などがあるが、乳由来のものであるにもかかわらず、一般保護者にはわかりにくいので注意が必要である。また逆に「焼成卵殻カルシウム」や「乳化剤」「乳酸カルシウム」「乳酸ナトリウム」などは「卵」や「乳」という文字が用いられてはいるが、除去中であっても使用可能であるとされている[2]。特にわかりにくいこれらの情報は、看護師など、管理栄養士以外のスタッフも知識を共有していることが望まれる。

✚保護者の心理的負担

食事は毎日のことであり、保護者の除去食に対する心理的負担は大きく、悩み

を抱える保護者も少なくない。食物アレルギー児をもつ保護者にとって食物除去が難しいと感じる点は、日常的には、患児がきょうだいや周囲の子どもと同じ食事やおやつが食べられない、食べられる食品が少ない、保育園、学校での給食に困る、などであるが、長期間にわたり食物除去を行うなかでは、栄養摂取面の心配も出てくる。

　2007年8〜11月までの間、独立行政法人国立病院機構福岡病院小児科外来において食物アレルギー児の保護者（母親）103名に対し意識調査をしたところ、その80％が栄養・調理面についての悩みを抱えていた（図1）。具体的には栄養の偏り、栄養量の充足についての心配が多く、次いで除去食調理の手間、メニューのマンネリ化となっていた。特に多種食物除去の場合、何を食べさせたらよいかわからない、代替食品の選び方や入手方法、調理方法がわからない、などがあげられている（図2）。

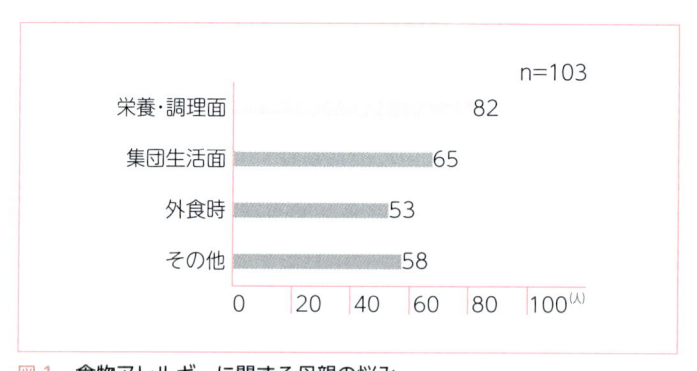

図1　食物アレルギーに関する母親の悩み
（福岡病院小児科外来　意識調査［2007年8〜11月］より）

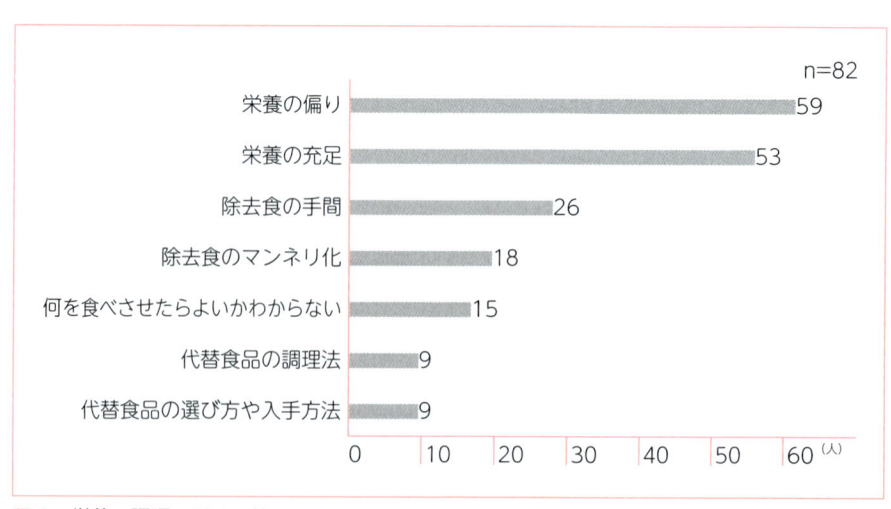

- 栄養・調理面　82
- 集団生活面　65
- 外食時　53
- その他　58

n=103

図2　栄養・調理に関する悩み
（福岡病院小児科外来　意識調査［2007年8〜11月］より）

- 栄養の偏り　59
- 栄養の充足　53
- 除去食の手間　26
- 除去食のマンネリ化　18
- 何を食べさせたらよいかわからない　15
- 代替食品の調理法　9
- 代替食品の選び方や入手方法　9

n=82

このようななか、周囲の無理解や孤独感、相談相手がいないなどの母親の精神的閉塞感も悩みの一因として大きい。外来において、栄養食事指導の場面をとおして患児の母親と向き合う機会のある管理栄養士は、単に除去食指導だけにとどまることなく、保護者の悩みを受け止め、気持ちに寄り添って食生活を支援することが大切である。

表2 食物アレルギー児のためのアレルギー教室

	テーマ	内容	目的
第1回	食物アレルギー総論	茶話会	基礎的知識の習得・保護者同士の交流
第2回	除去食と代替食の基本	試食会（多種食物除去食）	除去食についての知識・除去食メニューの習得
第3回	食物アナフィラキシーの対応	調理実習（行楽弁当）	病態知識と除去食調理技術の習得
第4回	食物経口負荷試験	調理実習（多種食物除去食）	同上
第5回	アレルギー疾患と環境	調理実習（楽しいお菓子）	同上
第6回	食物アレルギーの予後と予防	試食会（クリスマスパーティ）	病態知識と除去食メニューの習得、お楽しみ会
第7回	気管支喘息の治療	試食会（おやつの工夫）	病態知識と除去食メニューの習得
第8回	アトピー性皮膚炎の治療	調理実習（ひなまつり）	病態知識と除去食調理技術の習得
第9回	アレルギー最新情報、まとめ	試食会（肉料理）	アレルギーに関する最新情報・除去食メニューの習得

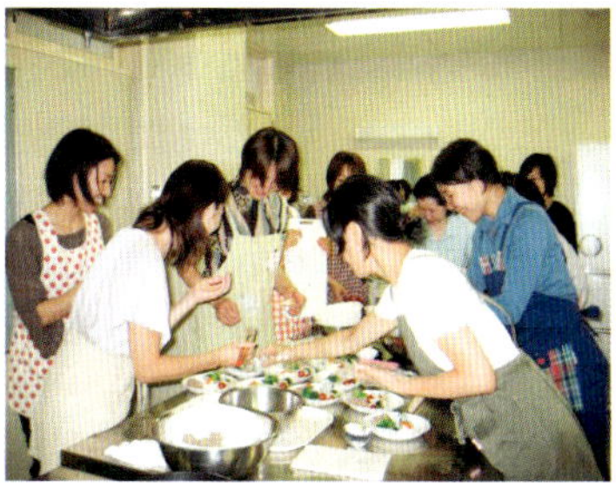

調理実習 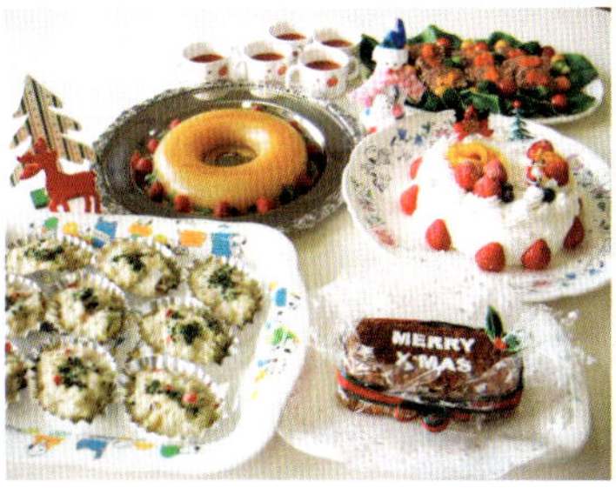　　　　　　　　　クリスマスメニュー＜卵・乳・小麦・大豆・米除去食＞
図3　食物アレルギー教室の様子

╋チームで支える─小児食物アレルギー教室をとおして─

　独立行政法人国立病院機構福岡病院では医師、管理栄養士、臨床心理士、看護師、保育士らにより、食物アレルギー児の治療のサポートを目的に、1か月に1回、1年間のプログラムとして「食物アレルギー児のためのアレルギー教室」を開催している（表2）。

　毎回テーマに沿って、小児科医師や皮膚科医師などの専門医による講義や、管理栄養士による除去食指導、メニュー紹介、調理実習等が行われる。参加保護者が安心してゆっくり受講できるように、その間は保育士ら専門スタッフが患児を預かっている。その後は患児も参加して除去食の試食会が行われる。試食しながら、医師や管理栄養士に質問したり、他の保護者とアレルギーに関する情報交換などを行ったりすることもできる。アレルギー教室で正しい知識、専門的な知識を得ることにより、子どもの症状に落ち着いて対応できるようになり、日頃の不安が軽減したという声が多い。また、除去食の調理法を単に聞くだけではなく実際に作ってみることにより、コツもわかり、よく理解できた、意外に簡単だとわかったなどの声も多く、実践につながる教室内容が展開されている（図3）。さらに、調理実習という共同作業や試食会を通じ、他の保護者との交流も深まり「自分だけではない」と励みになったという参加者も多い。

　食物アレルギー児、および児をとりまくさまざまな環境について、チームで多角的に支えていくことが効果的な診療支援につながるものと考えられる。

（池本美智子）

文献
1) 柴田瑠美子，他編：ホップ・ステップ！食物アレルギー教室．南江堂．p33-36，2008
2) 主任研究者・今井孝成：厚生労働科学研究班による食物アレルギーの栄養指導の手引き2008．（厚生労働科学研究費補助金〔免疫アレルギー疾患等予防・治療等研究事業〕）p7-8，2008

Section3 アレルギーと検査データ

✚はじめに

　小児アレルギー疾患の診断や確定診断をするために、いくつかの検査がある。検査室で行われる末梢血好酸球数や特異IgE抗体のような検査のほか、臨床で行われる皮膚テストや食物負荷試験などの検査もある。本項では、これらの検査の内容について解説したのち、それぞれのアレルギー疾患における検査データの特徴についても解説を加える。

診断に必要な検査法

　小児アレルギー疾患の検査としては、スクリーニング検査として末梢血好酸球数、総IgE値、鼻汁好酸球数、呼吸機能検査などが行われ、確定診断のための検査として特異IgE抗体、皮膚テスト、食物負荷試験などが行われる。その診断に必要な検査を表1にまとめ、特に重要なものに関して以下に解説する。

表1　小児アレルギー疾患において行われる検査

	気管支喘息	アトピー性皮膚炎	食物アレルギー
スクリーニングのための検査	末梢血好酸球数 総IgE値 喀痰、鼻汁好酸球 フローボリュームカーブ（1秒率、V25、CV） ピークフロー 胸部X線	末梢血好酸球数 総IgE値 皮膚反応 鼻汁好酸球	末梢血好酸球数 総IgE値 鼻汁、便好酸球
確定診断のための検査	気道過敏性検査 運動負荷検査 皮膚テスト 特異IgE抗体	皮膚テスト 特異IgE抗体 食物除去試験	特異IgE抗体 皮膚テスト（プリックテスト） 食物除去試験 食物負荷試験

✚ スクリーニングのための検査

▶末梢血好酸球数

関係する疾患：気管支喘息、アトピー性皮膚炎、食物アレルギーなど
目的：アレルギー疾患を疑う末梢血好酸球数の増加がみられるかを確認する
検体と採取のしかた：静脈血採血2mL。真空採血管などを用いる。小児でよく用いられる針の大きさは23G
侵襲の有無と検体採取のコツ：侵襲あり。採血が難しい子どもには保護者に抱っこしてもらっての採血などを考える

末梢血好酸球は白血球分画（好中球、リンパ球、単球、好酸球、好塩基球に分類される）の一つである。大きさは13〜20μmで円形、核はめがね様の二分葉、細胞質にはピンク〜赤橙色の顆粒が充満している。全自動測定装置によって赤血球、白血球、ヘモグロビン濃度、血小板等と同時に測定される。アレルギー疾患では末梢血好酸球数が全白血球の7％を上回ることがあるが、寄生虫感染症でも増加するので注意が必要である。

▶血清総IgE値

関係する疾患：気管支喘息、アトピー性皮膚炎、食物アレルギーなど
目的：アレルギー疾患を疑う血清総IgE値の高値がみられるかを確認する
検体と採取のしかた：静脈血採血1mL。真空採血管などを用いる
侵襲の有無と検体採取のコツ：侵襲あり

アレルギー疾患ではその発症機序にIgE（免疫グロブリンE）が主役を占めるⅠ型アレルギー反応が関与するものが多い。小児の総IgE値は年齢に伴って増加するので、各年齢における大まかな基準値の認識が必要となる（図1）。

▶鼻汁好酸球検査

関係する疾患：気管支喘息、アトピー性皮膚炎、食物アレルギーなど
目的：鼻汁中の好酸球の存在を確認する
検体と採取のしかた：鼻汁。清潔な綿棒を使って採取
侵襲の有無と検体採取のコツ：侵襲はほとんどなし。皮膚に傷をつけないように気をつける

染色法は好酸球を染め出せるものであればよい。国立病院機構福岡病院（以下、当院）ではギムザ染色液を使用しているが、他にハンセル染色液、フィールド染色液、ライト染色液がある。採取された検体をスライドガラスに擦りつけ、いくつかの処理を経て鏡検される（図2）。判定基準は5段階ある（表2）。

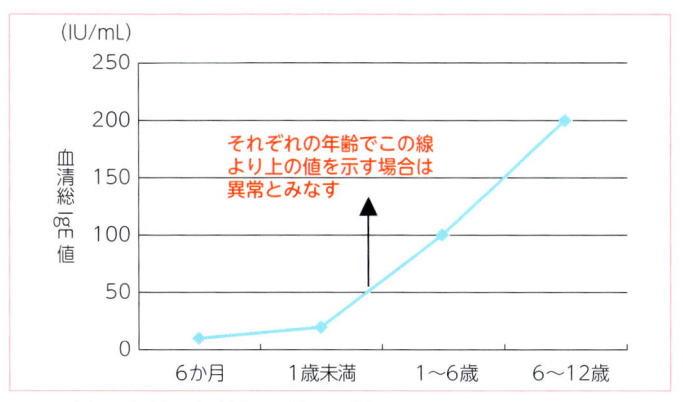

図1　小児の年齢と血清総IgE値の関係
6か月で10 IU/mL、1歳で20 IU/mL、幼児（1〜6歳）で100 IU/mL、学童（6〜12歳）で200 IU/mLを超えれば異常といえる。

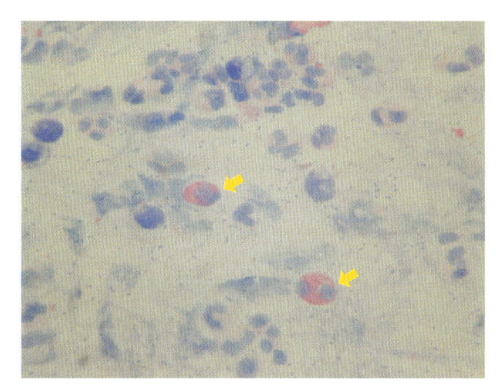

図2　鼻汁好酸球の細胞像
赤く染まった好酸球（→）が点在して認められる。（1＋）と判定。

表2　喀痰・鼻汁好酸球検査の判定基準

（−）	好酸球を認めない
（±）	数個程度／全視野
（1＋）	点在する／全視野
（2＋）	散在して認める
（3＋）	群在して認める

▶喀痰好酸球検査

関係する疾患：気管支喘息

目的：喀痰中の好酸球の存在を確認する

検体と採取のしかた：喀痰。深呼吸のあと大きな咳をしてもらって専用容器で採取

侵襲の有無と検体採取のコツ：侵襲はほとんどなし。口腔内の常在菌の混入を防ぐため、水道水でのうがいを行ったあとに採取する

検査の手順は、鼻汁好酸球検査と同じである。

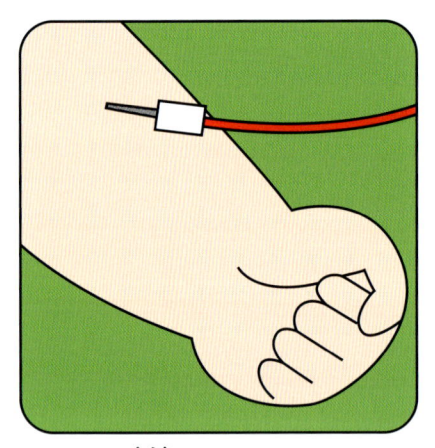

血液
マイコプラズマ

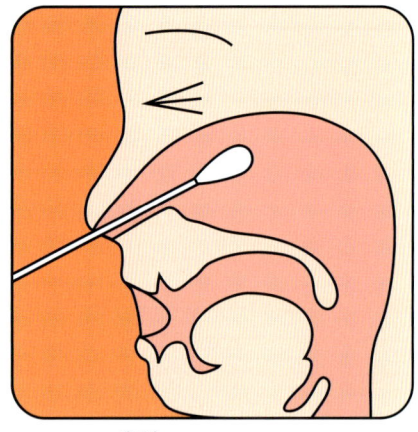

鼻汁
RSウイルス
インフルエンザ

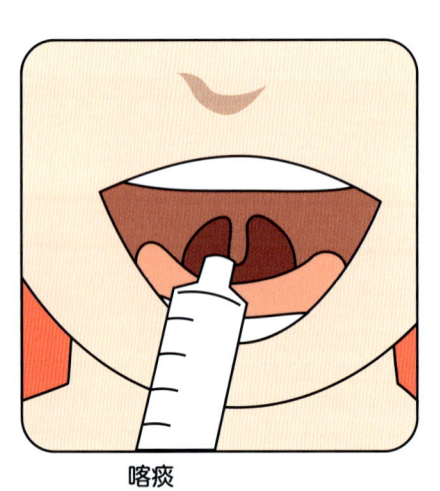

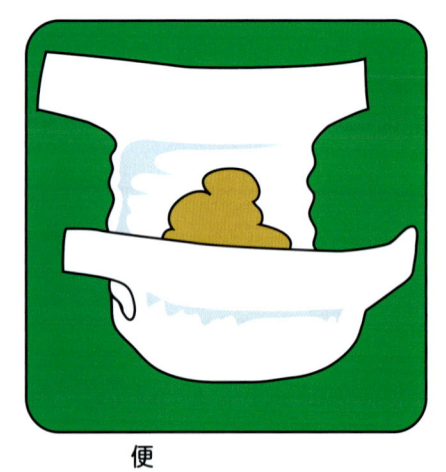

喀痰
溶連菌
アデノウイルス

便
アデノウイルス
ロタウイルス

図3　検体採取の部位

▶便中好酸球検査

- **関係する疾患**：食物アレルギー
- **目的**：便中の好酸球の存在を確認する
- **検体と採取のしかた**：便。スクリーニング検査時に検便として採取
- **侵襲の有無と検体採取のコツ**：侵襲なし

検査の手順は、鼻汁好酸球検査と同じである。

➕ 確定診断のための検査

▶特異的IgE抗体

- **疑う疾患**：食物アレルギー、アトピー性皮膚炎、気管支喘息など
- **目的**：アレルギー疾患の病因的抗原（アレルゲン）を検索するため
- **検体**：静脈血採血13項目で約1.5mL
- **侵襲の有無と検体採取のコツ**：侵襲あり。採血が難しい子どもには保護者に抱っこしてもらっての採血などを考える

特異的IgE抗体の測定に用いる原理には、化学発光酵素抗体法や酵素抗体法、蛍光抗体法などがあり、その原理の違いによって、測定法が数種類ある（Column参照）。

現在、国際的に、食物特異的IgE抗体価の食物負荷試験との関連の評価には、蛍光抗体法を原理とするImmunoCAP法（対象アレルゲンを結合したスポンジ上で検体中のヒト特異IgEを反応させ、さらに酵素標識抗ヒトIgE抗体を結合させることにより被検検体中の特異IgEを測定する方法）が用いられている。当院でも最も特異性が高いといわれているImmunoCAP法を用いたユニキャップ250（図4）を使用し、75種類の特異IgE抗体を1か月に4,000テスト程度測定している。ユニ

Column

➕ 特異的IgE抗体の測定方法

①MAST33：化学発光酵素抗体法を原理とし、33項目の特異IgE抗体を同時に測定できる。MAST26に7項目（ヒノキ、ハンノキ、シラカンバ、カモガヤ、ラテックス、ソバ、ピーナッツ）が追加されたスクリーニングに適した測定法。

②AlaSTAT：酵素抗体法を原理とし、アレルゲンを可溶性ポリマーに結合させることにより抗原抗体反応を液相で施行する測定法。

③LUMIWARD：磁性微粒子を用い、化学発光酵素抗体法を原理とする測定法。

④ImmunoCAP：蛍光酵素抗体法を原理とし、アレルゲンを多孔性のスポンジ状物質を内蔵したプラスチック・カプセルに吸着させる測定法。

これらの測定法による結果は、一部では他の測定法と乖離するものがあり、その要因として、測定系自体の差、使用している抗原の違いや処理過程での抗原決定基の変化などが考えられる。

キャップ250の操作法は全自動で、1種類40μLの血清量で目的の項目の測定を行っている。判定も陰性から陽性6クラスまで7段階で報告している（表3）。

2008年の年齢別陽性率（図5）をみてみると、食物系では3～6歳がピークで、その後低下していた。卵白は0～6歳まで60％以上の陽性率であり、牛乳、大豆、小麦、米では1歳から30％を超えていた。吸入系では0歳児より年を重ねるごとに陽性率が高くなる傾向を示した。

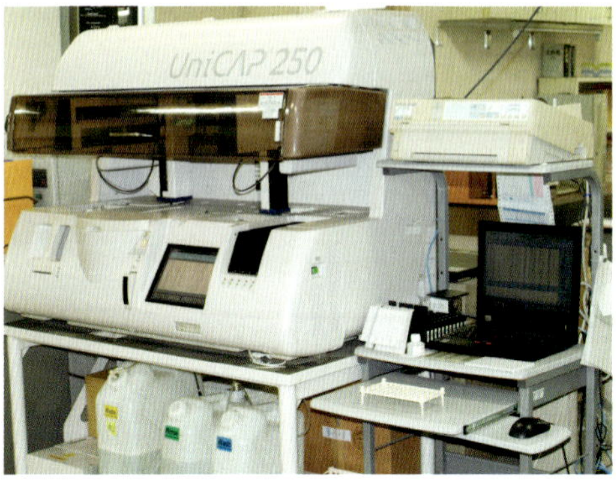

図4　総・特異 IgE 全自動測定装置：ユニキャップ 250

表3　ユニキャップ 250 の判定法

検体の濃度（U_A/mL）	クラス	判定
0.35未満	0	陰性
0.35以上、0.7未満	1	疑陽性
0.7以上、3.5未満	2	陽性
3.5以上、17.5未満	3	陽性
17.5以上、50未満	4	陽性
50以上、100未満	5	陽性
100以上	6	陽性

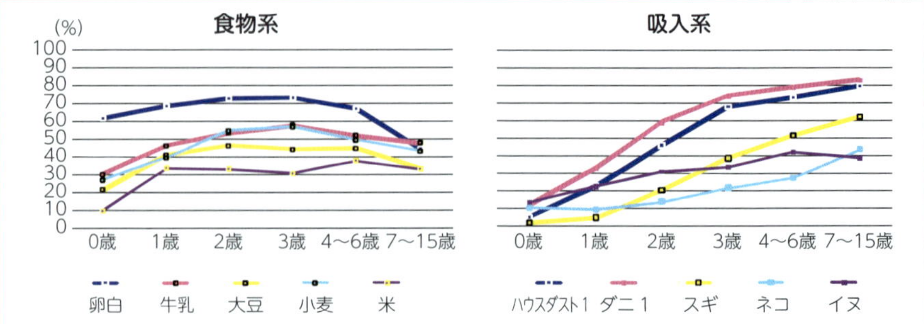

図5　特異的 IgE 抗体の年齢別陽性率（2008 年）

▶呼吸機能検査

◉気道可逆性試験

疑う疾患：気管支喘息
目的：気道狭窄の可逆性をみる
使用するもの：スパイロメータ（鼻から息が漏れないようにノーズクリップを使用）
侵襲の有無：侵襲なし

気管支拡張剤吸入前後の1秒量[1]を測定して1秒率[2]を求め、次式から改善率を求める。

改善率（％）＝（[吸入後の1秒率－吸入前の1秒率]／吸入前の1秒率）×100

成人では改善率が12％以上であれば可逆性ありと判定される。小児では成人のような判定基準はないが、参考となる。

◉気道過敏性試験

疑う疾患：気管支喘息
目的：気管支の敏感さを調べる
使用するもの：スパイロメータ（鼻から息が漏れないようにノーズクリップを使用）／呼吸抵抗測定装置
侵襲の有無：侵襲なし

気管支平滑筋を収縮させる物質（アセチルコリン）を吸入させて1秒率や呼吸抵抗などの変化を指標に判定する。標準法[3]とアストグラフ法[4]があるが、当院では、成人に対してはアストグラフ法で、小児に対しては標準法で行っている。閾値が10,000μg/mL以上は陰性と考えられる。

◉運動負荷テスト

疑う疾患：気管支喘息
目的：運動が原因と考えられる運動誘発性蕁麻疹などの症状をもつ小児の運動による誘発の有無を確認する
使用するもの：スパイロメータ、エルゴメータまたはトレッドミル
侵襲の有無：侵襲なし

特に小児では運動により運動誘発喘息が認められ、実際の日常生活の障害になっている。これを確認し、日常生活で予防法を導入するための基礎データとなる点で必要である。6分間の運動負荷（心拍数160以上）を目標にエルゴメータ（図6）またはトレッドミル（図7）で運動を行わせる。前、直後、5分後、15分後に1秒

---

[1] **1秒量**
息を吸えるだけ深く吸い込んだ後、できるだけ速く息を最後まで吐いたときの、最初の1秒間に吐き出した息の量。FEV1.0とも表される（FEV；forced expiratory volume）。

[2] **1秒率**
吐き出した総量（努力性肺活量）における1秒量の割合。FEV1.0％とも表される。

[3] **標準法（日本アレルギー学会標準法）**
気道収縮薬を低い濃度から次第に濃度を高めて吸入していき、1秒量やピークフローが前値から20％以上の低下をもたらした濃度を吸入閾値とする方法。

[4] **アストグラフ法**
気道収縮薬を吸入していき、呼吸抵抗が上昇し始めた濃度で過敏性を判定する方法。

図6 エルゴメータ　　図7 トレッドミル

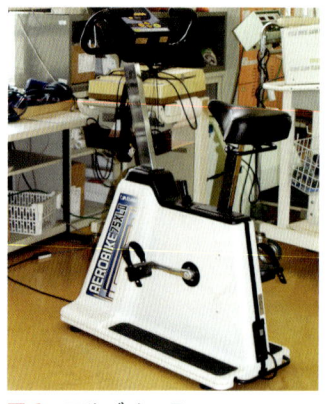

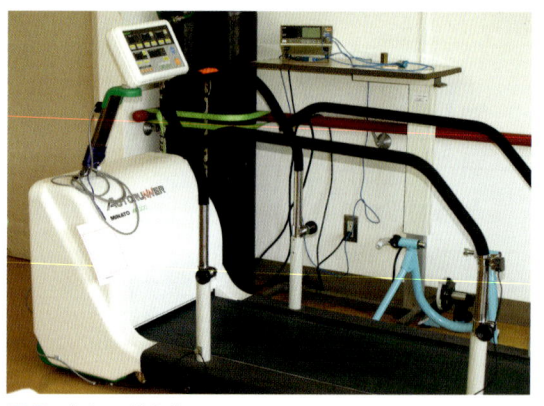

表4 各皮膚テストの特徴

皮膚テスト	反応	侵襲	使用する物品(材料)のイメージ	判定
プリックテスト	即時型	プリック針で一刺し		対照液の部分に生じた発赤、膨疹の2倍以上は陽性
スクラッチテスト	即時型	針で3〜4mmのひっかき傷		15〜20分後に紅斑と膨疹を生じた場合は陽性
皮内反応	即時型	26Gの皮内針で皮内に注射		発赤径が21mm、膨疹9mm以上の場合は陽性
パッチテスト	遅延型(接触性皮膚炎)	なし		5段階で判定 反応なし（−） 軽微な紅斑（±） 明らかな紅斑（＋） 紅斑および浮腫（2＋） 紅斑＋浮腫＋丘疹＋水泡（3＋）

量を測定する。前値に対して15％以上の低下があれば陽性とする。

▶皮膚テスト（表4）

疑う疾患：アトピー性皮膚炎、食物アレルギー、気管支喘息など
目的：各種の抗原を皮膚に反応させ個体の感作状態を判定する
使用するもの：針（ランセット）や絆創膏、アレルゲン（各項目参照）
侵襲の有無：パッチテスト以外は侵襲あり

　抗原に対する反応はテスト後数分から15〜20分以内に紅斑や膨疹を示す即時型、3〜8時間で反応の頂点がみられる遅発型、24〜48時間で硬結をつくる遅延型などに分類され、IgE型アレルギーでは即時反応を呈する。

偽陰性を回避するためには、①患者に、検査前3日間程度の抗アレルギー薬の内服中止を指示する。②同一部位で繰り返しテストしない。偽陽性を回避するためには、③機械性蕁麻疹を除外する。④日程を改めて再テストを行う。⑤アレルゲンの調整を工夫する。⑥内服負荷テストを試みる。

また、いずれの検査においても常にアナフィラキシー反応に対応できる準備、すなわちエピネフリンの筋肉内注射や点滴を行えるように備える。

●プリックテスト

前腕屈側の皮膚にアレルゲンエキスを1～2滴落とし、プリック針でアレルゲンエキスの上から皮膚を刺す。ガーゼで上から押さえてアレルゲンエキスを拭き取り、15分後に判定する。判定は膨疹/発赤（mm）で表す。この反応では必ず対照液を用いた反応を同時に実施し、対照液の部分に生じた紅斑、膨疹の2倍以上を陽性反応とする。0.1％ヒスタミン溶液（陽性対照）を用いると反応強度を測定できる。

【Note】アレルゲンエキスがない項目の測定法
直接プリック針を当該食物等に刺し、その針を皮膚に刺して行う。これをプリックプリックという。

●スクラッチテスト

前腕屈側の皮膚に針を用いて3～4mmのひっかき傷をつけた上にアレルゲンをのせる。15～20分後に紅斑と膨疹を生じた場合を陽性とする。

●皮内反応

0.01mLの目盛りがついている注射器に26Gの皮内針をつけたものを皮内テスト用注射器として用い、アレルゲン液0.02mLを前腕屈側の皮内に注射する。判定は15分後に、膨疹、発赤の長径と短径を測る。

●パッチテスト

遅延型の反応を中心にした接触性皮膚炎の抗原検査に応用される。粘着絆創膏の中心に円形のガーゼパッチのついたものを用いる。抗原を軟膏、またはクリーム基剤に溶解してガーゼに塗り、発疹のない皮膚面に貼りつける。通常48時間後に絆創膏をはがして局所の変化を24～48時間観察する。

▶食物除去試験

疑う疾患：アトピー性皮膚炎、食物アレルギー
目的：食物アレルゲンの同定
侵襲の有無：侵襲なし

食物アレルギーの関与する乳児アトピー性皮膚炎等の患児における食物アレルゲンの同定のために行われる。食物除去を行う場合には、事前に、適切なスキンケアと軟膏塗布、物理的・化学的刺激因子の回避により既存の湿疹病変をいったん軽快させる。増悪因子の回避を続けても症状が再燃する場合に、原因と推定される食物アレルゲンを含む食品を完全除去する。除去により症状の改善がみられ

表5 各食物経口負荷試験の特徴

	オープン法 （OP法）	シングルブラインド法 （SB法）	ダブルブラインド法 （DB法）
負荷食物が何であるか	検者・被検者、ともに知っている	検者は知っている。被検者は知らない	検者・被検者、ともに知らない
バイアス	検者・被検者	検者	なし
長所・短所	・幼児後期以降で主観が入り偽陽性となりやすい ・乳児期・幼児前期では主観が入らないのでSB法と同等の結果になる	・OP法より結果の評価に客観性が高まる ・被検者へのブラインドの工夫に手間がかかる	・OP法・SB法より結果の評価に客観性が高まる ・検者・被検者へのブラインドに非常に手間がかかる

た場合でも、必ずしも食物アレルギーとは診断できないことに留意する。また、症状の改善がみられない場合には、他の検査結果を参考に、再度、問診から手順を踏んで行う。

▶ 食物経口負荷試験

疑う疾患：食物アレルギー

目的：何らかの食物に対するアレルギーが疑われる患者に対し、疑われる食品を直接経口摂取させて誘発症状を観察する

侵襲の有無：負荷試験の途中でアレルギー症状が現れる場合がある

食物経口負荷試験は、その方法の違いから、オープン法（OP法）、シングルブラインド法（SB法）、ダブルブラインド法（DB法）に分けられる（表5）。

摂取間隔は15〜20分で初回摂取量を最終摂取量の1/16とし、以降1/16、1/8、1/4、1/2、と増量負荷する。負荷試験中に症状が出現したら、負荷を中止し治療を行う。経口負荷試験の負荷食品としては卵が一番多く、次に乳製品、小麦関連食品について行われる。

検査値の特徴

✚ 小児気管支喘息

末梢血における好酸球の基準範囲は白血球分画の1〜5％絶対数で200〜700/μLであり、その増多は診断の手がかりとなる。しかし、その特異性はさほど高くなく、基準範囲内でもアレルギー素因を否定する根拠にはならない。一方、喀痰中の好酸球増多は、局所反応の場に近いことから、末梢血中よりも特異性が

高く、治療効果とも相関することが多いため、臨床では頻用される。

総IgEの高値はアトピー型喘息の指標となる。アトピー型ではハウスダスト、ダニ特異IgE抗体が陽性を示すことが多い。吸入性アレルゲンへの感作が証明されるのは1歳後半から2歳ぐらいからが多く、ハウスダスト、ダニが最も高頻度で、動物の皮屑、真菌などがみられる。スギ、ブタクサなどの花粉類はさらに年長となってから証明される場合が多い。基準範囲内であれば感染型である可能性が高い。

ピークフローは非発作時には正常のことが多いが、経過観察に重要である。また、患者本人が毎日行える簡便な検査である。

アストグラフは年長児では成人に準じて行うことができ基本的に重要な検査といえるが、幼児以下では努力性の呼吸機能検査の実施はきわめて困難である。このため、当院では気道過敏性の検査を低年齢児に行う場合では、経皮酸素分圧を測定しながら、標準法に準じてアセチルコリンを吸入して行っている。また運動によって発作が起きる者に対しては運動負荷テストを実施し、日常生活の指導に役立てることができる。

✚アトピー性皮膚炎

末梢血好酸球の増多はアトピー性皮膚炎の重症度と関連している。総IgEの上昇を認め、同様に皮膚炎の重症度と相関している。気道アレルギーのないアトピー性皮膚炎患者においても上昇している場合がある。また、その濃度の高値は特異IgE陽性項目が多く、多数のアレルゲンに感作されていることを示唆する。加えて、新生児での高値はアトピー性素因が強いことが示唆される。

ほとんどの症例において何らかの特異IgE抗体陽性を認める。陽性率の高いアレルゲンはダニ、ハウスダストであり、乳幼児では卵白、牛乳、小麦などの食物アレルゲンである。

パッチテストにおける陽性率ではハウスダスト、ダニが50～60％と高く、次いでカンジダ、アルテルナリアなどの真菌類である。

✚食物アレルギー

末梢血好酸球の増多や鼻汁好酸球陽性を認めることが多く、便中好酸球が陽性となる症例もある。総IgEは経過観察や治療効果の判定に有用である。

特異IgEのスコアが3以上の場合は食物アレルギーの存在をほぼ確実視できるが、スコア2以下の場合、擬陽性や擬陰性が多いので特異IgEのみで判定することは慎重を要する。陽性となることが多いアレルゲンは、幼児では卵、牛乳、小麦であり、大豆、ピーナッツがこれに次ぎ、まれに果物や野菜などもみられる。食

物特異IgE抗体が低値の場合はプリックテストが感度も高く、診断に有用である。皮内テストはアナフィラキシーの危険性もあり原則的に避ける。また、パッチテストは抗原の標準化がなされておらず、一般には行われていない。

✚ おわりに

　小児アレルギーにおいて行われる検査の内容と各疾患での検査値の特徴について解説した。そのなかで、検査室以外において行われている検査についても触れている。多職種のメンバーがそれぞれの持ち場で力を発揮することで、よりよい医療が提供できることを再認識したい。今後もなおいっそう迅速かつ正確にアレルギー検査結果を臨床に提供していきたい。

謝辞：最後に、執筆にあたりご指導いただいた当院副院長・小田嶋博先生ならびに小児科医長・柴田瑠美子先生に深謝いたします。

（住吉敦子、西浦明彦）

参考文献
1) 伊藤幸治, 他：アレルギーと自己免疫. 臨床検査, 35 (12), 1991
2) 篠原示和, 他：アレルゲン同定法の実際. アレルギーの臨床, 394, 2009
3) 井川達也：アレルゲン解析法Update. アレルギーの臨床, 390：50-55, 2009
4) 宇理須厚雄, 他：食物アレルギー経口負荷試験ガイドライン2009. 協和企画, 2009
5) 飯倉洋治, 他：特集／アレルギー. SRL宝函, 21 (2), 1997
6) 柴田瑠美子, 他：アレルギー. メディコピア, 25：75-81, 1991

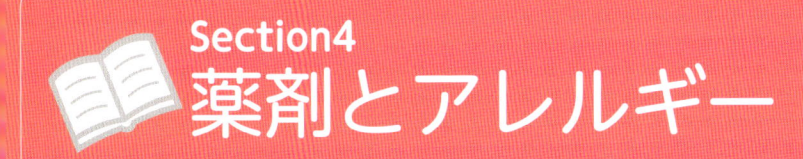

Section4 薬剤とアレルギー

✚はじめに

　本項では薬物アレルギーがなぜ起こるのか、またその機序と薬物はどのような関係にあるのか、現在問題となっている薬物アレルギーにはどのようなものがあるのかについて、まず解説する。次に現時点で何が問題となるのか、そしてそれらの問題を解決しようと考えていくうえで、薬剤師には何が必要なのかを述べてみたいと思う。

薬物アレルギーの発生機序と重要性

　最近の重大な医薬品の副作用に、薬剤性過敏症症候群（図1）[1]とか、スティーブンス・ジョンソン症候群（図2）[2]、中毒性表皮壊死症などがある。これらはいずれも薬物アレルギーが関係しているといわれている。では薬物アレルギーはどのような機序で発生するのだろうか。これについては2章で詳しく述べられているのでここでは省略するが、一つのアレルギー反応、たとえばペニシリンアレルギーといったものでも、抗体をもっているからといって、アレルギー症状をまったく起こさない人たちがたくさんいるのも現実であり、抗体の存在のみでアレルギー現象をすべて説明することはなかなか難しいとされる。

　一般的には、薬物がアレルギー反応の直接の原因（抗原）となる場合は少なく、通常は分子量1万以上の蛋白と結合して抗原となる。したがって、蛋白と結合しや

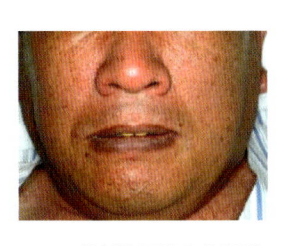

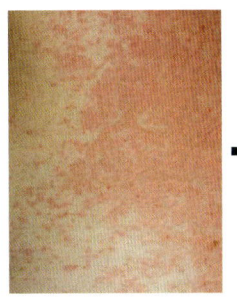

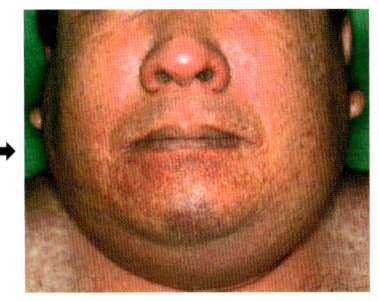

図1　薬剤性過敏症症候群
顔面に淡い潮紅がみられる（左）。体幹、四肢には毛孔一致性の丘疹が多発・癒合している（中）。薬剤により、顔面の腫脹が徐々に増悪（右）。鼻孔周囲、口囲に丘疹と鱗屑が著明。
（厚生労働省：重篤副作用疾患別対応マニュアル；薬剤性過敏症症候群. http://www.info.pmda.go.jp/juutoku/file/jfm0706001.pdf　より）

すい薬物ほどアレルギーを起こしやすいと考えられる。

　では、薬物アレルギーが医療のなかでどれほどの位置を占めているのか。医薬品副作用制度の健康被害を例にみてみよう。2001〜2005年までに報告された死亡事例695例[3]の内訳で、抗生物質によるものは全体の14％、解熱鎮痛薬は全体の11％を占めている。その内容はスティーブンス・ジョンソン症候群や中毒性表皮壊死症、ショック、アナフィラキシー等である。本来病気を治すために用いられた医薬品によって健康被害が引き起こされ、その3割近くが薬物アレルギーによると考えられる。

　また、5,412人の小児を対象とした副反応調査の報告[4]では、小児の薬剤に伴う副反応の頻度は9.5％で、このうち薬物アレルギーと考えられる症例は、0〜3歳児群で2.4％であったとされる。さらに薬物アレルギーの有病率をアレルギー病歴の有無で群分けすると、アレルギー病歴ありの群で5.2％、アレルギー病歴なしの群で1.4％であり、アレルギー病歴をもっている児では薬物アレルギーが発生しやすいとされている。現在のアトピー児や喘息児の増加を考えると、薬物によるアレルギーを起こす児が増えてくると考えられる。

医薬品とアレルギー報告

　医薬品は図3に示すように単一の薬物ではない。薬物アレルギーを考える場合は、薬物そのものと医薬品に含まれる添加物を合わせて考慮する必要がある。さらには製造工程をも考慮する必要がある。

　特に食物アレルギーを有する児では、表1、2に掲げる医薬品については注意が必要である。卵アレルギー児の場合は、ワクチン接種時に痒みを訴える場合がある。これはワクチンの製造工程で卵を使用するためで、添付文書にも『本剤の成分ま

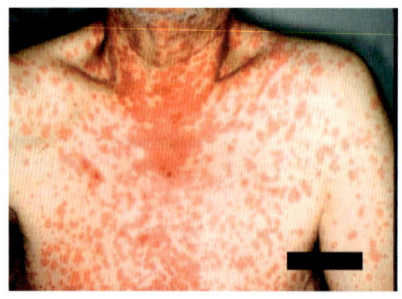

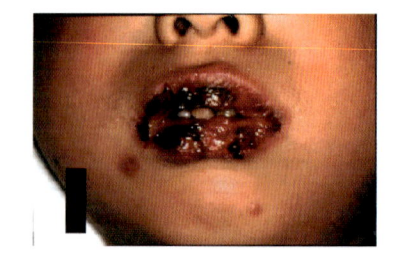

図2　スティーブンス・ジョンソン症候群
体幹の浮腫性紅斑と水泡・びらんの例（左）、口唇の出血性びらん・血痂の例（右）。
（厚生労働省：重篤副作用疾患別対応マニュアル；スティーブンス・ジョンソン症候群（皮膚粘膜眼症候群）.
http://www.info.pmda.go.jp/juutoku/file/jfm0611005_01.pdf[2] より）

Section4 薬剤とアレルギー

```
〔禁　忌（次の患者には投与しないこと）〕
1.小柴胡湯を投与中の患者（「3.相互作用」の項参照）
2.自己免疫性肝炎の患者〔自己免疫性肝炎が増悪するこ
　とがある。〕
3.本剤又は他のインターフェロン製剤に対し、過敏症の
　既往歴のある患者
4.ワクチン等生物学的製剤に対し、過敏症の既往歴のあ
　る患者
```

※※〔組成・性状〕
1.組成
本剤は下記成分を含む凍結乾燥製剤で、溶解液として日本薬局方「注射用水」1mLを添付している。

成　分	1バイアル中の含量			備　考
	オーアイエフ 注射用250万IU	オーアイエフ 注射用500万IU	オーアイエフ 注射用1000万IU	
有効成分 インターフェロン アルファ BALL-1	250万 国際単位	500万 国際単位	1000万 国際単位	ヒトリンパ芽球細胞由来
添加物 精製白糖 L-ロイシン グリシン ポリソルベート80 クエン酸ナトリウム水和物 無水クエン酸	10mg 5mg 3mg 1mg			

本剤は製造工程でウシ胎仔血清、ウサギ抗血清、ふ化鶏卵で増殖させたセンダイウイルス、マウスハイブリドーマ由来のモノクローナル抗体を使用している。なお、センダイウイルスの調製に使用するポリペプトンの製造にはウシ乳由来カゼイン及びブタ由来酵素を使用している。また、ヒトリンパ芽球細胞はハムスターの皮下で増殖させている。

図3　医薬品添付文書記載の例

表1　食物アレルギー児が原則禁忌となる医薬品

	含有成分	商品名	薬効分類
卵	塩化リゾチーム	ノイチーム、レフトーゼ	消炎酵素
牛乳	タンニン酸アルブミン	タンナルビン	止瀉薬
	カゼイン	エンシュアリキッド	栄養剤
		ラコール	栄養剤
		タンナルビン	止瀉薬
		アクトヒブ	ワクチン
		ミルマグ	緩下薬
		メデマイシンカプセル	抗生物質

表2　卵を使用しているワクチンの例

A型インフルエンザHAワクチンH1N1「ビケン」（1mL）®
A型インフルエンザHAワクチンH1N1「化血研」®
A型インフルエンザHAワクチンH1N1「S北研」シリンジ®
A型インフルエンザHAワクチンH1N1「生研」®
Flu-シリンジ「生研」®
「ビケンHA」®
アレパンリックス（H1N1）筋注®
インフルエンザHAワクチン「S北研」®
インフルエンザHAワクチン「生研」®
黄熱ワクチン®
組織培養不活化狂犬病ワクチン®
フルービックHA®

たは鶏卵、鶏肉、その他鶏由来のものに対してアレルギーを呈するおそれのある者』は注意をする旨の記載がある（表2）。さらに食物アレルギー児は乳児期で10％、幼児期で3～5％、学童期で2～3％いるとされ、これらの児では乳酸菌中の乳成分、乳糖精製の際に混入する乳淡白、ゼラチン、カゼインなどが問題となっている。特にゼラチンはカプセル剤のカプセルそのものであり、薬品を包むオブラートもゼラチンでつくられているために、素材も含めて注意が必要となる。

　また、まれではあるが、成人でも考慮すべき薬剤として、ステロイドがある。喘息などの治療においてプレドニゾロンコハク酸エステルナトリウムを使用した人で過敏な人には、ヒドロコルチゾンリン酸エステルナトリウムを使用する。これはステロイドを水に溶けやすくさせるためにコハク酸塩とするかリン酸塩とするかの違いであるが、コハク酸塩が薬物アレルギーの原因となるためであるとされている。このように薬物の性質を変えるための結合物に原因がある場合も考えなければならない。

薬物アレルギーの判定

　一般的には3か月以上投与されていた薬剤に対して、アレルギー反応を起こすことはまれであるとされる。また、初めて服用する薬は別の薬剤との交差反応がなければ、通常3日以内には薬疹を起こさないとされている。したがって、アレルギー反応が起こった場合は、3か月以内に投与された薬物で感作期間を経た薬物が、まず探求対象とされる。最も重要なのは問診である。

　薬物アレルギーの検査方法として、掻皮試験（scratch test）、プリックテスト、パッチテスト、皮内テスト、内服試験、薬剤リンパ球刺激試験（DLST：drug lymphocyte stimulation test）、薬剤特異IgE抗体の測定（薬剤RAST：radioallergosorbent test）、白血球遊走試験などがある。このなかで薬剤師とかかわりがあるものは、パッチテストや内服試験、白血球遊走試験である。白血球遊走試験は測定機器を備える必要があるために、通常の診療機関では、パッチテストや内服試験薬の調製が薬剤師の業務となる。

　パッチテストについては、どのような薬物濃度がよいかという検討が十分に行われたわけではないが、通常の使用量を念頭においた濃度が適切である[5]とされ、重量パーセントで1％、10％、30％の軟膏を調製している。ローション剤の調製も希望されるが、薬物が水に溶けにくいものが多く、軟膏のほうが調製しやすい。Ⅳ型アレルギーは抗体が直接関与しない細胞性免疫反応で、接触性皮膚炎がその代表といえる。原因の特定にはパッチテストが有用で、48時間後の発赤を確認す

る。ただしパッチテストの反応が良い薬剤と悪い薬剤があり、表3に示すような報告[6]がなされているために、原因薬剤の診断が困難な場合もある。

薬剤師として考えること

薬物アレルギーに関する薬剤師の取り組みとしては、まず第一に情報発信がある。今ではどこの施設においても医薬品情報の担い手は薬剤師であるし、医薬品安全管理責任者は薬剤部（科）長が担うようになっている。したがって、医薬品に関するアレルギーおよび過敏症情報は、その添加物のアレルギー・過敏症情報も含めて、薬剤師の手で発信されている。院内LANや情報紙を通して、アレルギー・過敏症情報が提供されているが、その周知・徹底については、個別化を含めてさまざまな方法が検討されている。臨床現場では、アレルギー等で問題があるケースカンファレンスのなかで薬が関与する場合は、薬剤師のコメントを求められたり、看護師と一緒に患者に薬の説明を行うこともしばしばである。また、服薬上の問題が生じたときは、看護師・薬剤師・患者で一緒に考えることもあり、病棟スタッフの求めに臨機応変に対応している。一方、情報の発信のみでなく、情報の収集も必要となっている。

表3　パッチテスト陽性率の高い薬剤と低い薬剤

パッチテスト陽性率の高い薬剤		パッチテスト陽性率の低い薬剤	
薬品名	陽性率（例数）	薬品名	陽性率（例数）
カルバマゼピン	85.6%（167）	ゾニサミド	22.6%（31）
フェノバルビタール	75%（36）	ミノサイクリン	22.6%（31）
アンピシリン	76.2%（21）	ニカルジピン	0（5）
ジルチアゼム	81.5%（27）	サラゾスルファピリジン	27.3%（33）
メキシレチン	100%（52）	ジフェニルスルフォン	0%（10）
ピロキシカム	93.8%（64）		
アンピロキシカム	72.7%（22）		

（中村和子，他：わが国の薬疹患者におけるパッチテスト結果の評価とその活用について．J Environ Dermatol Cutan Allergol，2(2)：88-94，2008[6]より）

第二に調剤時の工夫がある。薬剤師が調剤時に得られる患者情報は、処方せんと薬歴のみである。調剤薬局では、調剤前に薬歴の確認が必要となっているが、病院薬剤師の場合、すべての調剤行為において患者の薬歴を確認していくことは、現実的に不可能である。そこで問題になるのは、いかにして医療情報を共有するかということになる。これについては病院における医療安全委員会が大きく関与し、一つのシステムづくりを模索しているのが現状である。たとえば、筆者が以前勤務していた病院では、薬物過敏症が起こった場合は、その薬品名をカルテの表紙に朱書きする欄を設けた。また医師が処方する場合に、その薬品と類似の薬品については薬剤師に確認のうえで処方するといった約束事を作成した。筆者の所属する国立病院機構福岡病院においては、多くの食物アレルギー児が入院するために、必要な場合は処方せんに「乳糖不可（なし）」のコメントを記載する約束事をつくっている（図4）。また、薬剤師のほうで食物アレルギー児の処方の場合は、医師に乳糖による賦形[*1]の疑義照会[*2]を行うようにしている。

　第三の取り組みとして「情報の共有」がある。先の調剤時の工夫のなかでも少し述べたが、これは病院全体としてのシステムづくり、ひいては医療全体としてのシステムづくり[7]をめざすものである。電子カルテの導入がその一つとなるが、多くの病院では、手書きのカルテとなっている。そこで以前勤務した病院では、薬剤管理指導の際に知り得たアレルギーを患者情報として患者に持たせるカード（図5）を作成した。これは浜松労災病院の取り組み[8]などを参考に、情報の共有を図る一つの手段として薬剤師からの提案[9]であった。医療現場の多くでは、受

▶[*1] 賦形
処方された薬を分割したり、服用しやすくするために、薬理作用のないもの（たとえば乳糖やでんぷん等）を薬剤師の判断で加えることができるようになっている。これを賦形とよぶ。

▶[*2] 疑義照会
処方せん中に疑わしい記載がある場合に、それを調剤する薬剤師は、処方した医師に対して質問すること。これを解決したうえでないと調剤できないように薬剤師法で定められている。

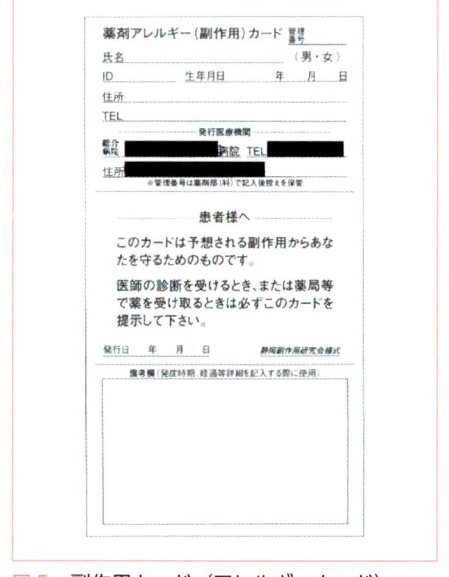

図4　乳糖不可（なし）を示した処方せんの例　　図5　副作用カード（アレルギーカード）

け持ち看護師や担当医師から情報提供があり、調剤時の工夫や食事の工夫が行われている。この情報を処方せんや食事箋に反映して共有するシステムを検討するべきと考える。

謝辞：本項を書くにあたって薬剤師諸先輩や小児病棟の看護師、また小児科医師に多くのご教示をいただき、厚くお礼申し上げたい。

(真鍋健一)

文献
1) 厚生労働省：重篤副作用疾患別対応マニュアル；薬剤性過敏症症候群．http://www.info.pmda.go.jp/juutoku/file/jfm0706001.pdf
2) 厚生労働省：重篤副作用疾患別対応マニュアル；スティーブンス・ジョンソン症候群（皮膚粘膜眼症候群）．http://www.info.pmda.go.jp/juutoku/file/jfm0611005_01.pdf
3) 宮崎生子，他：医薬品副作用被害者救済制度について．成人病と生活習慣病，36：1405-1412，2006
4) 今井孝成：薬剤アレルギー．小児科診療，7(121)：1193-1200，2008
5) 塩原哲夫，他：薬物アレルギーにおける皮膚テストとDLST．Q&Aでわかるアレルギー疾患，4(1)：41-64，2008
6) 中村和子，他：わが国の薬疹患者におけるパッチテスト結果の評価とその活用について．J Environ Dermatol Cutan Allergol，2(2)：88-94，2008
7) 大野真理子：情報集積したDB．DRUG magazine，10：167，2008
8) 本田勝亮，他：医薬品副作用情報一元管理化への取り組み．医療薬学，33(4)：359-364，2007
9) 鶴崎泰史，他：薬剤科によるアレルギーカード発行の試み．医療マネジメント学会雑誌，6(1)：364，2005

Section5
健康運動指導士のかかわり

✚はじめに

　食物依存性運動誘発アナフィラキシーなど、運動が原因でアレルギー発作を起こす症例がみられる。適切な治療のためには、発作を再現することが必須であり、その誘発試験が各病院で行われている。受診する患者は、発作から数か月経って夏休みや冬休みなどに受診することが多く、発作を再現誘発することが困難なことが多い。

　1年ほど前までは、その誘発率は45％程度だったが、最近では原因食物を摂取して10分以内に負荷を開始し20分程度の負荷をかけることで80％くらいまで再現できるようになった。

　誘発検査では、食物依存性運動誘発アナフィラキシーのみでなく運動誘発喘息（exercise induced asthma：EIA）やコリン性蕁麻疹の場合も考えられた。

　ここでは、国立病院機構福岡病院（以下、当院）で取り組んでいる「食物依存性運動誘発アナフィラキシー検査の入院パス」を例に、健康運動指導士としてのかかわり、医師や看護師などの他の医療スタッフとの連携について解説する。

どのような子どもにパスを適応するか

　運動がアレルギー発作を引き起こす一つの因子となっていると考えられる場合に、誘発試験が医師からオーダーされる。問診や血液検査、皮膚試験のほか、確定診断のためには、アレルギー発作の再現が必須となるからである。

　誘発試験はまだ標準化されておらず、運動の種類、負荷量（運動の強さ×運動時間）、アレルゲン量、種類など、患者によって至適条件を変える必要がある。誘発されない場合は、これらの条件を変えて試験を行う。誘発試験でアレルギー発作が認められた場合、その条件をもとに適切な治療や運動指導を行うことができる。

　パスを適応するのは、次のような場合である。
・病歴から、食物依存性運動誘発アナフィラキシーが疑われる場合。
・実際に、運動負荷試験が行える児童（体格、安全性、理解度など）。

✚ 事例1：小学生の例

▶患児情報
- 2010年2月1日、11歳、男児が受診。
- 食物依存性運動誘発アナフィラキシー疑い：2009年7月、キャンプでカレーライスを摂取後、咽の違和感。2009年9月、キャンプ場にてステーキ、ご飯、栗を摂取後に走り回り、咽の違和感、チアノーゼ、眼瞼腫脹、眼球結膜充血、他病院を受診、Sp_{O2}：90％。2010年1月午後3時にフライドポテト摂取、2時間後水泳中、眼球結膜充血、顔面腫脹、咽のイガイガ感のため他病院を受診。
- かかりつけの近医（アレルギー性鼻炎加療中）より紹介、当院受診。

▶経緯・結果

●入院前
- 2010年2月1日：問診、病歴調査、肺機能検査、血液検査、アレルギー検査。
- 2010年2月15日：外来にてEIA検査で陰性。
- 2010年3月24日（春休み中）：FDEIAn（food dependent exercise-induced anaphylaxis；食物依存性運動誘発アナフィラキシー）の検査目的で入院。

●入院後
入院病棟にてパスの説明・同意後に、以下のとおり検査を行った。
- 1日目：身体組成・自転車エルゴメーターによる多段階漸増運動負荷試験（体力評価：呼気ガス分析・負荷心電図などの心肺機能応答）により2日目以降の負荷強度・時間を決定。初日で異例だが、アスピリン1T＋うどん160ｇ摂取、4時間後に上記運動負荷を14分間施行（最大心拍182拍/分）したが陰性。
- 2日目：体力テストに基づいて、原因食物の一つと思われる「うどん160g」摂取後7分にトレッドミルにて25分間の運動負荷（心拍数120〜175拍/分）を施行。負荷開始23分に、くしゃみ、鼻汁出現。直後より血圧低下。5分後肺機能低下（スパイロで閉塞所見）。6分後、眼球結膜充血、Sp_{O2}低下軽度96〜95％。8分後、咳出現。9分後、流涙。10分後、咳増悪。11分後、呼吸困難感増（Sp_{O2}：93〜92％）。両足底瘙痒感増強（掌蹠膿疱症）。13分後、咽頭イガイガ感（Sp_{O2}：92％）。14分後ヒドロコルチゾン（サクシゾン®）200mg静注。16分後両足底部冷却。20分後アスプール®吸入施行。25分後スパイロ軽快、軽度の頭痛が残るも楽になった。60分後、入院病棟へ移動。
- 3日目：食物負荷なしで同時間帯・同強度・同時間・同種の運動負荷を施行するが陰性。

【Note】
FDEIAn（食物依存性運動誘発アナフィラキシー）
EIA（運動誘発喘息）と区別するためにFDEIAnとEIAに「n」をつけて表記する。

● 退院・退院後
- 2010年3月26日：主治医より指導・処方（給食の小麦は除去［母親が確認］、運動制限なし、仮に小麦を摂取したときは2時間は運動を控える、セレスタミン®を持参し、エピペン®を処方）を行い、退院。
- 今後は、外来にてキウイ、栗のプリックテストを行う。

✚ 事例2：中学生の例

▶患児情報
- 2010年12月、15歳、男児が受診。
- 食物アレルギー・食物依存性運動誘発アナフィラキシー疑い：学校にて持参の弁当摂取後、昼休みにサッカーなどの運動。発作は数回あり。運動後15～120分で眼瞼腫脹・蕁麻疹・咽頭閉塞感・嘔気・虚脱感・チアノーゼが出現。
- 当院紹介受診。

▶経緯・結果
入院後、問診や血液検査、皮膚試験後日、以下のとおり検査を行った。
- 1日目：体力テスト（自転車エルゴメーターによる運動負荷検査呼気ガス分析も含む）実施；持久力タイプで非常に高い体力。
- 2日目：体力テストに基づいて、原因食物と思われる、「うどん160g」摂取後3分にトレッドミルにて20分間の運動負荷を施行。運動後3～28分でSpO_2が96％と、わずかに低下するが、他症状なし。
- 3日目：前日同様の負荷を「アスピリン1錠、うどん160g」摂取後施行。前日同様、症状なし。
- 4日目：別の原因食物と思われる「たまねぎ50g（ソテー）」摂取後に負荷施行。症状なし。
- 5日目：「アスピリン1錠、たまねぎ50g（ソテー）、ニンニク」摂取後に同様の負荷施行。負荷後5分より咳嗽と鼻汁増悪、15分後から下眼瞼腫脹、発赤出現。18分後増悪、26分後サクシゾン®静注。

以後は、リハビリ棟から入院病棟に移り処置・経過観察・治療。退院前に、抗アレルギー薬服用で運動後症状が軽減するか確認し退院。

患児は、発作が頻回に起こるため11歳から続けてきた野球をやめようかと訴えるが、主治医は食事指導や服薬によりコントロールは可能であることを説明し、好きなら続けるよう指導。現在、経過観察中である。

食物依存性運動誘発アナフィラキシー検査の入院パス

具体的にどのような手順で誘発試験が行われているか、当院の食物依存性運動誘発アナフィラキシー検査教育入院パスをもとに解説する。

✚ かかわるスタッフ

食物依存性運動誘発アナフィラキシー検査の入院パスでは、以下のように患者（保護者を含む）、医師、看護師、検査技師、栄養士などのほかに、患者の発作時の状況に沿った運動負荷をかける役として、当院では健康運動指導士がかかわっている。

誘発試験は他の検査に比べ、患者の重症度や状況によってはショックなどの危険性が高く、多くの時間を要する。限られたスタッフで効率よく安全に行うには、共通理解とスムーズな連携が必要である。

✚ 手順

▶負荷検査・教育入院パス使用の決定

外来で主治医が負荷検査・教育入院パス使用を決定する。

▶使用書類

・医療者用パス（A3サイズ［図1］）、患者パス（A4サイズ［図2］）
・「FDEIAn検査・教育入院のご案内」、同意説明文（保護者、子ども向け）
・病歴チェック表
・検査プロトコール1、2、3日、運動誘発性アナフィラキシープロトコール
・準備物品リスト（表1）
・アスピリンと食品説明資料（表2）
・説明資料（医療者用、患者用）

▶パス使用決定後の流れ（図3）

◉医師

①医療者用パスの指示と患者パスの必要事項を記入する（必要ない項目は1本線で消す）。
・検査伝票：（CBC、IgE、RAST、血清保存、鼻汁Eo、プリックテスト2枚）
・外注伝票10枚（ヒスタミン、カテコラミン3分画）
・尿保存：6枚（尿LT用）

②以下のものに記入する。
・リハビリ処方箋（負荷検査依頼。基本はエルゴメーター使用だが、トレッドミ

図1　医療者用パス

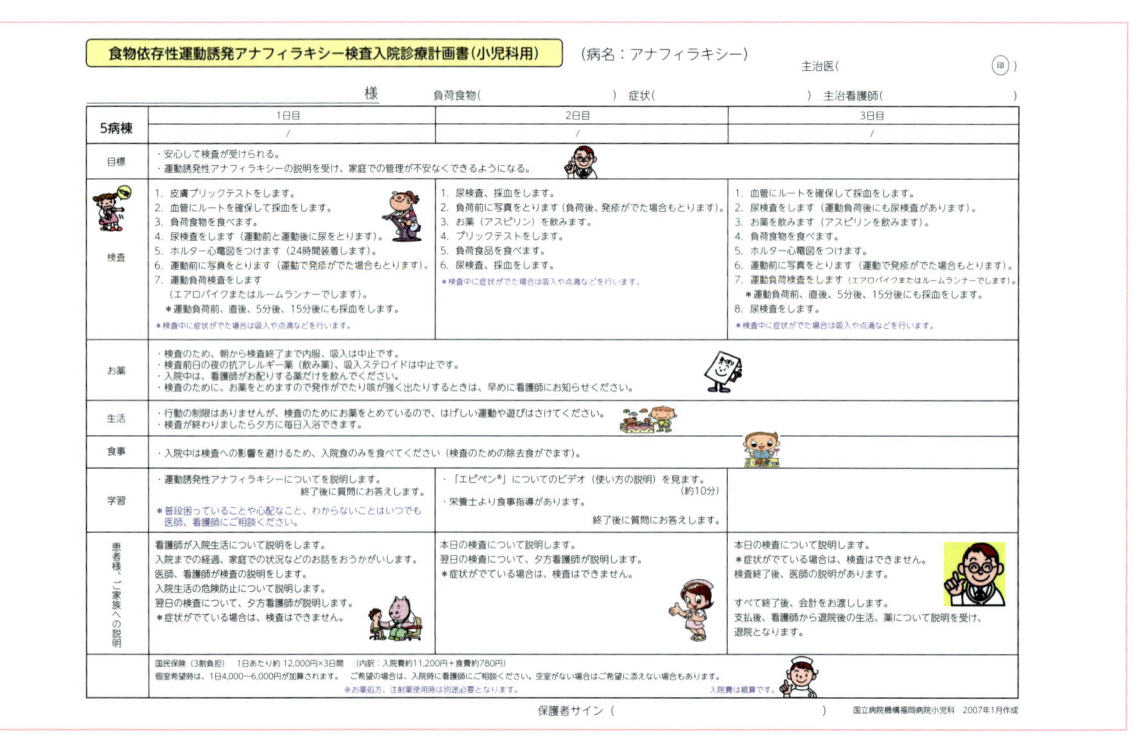

図2　患者パス

表1 準備物品リスト

検査時、以下の物品を確認し、リハ棟（運動負荷施設）に持って行く。
1. デジタルカメラ（症状記録用・入院病棟用）
2. 注射薬：ボスミン®　　　　　　　　1A
　　　　　サクシゾン®　300mg　　　1A ┐
　　　　　サクシゾン®　100mg　　　2A ├ 病棟ストックより用意する
　　　　　ソリタT®　　　1,200mL　　1本 │
　　　　　生食　　　　　500mL　　　1本 ┘ ※検査後はそれぞれの保管場所に返す
3. 駆血帯[*]
4. アルコール綿[*]
5. 輸液ルート：1本
6. 持続点滴固定用テープ各種
7. 注射器：10cc　10本
　　　　　 5cc　　5本
　　　　　 3cc　　5本
8. 注射針21G　10本
9. 三方活栓
10. 検体容器：血中コルチゾール用（紫容器7mL）　10本
11. 吸入薬：アスプール®、ベネトリン®、生食　各1本[*]
　　　　　　吸入用注射器[*]
12. 氷を入れた検体入れ、検体容器立て
13. 吸入し管、吸入器（パリエモーション®）[*]
14. マジック
15. O2カニューラ　M、L各1本
16. ガーグルベース[*]

[*]は病棟の元の場所に返し、毎回準備すること！
※リハ棟の救急カートを負荷試験場所の側に準備すること！

表2 アスピリンと食品の説明資料

アスピリン、アスピリン様物質とは
● アスピリン：サリチル酸を無水酢酸によりアセチル化したもの
● アスピリン様物質（タートラジン、サリチル酸）：
　・タートラジン：黄色に着色することのできる着色料（黄色4号）。着色用途や食品添加物としてゼリーやシロップに使用される
　・サリチル酸：植物（主に果物）にサリチル酸メチルの状態で存在。19世紀には鎮痛剤として使用されていた

アスピリン、アスピリン様物質を含む食品
● アスピリン（防腐剤）を含む食品
　合成清酒、果実酒、酢、チューインガム
● タートラジン（黄色4号）を含む食品
　漬け物、中華麺、カレー、あめ、米菓、ゼリー、ビスケット、ウエハース、羊羹、レモンシロップ
● サリチル酸誘導体を含む食品
　・穀物類：じゃがいも
　・野菜類：きゅうり、とうがらし、トマト
　・果物類：りんご、いちご、あんず、もも、さくらんぼ、ぶどう、オレンジ、グレープフルーツ、メロン、レモン、みかん、ラズベリー
　・飲料：ビール、酒、ワイン
　・菓子類：チョコレート、ケーキ、ガム、パイ、木の実、クッキー、ハッカ、キャラメル、プリン、アイスクリーム、あめ、ゼリー
　・脂肪類：アーモンド、ピーナッツ

※医師の指示のもと、栄養士が保護者に指導することがある。

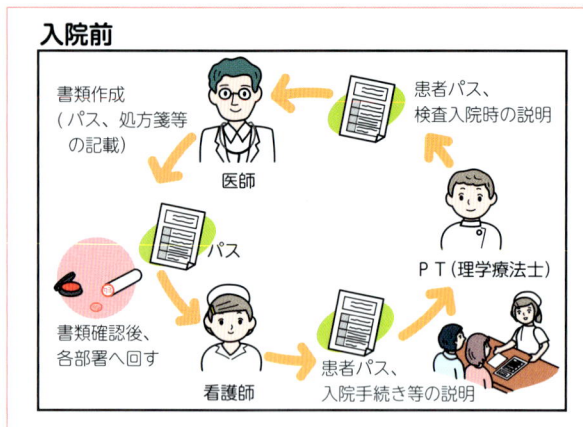

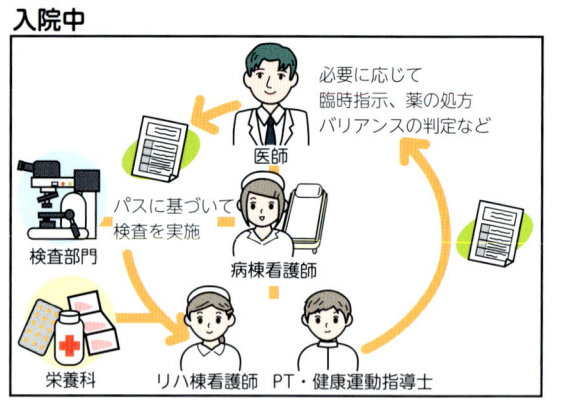

図3 パス使用決定後の流れ

　　ル使用時は記載）
・肺機能検査2枚（EIAの検査分）と栄養指導箋、食物負荷入院予約票、食事箋（患者にアレルギー確認、アスピリン類似物質除去、小麦は調味料可）
③「FDEIAn検査・教育入院のご案内」の中止内服薬を○で囲む。
④患者パス、「FDEIAn検査・教育入院のご案内」を患者、家族へ説明する。
⑤5病棟へ入院予約の連絡を入れる（日程、患者名、年齢、パス使用の有無）。
⑥①〜③まで記入したものを外来カルテにはさみ、外来スタッフに手渡し、詳細の説明を依頼する。

●外来看護師
①医師から受け取った①〜③までの記入漏れがないか確認する。
②患者パスを2枚コピーし、原本とコピー1部は医療者用パスと検査伝票、食事箋カルテ用1枚をまとめてクリップし、外来カルテポケットへ入れる。
③患者パスのコピー1部と「FDEIAn検査・教育入院の御案内」、入院手続き書類をそろえて患者、家族へ渡して説明をする。
④食事箋を栄養科へファックスする。
⑤入院予約の紙をカルテに貼り、ホワイトボードへ記入する。

●入院後
①医師は、臨時指示がある場合は臨時指示欄に記入する。
②内服処方がある場合は医師が処方箋をパス表裏に貼付し番号をつける。
③バファリン® 330mgを1錠、2回分処方する。
④必要のない項目は医師が1本線を引く。
⑤入院時の指示受けは看護師が指示を受けて指示受け欄にチェックする。指示が出ている検査や注射などは、きちんと伝票がそろっているか確認する。担当看

護師は、チェック項目を実施した場合は項目の後の□（チェックボックス）にチェックをする。

⑥退院時は、パス表をコピーし1部外来カルテに綴じる。

※検査により誘発症状の出現があり、検査を続行できない場合は、医師がバリアンスとして、通常の短期入院指示に指示を記入する（パス終了）。

▶運動負荷の実際

以下の運動負荷には、医師1名、看護師1名、リハ棟看護師1名（補助）、健康運動指導士1名が立ち会い実施する。

●検査入院時の運動負荷法

○1日目

・身体組成・握力・脚力などの基礎体力測定と問診票（図4）作成。
・自転車エルゴメーターでの漸増運動負荷試験（2日目以降の運動強度決定の体力評価）を実施。心拍、酸素飽和度、疲労感、息苦しさ、血圧、酸素摂取量、二

_____ さん　　FDEIAn　問診票

●発作年月日

	年	月	日	時	分頃	朝食・昼食・夕食・内容・量；時間・発症時間	屋内外
1回目							内・外
2回目							内・外
3回目							内・外
回目							内・外
回目							内・外

※上記摂取内容のほか、石鹸や化粧品、服用薬、接触動物、天候、家族歴などを聴取する

（V：発作時症状）

●皮膚粘膜症状
　◇皮膚症状；蕁麻疹・発赤・湿疹・掻痒感・血管運動性浮腫
　◇眼症状；眼瞼腫脹・浮腫・眼球結膜充血・瘙痒感・流涙
　◇口腔咽喉頭症状；口腔・口唇・舌の違和感・腫脹・喉頭絞扼・喉頭浮腫・嗄声・
　　　　　　　　　　喉の痒み・イガイガ感

●呼吸器症状；（上気道）　鼻汁・鼻閉・くしゃみ
　　　　　　　（下気道）　咳・喉頭閉塞感・喘鳴・SpO_2低下

●消化器症状；腹痛・悪心・嘔吐・下痢・血便

●全身性症状
　◇アナフィラキシーショック；頻脈・虚脱状態（ぐったり）・意識障害・血圧低下・
　　　　　　　　　　　　　　　悪寒
　◇アナフィラキシー；多臓器の症状

●耳つまり
　その他

図4　問診票

表3　食物依存性運動誘発アナフィラキシーの診断

①現病歴の詳細な聴取　＜最も重要＞
　特に重篤な蕁麻疹やアナフィラキシーの場合：症状、発症時間、食事との関係、運動との間隔、運動の種類、経過、繰り返しの有無、薬剤内服の有無を確認
②アレルギー性疾患の既往、家族歴
③血液検査、生化学
④アレルギー検査
　好酸球、Total IgE、特異的IgE、HRT、皮膚反応（プリックテスト、皮内反応）
⑤誘発試験
　食事のみ、運動のみ、食事＋運動、アスピリンの前投与＋食事＋運動

酸化炭素排出量、1回換気量、呼吸数、分時換気量、吸気呼気時間、呼吸商、終末炭酸ガス濃度、安静代謝量などの、運動負荷中・運動負荷後の応答変化をみる。

○2日目
・運動負荷前に原因食物を摂取（種類・量は主治医が決定）。
・摂取後15～30分以内に運動負荷を開始。
・前日の体力評価から、問診票に沿って発作時の運動強度で15～40分の運動負荷をかける。
・2日目の負荷は始めから終わりまで、ほぼ同じ運動強度（定負荷）で行う。
・2日目以降の測定項目は、呼気ガス分析を除き、発作時の状況に類似した負荷をかける。
・負荷後は、必要に応じて肺機能や心拍・血圧・息苦しさ・酸素飽和度などを20～30分観察し、以後は入院病棟にて観察する。

○3日目
・2日目の負荷誘発試験で陰性の場合には、アスピリンの前投与を実施することがある。

▶診断

食物依存性運動誘発アナフィラキシーの診断は、表3にあげた項目から判断する。

✚教育内容

▶症状出現時の対応策

以下について、主治医および看護師より、入院病棟にて指導する。
①蕁麻疹などの症状出現時には、運動を中止して安静にし、抗ヒスタミン薬や抗アレルギー薬などが処方されていれば内服する。
②症状が軽度であれば、2時間程度経過観察する。

③全身性の蕁麻疹、顔面腫脹など症状が進行するようであれば、医療機関を受診する。
④血圧低下、意識消失、呼吸困難などが出現すれば、ただちに医療機関へ救急搬送してもらう。
⑤携帯用エピネフリン注射を処方されている人は、ショック症状が出現したら筋注して、ただちに医療機関へ救急搬送してもらう。

▶運動に関係する予防策

運動に関係する以下の内容については、主治医の指示のもと、健康運動指導士が指導することもある。
①運動前には原因食物を摂取しない。
②原因食物を摂取した場合には食後2時間は運動を避ける。
③前駆症状（皮膚の違和感や蕁麻疹など）が出現した段階で、運動を中止し休息する。
④感冒薬など非ステロイド性抗炎症薬を内服した場合には運動を避ける。

✚その他の注意事項

食物依存性運動誘発アナフィラキシー疑いで検査入院する成人女性患者のなかに、摂取食材のみの問診では原因食材が特定できず、再度の問診で、共通原因物質を含む製品などで症状を引き起こしていると思われる症例が最近多くなっている。たとえば、美容洗顔用の石鹸などには、加水分解小麦を使用したものがあり、接触性蕁麻疹によって感作され、後に強いアレルギー症状を起こすことがあることがトピックになっている。

このように今後は、製品・果物などアレルギーを引き起こしたり増強したりする物質を含む広範囲の調査が必要になると思われる。

（嶋田清隆）

Section6 患児と家族を支える

✚はじめに

日本には多くの患者会が存在するが、設立される患者会がある一方で、活動を休止する患者会もあり、入れ替わりが激しい。実際に連絡がとれる患者会の数は、1,000前後になるだろう。そのなかで、アレルギー（喘息・アトピー性皮膚炎・食物アレルギーなど）疾患にかかわる患者会は、2007年の日本患者会情報センターの調査によると、おおよそ41団体と考えられている。

アレルギー患者会の今昔（インターネットの普及を契機として）

アレルギー疾患の患者会の成り立ちは、長期慢性疾患という特徴からか、早くから「医師だけががんばっても病気はよくならない。疾患に対する患者の理解と、それによる日常生活が、治療のうえで大きなウエイトを占める」と考えた医療者と、「薬を飲む以外に自分（患者本人や患者の親）でできることがあるのならしていきたい」と考える患者が集まって「勉強会」を始めたことから始まったようである。

アレルギーの勉強会が医師により患者教育として行われ始めた1960年代中ごろは、薬の多くは名前がわかるような形で患者に渡されることはなく、塗り薬もチューブから薬の名前を示す紙片は切り取られているような時代であった。薬の名前や作用、副作用を知る機会は、大変に貴重なものであり、また、そのような活動を支援する医師は、必ずしも多くなかった。

現在は、当時のままのような医師がいるという話を耳にすることも皆無とはいえないが、医療者の意識も、患者の意識も、そして何よりも社会全体の医療に対する関心も大きく変わってきている。それを助けたものの一つがインターネットの普及である。患者会のあり方も、インターネットの普及とともに形を変えつつあることを感じている。インターネット上における情報量は膨大で、しかも玉石混交で存在する。患者会も、自ら発する情報のよって立つところ、めざす道を公にし、社会のなかで患者会の役割を果たすことが求められる時代となってきた。

【Note】
団体数の調査方法

『家族と専門医が一緒に作った小児ぜんそくハンドブック2008』（作成：「家族と専門医が一緒に作った小児ぜんそくハンドブック2008」作成委員会、監修：日本小児アレルギー学会、発行：協和企画）の作成にあたり、広くアレルギー疾患にかかわる患者会に作成への参加を呼びかけるために、日本患者会情報センター（代表：栗山真理子。http://www.kanjyakai.net/）が調査したもの。インターネット上からグーグル300件、ヤフー300件を検索、同時に『全国患者会障害者団体要覧第2版』（プリメド社）を参考とした。

✚患者会の成り立ち（初期のころ）

　アレルギー（当初はほとんどが喘息）に対する患者会活動は、古くは30～40年前から始まっているようである。その多くの活動は、「長期慢性疾患である喘息は、医師の投薬治療だけではよくならず、患者が疾患を理解し、患者として家庭にいる間にも注意することによって避けられる発作があること」を医師が伝えるもの（当時は患者教育）として機能していたようである。

　日本で最も古い患者会であるとホームページで紹介しているNPO法人は、2009年に40周年を迎えた。薬によるコントロールがあまりよくなかったうえに、気道の収縮が病態とされ、収縮時（発作時）にその収縮を緩めることが治療と考えられていた時代に、患者が他の患者のために会報を出し、療養相談を実施するなどの活動を行うことがどれだけ大変だったことか、想像に難くない。

　同じころ、小児の喘息も、発作を起こさないために安静に過ごすことが、喘息のある児童の正しい生活と考えられていた。そんななか、若い医師たちが、他の子と同じ経験をさせてあげようと、入院病棟から連れ出して、喘息キャンプを始めた。発作が出たときには発作を止める治療をし、重くなったら長期に入院して治療するしかなかったような子どもたちに、「できるだけ普通の子どもと同じような生活をするためにはどうしたらいいか？」を念頭に、積極的に治療をするようになった。子どもを治すにはどうしても親の理解が必要で、親が知識をもつことによって、子どもの治療環境をよくしていこう、という意図もあった。そこで知り合った親たちが情報交換をし、医療者が必要な治療や、最新治療について話をするような勉強会が生まれた。

　このように患者会は、患者を楽にしてあげたい、子どもを子どもらしい環境で生活させてあげたい、と思う医療者と、自分たちができることがあるのなら、医師へのお任せではなく、自分のために、子どものためにできることを精一杯していきたい、という思いの患者や患者の親が集まってできていったのである。

　セルフヘルプは、患者会の機能の一つといえるだろう。患者が、患者の経験を患者に伝え、お互いの経験を共有し、助け合うことは、大切な機能といえる。今でも患者会というと、セルフヘルプグループを思い描く人が多いのが現状といえるかもしれない。

患者会の新しい機能

✚参加、そして協働へ

　医師の患者教育の勉強会として出発した患者会や、セルフヘルプグループとして出発した患者会、それら両方の機能を有する患者会も育ってきた。さらに喘息治療のためのガイドラインができたことによって、医療機関・教育機関・行政などと連携し、協働していくことが可能になった。筆者が主宰する「アラジーポット」のような「患者自らが情報を収集し、蓄積し、整理して発信」し「アレルギーのある子どもたちが楽しく学校生活を送れるように、社会、特に教育機関で、周りの多くの方々と連携して社会基盤の整備をしていく」ことをめざす患者会も生まれた。そしてガイドライン作成への患者の参加、厚生労働省・文部科学省の委員会や都・県・市などの地方行政などへの患者参加など、社会が患者の声を聞くようになり、患者会の役割は広がっている。

✚アラジーポットの活動例

　長期慢性疾患であるアレルギー疾患の治療現場では、患者と医療者が、ともに疾患に向き合っていくパートナーシップの大切さが理解され、専門医や学会が率先して「患者の声」を聞き、患者とともに治療に向き合っていく姿勢を強めている。そのなかで、「社会と協働する患者会」の一つとしての「アラジーポット」（表1、図1）が参加・協働した例について、これからいくつか紹介していきたい。

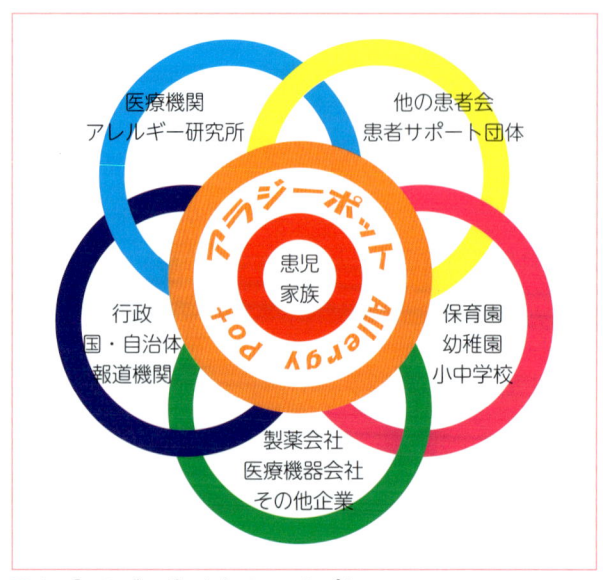

図1　「アラジーポット」のコンセプト

Section6 患児と家族を支える

表1 アレルギー児を支える全国ネット「アラジーポット」の概要

設立年月	2002年12月 2004年9月　特定非営利活動法人に認証される
設立者	患者の親、病棟保母、臨床心理士、顧問医2名
目的	保育園、幼稚園、学校などの教育機関で、アレルギーが正しく理解され、アレルギーのある子どもたちが楽しく過ごせ、親が安心して送り出せる教育環境の基盤整備をめざす
登録会員数	約1,500名。登録は無料。不定期のメールニュースが送られる ※患者・家族以外（医療機関、教育機関、行政、メディア、企業など）は、サポーターとして登録（登録は無料）。同じメールニュースが送られる
活動方針	「患者自らが情報を収集し、蓄積し、整理して、患者自らが発信する」ことを大切にし、3つの場を提供している ・何の制約もなく、自由に思いを話すことができる「しゃべり場」 ・最新の治療法・研究情報、講演会・勉強会情報を得られる「学びの場」 ・私たちの経験を、今困っている人たちに役立てる方法を探る「発信の場」 【ガイドライン作成への参加】 すべての医療情報は、ガイドラインに基づいて作成され、発信されていることから、ガイドラインの作成にも参加している。アラジーポット設立当時から教育機関へのアレルギーの正しい理解のために企画・作成し、多くの支援を得て配布している『入園入学マニュアル』は、日本学校保健会作成の『学校のアレルギー疾患に対する取り組みガイドライン』をもとに、学校でのアレルギーの理解に向けて2010年に新バージョンを作成し、配布している

▶参加した例

●例1：患者向けガイドラインの作成への参加

2004年の患者向けガイドライン『医療者と患者のパートナーシップのための喘息診療ガイドライン』（小児用・成人用）は、医療者が患者の求める情報を提供するために、患者・患者支援者が参加した初めてのガイドラインである。アラジーポットからは、主宰者であり、患者の親でもあった経験がある筆者が参加した。今まで、学会などの専門医だけで作成されていたガイドラインに、患者の視点、患者の求める情報を入れようとしたガイドラインとして新聞でも紹介された。

同じ年、非公式に患者・患者支援者が参加した小児アレルギー学会作成の『患者と家族のためのハンドブック2004』ができた（アラジーポットから筆者が参加）。このハンドブック作成への患者・患者支援者の参加は、医療者にとっての「当たり前」は患者にとっての「当たり前」なのか、患者の必要とする情報は何か、どう提供したらよいかという課題を共有するチャンスとなった。

●例2：学校でのガイドライン2008

2004年、文部科学省の「アレルギー疾患に関する調査研究委員会」は、児童生徒におけるアレルギー疾患についての総合的な調査を実施した。そして2007年に

『アレルギー疾患に関する調査研究報告書』を発表した。

この報告書を踏まえ、文部科学省では『学校生活管理指導表（アレルギー疾患用）』と『学校のアレルギー疾患に対する取り組みガイドライン』（作成：日本学校保健会、監修：文部科学省スポーツ・青少年局学校健康教育課）を作成した（図2）。2008年4月より、日本全国の学校に2冊ずつ配布されている。この作成にあたり、アレルギー疾患の専門医や学識者、学校で子どもの指導に直接あたる者に加え、多くの医療・教育・行政関係者のなかで、筆者が保護者の立場で1人で参加した。

このガイドラインの意義は、アレルギー疾患が学校教育の場で決してまれな疾患ではなく、学校として対応すべき疾患と位置づけられたこと、そして「すべての児童生徒が安心して学校生活を送ることができる環境整備をめざして」作られたということだろう。ガイドラインによって、本人・家族と学校と医療が、子どものために話し合う土台ができたのである。特別なわが子のために学校にお願いをしに行っていた親は、学校との話し合いのためのツールをもとに話し合いことができるようになった。

▶協働した例

●例：患者向け小児ぜんそくハンドブック2008

2004年に作成された『患者と家族のためのハンドブック2004』では、医師の書いた文章を、医師がやさしく書き直し患者向けとしていた。しかし、その2008年版『家族と専門医が一緒に作った小児ぜんそくハンドブック2008』では、作成者の公募を行った。それに応募した4つの患者会の代表者である患者の家族が構成、執筆をし、医師向けガイドラインを作成した専門医と家族がチームとなって、医師向けのガイドラインと内容に齟齬がないことを確認しながら「患者家族が日

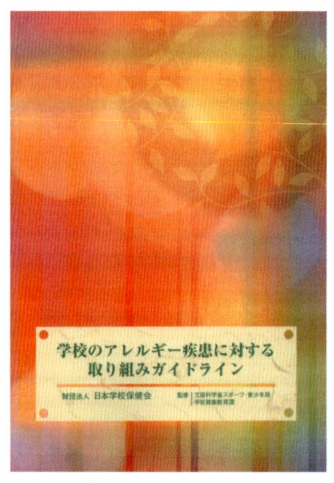

図2 『学校のアレルギー疾患に対する取り組みガイドライン』

常生活を営むうえでの情報」を加えて作成された（図3）。アラジーポットも、4団体の一つとして参加した。

2008年版は、2004年版と比較して格段に読まれている（2004年版2,000部、2008年版10,000部）。特に実地医家たちから、患者の心配や想いを知り、患者の必要な情報を提供するうえで大変有用であるとして、広く求められていると聞く。

✚おわりに

患者の想いを実現しようとしても、現状はそう簡単に実現できる状況にはない。実現しようとすればするほど狭い道に入り込んでしまうこともある。患者にとってはどうしても必要と思えることであっても、社会では簡単に共有できないことも多い。

たとえば、食物アレルギーによるアナフィラキシーショックがそうである。自分にとっておいしい食べ物が、他人にとっては命にかかわる場合があることを理解すること、世の中には、ごくまれにではあるが、ある人にとっての栄養が、別の人の命を奪う結果となってしまうことを理解するのは、実は大変に難しいことである。飛行機のなかで配られていたピーナッツ入りのスナック菓子は、新聞への当事者の投書によって世界中の飛行機から消え、今では、「ピーナッツの入っていないおせんべい」（航空会社によって異なるとは思うが）に入れ替わった。

社会の理解を進めること、そのために自ら発信することはとても大切なことであり、必要なことであると考えている。その発言の方法、発信の方法に、社会への理解を意識していくこともまた、これからの患者会にとって大切になっていくのだと考えている。

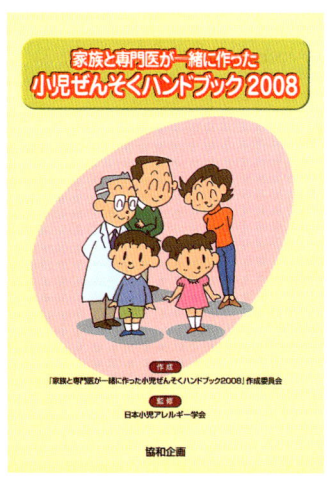

図3 『家族と専門医が一緒に作った小児ぜんそくハンドブック2008』

（栗山真理子）

患者参加型の療養支援

患者会には、一般的に次のような機能がある。

①情報の共有を図る：疾患や治療に対する正しい知識を得たり、疾患とのつき合い方を学んだり、情報を交換できる場を提供する。

②気持ちの共有を図る：互いに相談したり、真情を吐露したり、励まし合ったりする場を提供する。

③社会への理解を求める：疾患に対する社会の認知や理解を深めるために、社会に働きかける活動を行う。医療政策の決定の場への参加、人権問題への取り組みなどを行っているところもある。

　患者会の要覧（書籍）や、インターネットの患者会検索サイトのURL一覧を見ればわかるように、わが国には数多くのアレルギー患者の会がある。患者自身で発足させたもの、アレルギーの子どもをもつ親たちが集まってつくったもの、医師や看護師など医療関係者が中心となって設立したものなど、設立経緯や運営者はさまざまである。また、方針や活動内容、情報アクセスの方法など、それぞれに特徴がある。患者会の性格は多種多様なので、医療従事者は、活動の趣旨や内容をよく知ったうえでアクセスすべきであろう。

　ここでは、「NPO法人 日本アレルギー友の会」「食物アレルギーの子を持つ親の会」「NPO法人 相模原アレルギーの会」「NPO法人 アトピッ子地球の子ネットワーク」「NPO法人 アレルギーを考える母の会」の5つを紹介する。

✚NPO法人 日本アレルギー友の会

　1969年、同愛記念病院のアレルギー病棟に入院していた気管支喘息患者によって発足した患者会である。患者会のなかでは歴史が長い。運営スタッフは気管支喘息やアトピー性皮膚炎の患者で、同じ疾患をもつ患者や家族等に対して、患者の立場から正しい情報の提供に努めている（会の概要は表1参照）。

▶患者による療養相談

　この会の主な活動の一つが、患者による療養相談である。日本アレルギー学会、日本皮膚科学会の治療ガイドラインにある標準療法に基づき、患者の立場からアドバイスを行うとともに、ピアカウンセリング（同様の状況にある人たち同士が話をきくこと）の機能も果たしている。

　相談員に不安や悩みを話すことで、同じ患者という立場ならではの理解や共感が得られたり、悩みを解決するための情報を提供してもらうことができる。

▶専門医による講演会の開催

　年に2回、治療の第一線で活躍する専門医を講師に迎え、治療に関する講演と参加者との質疑応答を行っている。特に質疑応答は十分に時間をとり、短い診療時間では聞けない疑問を解決したりセカンドオピニオンの役割も果たしている。また「正しい受診の仕方」の実演や「医師とのコミュニケーション」をテーマとしたパネルディスカッションを行うなど、患者会ならではの内容となっている。

表1　NPO法人 日本アレルギー友の会の概要

設立年月	1969年2月
目的	アレルギー性疾患に関する情報を収集して正しい知識を広め、その対策の確立と推進を図り、気管支喘息やアトピー性皮膚炎などの患者の社会復帰、ならびに福祉の向上に寄与することを目的とする
対象疾患	気管支喘息 アトピー性皮膚炎
会員数	約1,300名（医師賛助会員200名を含む）
主な活動	・患者による療養相談　　・勉強会・座談会の開催 ・月刊紙「あおぞら」の発行　・出版事業 ・専門医による講演会の開催　・ホームページの運営 ・患者交流会の開催　　・講演活動
ホームページ	http://www.allergy.gr.jp/

✚食物アレルギーの子を持つ親の会

1985年、食物アレルギーの子どもをもつ約20人の親が集まり結成された。学習会、料理教室、旅行など、患者・家族同士の交流をとおして食物アレルギーの正しい知識や対処法の周知を行うほか、社会に対して理解を深めるための情報発信を行い、患者が安全で文化的な生活を送ることができるように行政などへの働きかけを行っている（会の概要は表2参照）。

▶患者・家族同士の交流をとおした情報交換

患者・家族同士の交流の機会の多さがこの会の一つの特徴といえる。クリスマス会や夏の合宿などを開催し、患者や家族が抱える悩みの共有や情報交換を行う場としている。

そのほか、毎月発行している会誌では、会の活動報告や食物アレルギー児の食べ方・暮らし方の情報だけではなく、アレルギー表示、喘息などについての情報提供を行っている。

▶食物アレルギーの社会的対応の充実に向けて

患者・家族および保育・教育・栄養・食品など食物アレルギー児にかかわる関係者が正しい知識を習得できるように、講演会・シンポジウムなどのほか、食物アレルギー教室を実施している。

また、医療・行政機関と連携して、ガイドライン作成協力、食物アレルギー対応旅行に向けた環境づくりなどを行い、患者と家族の安全でより高い生活に資する活動を行っている。

表2 食物アレルギーの子を持つ親の会の概要

設立年月	1985年2月
目的	・情報交換と交流をとおして、食物アレルギー患者と家族の生活を支える ・食物アレルギーおよびアナフィラキシーを学ぶ ・社会に対して食物アレルギーの理解を広める ・食物アレルギー患者の安全で文化的な生活に向けて、社会的対応を求める
対象疾患	食物アレルギー
会員数	約800名
主な活動	・例会の開催（講演会、シンポジウム、学習会、食物アレルギー教室、料理講習会） ・クリスマス会、合宿、旅行の企画　・会報の発行（毎月） ・食物アレルギー対応レシピの研究と普及　・研究への協力 ・災害支援　・行政への働きかけ
ホームページ	http://pafa.jp/

✚NPO法人 相模原アレルギーの会

　1990年、患者有志と国立病院機構相模原病院の複数の医師の支援により発足した。相模原病院アレルギー科の医師を顧問とし、アレルギー疾患をもつ患者・家族等に対する情報提供として、講演会や勉強会を開催するほか、会報の発行も行っている（会の概要は表3参照）。

▶講演会の開催

　年1回、秋に開催される講演会では、相模原病院の医師をはじめ、わが国のアレルギー疾患治療・研究の第一線で活躍する医師を招いての講演やパネルディスカッションが行われる。また参加者が小グループになって医師を囲んで行う医療相談や、薬剤師と1対1の薬相談も実施している。

▶会報の発行

　年4回発行される会報「さくら」では、開催された講演会や勉強会の内容を紹介したり、治療や薬に関する情報やトピック、Q＆Aなど、患者・家族にとって有用な情報を掲載している。

表3　NPO法人 相模原アレルギーの会の概要

設立年月	1990年9月
目的	気管支喘息をはじめとするアレルギー性疾患および呼吸器疾患をもつ患者・家族・遺族等に対して、学び合いの集いを通じての情報提供事業を行い、また医療関係各機関に対して、医療と治療の向上のための提案事業を行うことによって、アレルギー性疾患および呼吸器疾患をもつ患者が求める医療環境、社会環境および患者の生活の質（QOL）の向上に寄与することを目的とする
対象疾患	アレルギー疾患全般
会員数	約600名
主な活動	・会報「さくら」の発行（年4回） ・講演会の開催（年2回、春・秋） ・勉強会・相談会の開催（年4回）
ホームページ	http://allergy-net.web.infoseek.co.jp/kanja/

✚NPO法人 アトピッ子地球の子ネットワーク

1993年、日本リサイクル運動市民の会の内部セクションとして発足。財団法人日本環境財団を経て、2003年よりNPO法人として活動している。

電話相談対応、ホームページや執筆をとおした情報提供活動のほか、災害支援活動、各種調査の設計・解析、アレルギー対応商品の開発や環境教育事業にも力を入れるなど多岐にわたる活動を行っている（会の概要は表4参照）。

▶対象に応じた患者交流会の開催

思春期以降の患者を対象とした「夜の患者交流会」、子育て中の女性を主な対象とした「おしゃべり会・試食会」など、対象に応じた患者交流会を随時開催している。また、毎年夏に行われるキャンプでは、患者と家族の交流を深めながら、アレルギーだけではなく、アレルギーの原因や背景について考えるため、環境問題もテーマに取り上げている。

▶食物アレルギー危機管理情報サイト

食品の混入事故・表示ミス、企業が取り組んでいる防止策や改善事例についての情報発信と情報の蓄積を目的に開設されたサイトである。登録企業で発生した事故やその改善策の報告が、このサイトを経由して、登録した患者や家族のもとへ配信されるので、患者と家族は重要な情報をいち早く入手することができる。

表4 NPO法人 アトピッ子地球の子ネットワークの概要

設立年月	1993年1月
目的	広く一般市民を対象とし、なかでもアトピー・アレルギー疾患をもつ患者とその家族を対象として、暮らし方のアドバイスをする電話相談事業、疾患発症の背景としての環境問題や患者のQOL（生活の質）向上のための調査研究事業、キャンプや食農教育による環境教育事業、最新の知見の集積と発信のための情報提供事業、テーマの社会化に向けた普及啓発事業を行い、その暮らしの支援を図り、人と自然が共生し、多様な価値を認めあい、誰もが共に生きることができる社会の実現に寄与すること
対象疾患	アレルギー疾患全般
会員数	912名
主な活動	・電話相談事業　・調査研究事業　・環境教育事業 ・情報提供事業　・普及啓発事業 ・アレルギー対応製品や環境共生型製品の開発コンサルタント、開発および製品の販売事業 ・電話相談員養成などの人事教育研修事業 ・患者の自立のための職業訓練事業
ホームページ	http://www.atopicco.org/

✚ NPO法人 アレルギーを考える母の会

　1999年、アレルギー疾患の子どもをもつ母親10人によって横浜で発足した。患者や家族がアレルギーについて正しい知識をもち、適切な自己管理ができるよう春と秋の年2回、日本アレルギー学会認定指導医や専門医を講師に講演会を実施、会報やホームページをとおして情報提供も行っている。また、子どもが安心して社会生活を送ることができるよう保育所・幼稚園・学校と専門医が連携するコーディネーターの役割も担っている（会の概要は表5参照）。

▶学校などのアレルギー対策をコーディネート

　保育所・幼稚園・学校などの施設でもアレルギーへの適切な対応が求められている。この会では、教職員がアレルギーについて理解し、適切な対応ができるように専門医による研修実施のコーディネートを行っている。学校だけではなく、保健所や教育委員会と専門医の橋渡しの役割も担うなど、地域におけるアレルギーに対する知識の普及と啓発に努めている。

▶病態と適切な治療を知る情報を提供

　アレルギーの病態や適切な治療について知ることは、患者が治療に前向きに取り組むためにも必要なこと。そこで、ホームページ上でも患者が適切な治療などについて学べる講演会や患者が知って役立つ公的な情報を提供している。

表5　NPO法人 アレルギーを考える母の会の概要

設立年月	1999年8月発足、2008年4月にNPO法人化
目的	アレルギー疾患患者（児）および保護者や学校など周囲の関係者、支援者に対し、アレルギー疾患の正しい病態の理解と適切な自己管理や支援に関する啓発活動、および適切な医療や医療機関に関する情報の提供など相談活動、調査・研究活動などを行い、もってアレルギー疾患患者（児）の生活の質、医療環境の向上に寄与することを目的とする（定款）
対象疾患	アレルギー疾患全般
スタッフ数	30名
主な活動	・相談室や電話・FAXによる相談活動 ・会報「ちょっとCHAT」の発行 ・専門医と学校・保育所・幼稚園、保健所、教育委員会などとの橋渡し ・講演会や懇談会の開催 ・調査研究 ・国や自治体への働きかけ
ホームページ	http://hahanokai.org/

（編集部）

付録 食物アレルギー代替食品一覧

✚ はじめに

　食物アレルギーの症状を出さないように食物除去を行う場合、栄養が不足しないように代替食の摂取を考えることになる。本項では、食物アレルギーとして多くみられる原因抗原である鶏卵、牛乳、大豆、小麦、米について、除去対象食品とその代替食品をまとめた。なお、ピーナッツ、そばについては、注意すべき製品などを示した。

✚ 鶏卵アレルギー

抗原性	除去対象食品	代替食品
最強	生卵（鶏卵・うずら卵）	蛋白質源として：肉類（豚肉・牛肉・鶏肉・馬肉・鯨肉・カンガルー肉・ラム肉・蛙肉・鹿肉・兎肉）・魚介類・大豆製品
強い	卵を多く使った料理（玉子焼き・茶碗蒸し・オムレツ・天津丼・親子丼・かきたま汁・ハムエッグなど） マヨネーズ・タルタルソース 生卵使用デザート類（プリン・アイスクリーム・ミルクセーキなど）	卵を使用せずに料理（肉料理・魚料理・大豆製品を使った料理） マヨドレ（大豆使用ドレッシング） 卵の入っていない和菓子類（羊羹・あんもち・せんべいなど）・ゼリー・寒天など
やや強い	卵を多く使った菓子類（カステラ・クッキー・ビスケット・ケーキなど） 魚肉加工品・水産練り製品（ソーセージ・ちくわ・かまぼこなど）	手づくりのソーセージ・かまぼこ・ちくわ
弱い	卵を使った焼き菓子類 つなぎに卵の入っているもの（パン類・麺類・市販の揚げ物の衣・天ぷら粉・冷凍食品など） インスタント食品・ベビーフードなど	洋菓子の材料は、ゼラチンや寒天・デンプンで代用し、ケーキは重曹やベーキングパウダーで膨らませる 肉料理のつなぎは、デンプン（片栗粉など）・すりおろした芋などで代用し、揚げ衣は、水とデンプンの衣で揚げる

✚ 牛乳アレルギー

抗原性	除去対象食品	代替食品
最強	牛乳	蛋白質源として：肉類（豚肉・牛肉・鶏肉・馬肉・鯨肉・カンガルー肉・ラム肉・蛙肉・鹿肉・兎肉）・魚介類・大豆製品
強い	乳児用粉ミルク・生クリーム・コーヒー牛乳・ヤギ乳・フルーツ牛乳・チーズ・牛乳を使ったデザート類（プリン・アイスクリームなど）	牛乳・乳製品の混入しない料理（肉料理・魚料理・大豆製品を使った料理）アレルギー用ミルク・豆乳
やや強い	ヨーグルト・乳酸菌飲料 バター・マーガリン 牛乳を多く使った菓子類（カステラ・ケーキ・ホットケーキ・ドーナツ・瓦せんべい・ウエハースなど） 牛乳を利用した料理（グラタン・クリームシチュー・ポタージュ・ピザ・あさりのチャウダーなど）	なたねマーガリン 手づくりの菓子（牛乳・生クリーム除去） アレルギー用ミルク使用料理
弱い	牛乳入りの菓子類（ビスケット・チョコレート・キャラメル・シャーベット・キャンデー・チューインガム・バター飴・アイスクリームなど） つなぎに牛乳の入っているもの（食パン・ウインナー・ハム・多くのインスタント食品・ベビーフードなど）	手づくりできるものは、自分でつくる（パン・麺類・菓子類・ソーセージ・自家製カレールウなど） アレルギー対応惣菜・加工品・お菓子類などを利用する

✚ 大豆アレルギー

抗原性	除去対象食品	代替食品
強い	主に蛋白質源：大豆・豆腐製品・おから・枝豆・ピーナッツなど 調味料：大豆油・ごま油など、市販のほとんどの植物油・マーガリン・カレールウ 嗜好品：ピーナッツバター・チョレート・ココア・油使用菓子類（スナック菓子・サラダせんべいなど）・インスタント食品（焼きそば・ラーメンなど）	蛋白質源として：肉類（豚肉・牛肉・鶏肉・馬肉・鯨肉・カンガルー肉・ラム肉・蛙肉・鹿肉・兎肉）・魚介類 なたね油（PCA合格品）・なたねマーガリン アレルギー用カレールウ
やや強い	納豆・きな粉・小豆・インゲン・緑豆・おたふく豆など あんこ使用菓子類 コーラ・みつ豆	乾燥果実（ノンオイル） 白玉団子・芋羊羹
弱い	味噌・醤油 ふりかけ・味つけノリ・みりん干しなど	ダイズノン味噌・ダイズノン醤油・焼きノリ

➕小麦アレルギー

抗原性	除去対象食品	代替食品
最強	強力粉を使用した麺類（ラーメン・スパゲティ・マカロニ・うどんなど） パン全般・麩など	雑穀や米などからつくったパンや麺類
強い	中力粉を使用した、小麦粉・天ぷら粉・お好み焼き粉・パン粉など 大麦・はと麦・ライ麦・オーツ麦（オートミール）・デュラムセモリナなど	粉の代用として、雑穀粉・米粉・片栗粉・葛粉など
やや強い	薄力粉を使用した菓子類（ケーキ・ビスケット・クッキー・麩菓子など） 肉・練り製品のつなぎやルウ（シュウマイ・餃子・春巻き・肉まん・フライ・カレーライス・シチュー・グラタン・たこ焼きなど） 麦茶（大麦）・はと麦茶・ビール・ウイスキーなど	手づくりできるものは、雑穀粉・米粉を使用し、自分でつくる 小麦・他の麦類の混入がない商品（アレルギー対応惣菜・加工品・お菓子類など）を利用する
弱い	小麦胚芽油・大豆醤油・穀物酢・麦味噌・金山寺味噌など	小麦・他の麦類の混入がない調味料（アレルギー醤油など）を利用する

➕米アレルギー

抗原性	除去対象食品	代替食品
強い	白米（精白米・分つき）・玄米・餅米 上新粉・道明寺粉・白玉粉など ビーフンなど	ケアライス・ファインライス・Aカットご飯・雑穀ご飯など イモ類・カボチャ類・雑穀粉・低アレルゲン米粉・低アレルゲン小麦粉など
やや強い	最中・桜餅・白玉ぜんざい・串団子・せんべいなど	手づくりできるものは、雑穀粉・イモ類などを使用し、自分でつくる
弱い	米醤油・味噌・米油・金山寺味噌・みりん・清酒など きび砂糖・三温糖・黒砂糖など	大豆・小麦・雑穀など、米を含まない調味料を利用する

✚ピーナッツアレルギー

特徴	ピーナッツアレルギーは幼児期に発症することが多く、そばと同様、接触・吸入により、症状が強く誘発される。
注意すべき製品	ピーナッツはローストしたものだけではなく、ピーナッツオイルとしてカレーのルウ・クッキーやケーキ・スナック菓子・エスニック料理サラダやサンドウィッチ・ドレッシング・ソース・バタースプレッド・香料などに、利用されていることが多いので、外食の際には注意が必要である。 特にローストしたピーナッツは、フライやボイルよりも高温で処理されるので、抗原性が高まる。さらに砂糖を加えて煎ると抗原性が増す。
その他の注意点	ナッツ類には、ニッケルも多く含まれるので金属アレルギーの人も注意が必要である。ピーナッツの殻にもアレルゲン性があるので、保育園や幼稚園で豆まきの際に大豆の代わりにピーナッツを使用すると殻の微粉で症状が出る可能性がある。

✚そばアレルギー

特徴	そばは、昔から重篤なアレルギー症状を引き起こす食品として有名である。そばアレルギーの人は、ごく少量でもアレルギー症状が出ることが多い。
注意すべき製品	そばは、麺だけでなく、そば粉やそば粉を使用して作られたそば餅・そばボーロ・そば饅頭なども表示の対象となっている。 また、そばは、食べて症状が出るだけではなく、吸い込んでも症状が出るという特徴がある。そばアレルギーの人は「そば殻枕」を使用すると、発作を起こすことがあるので注意が必要である。ゆでたそばの湯煙でも発作を誘発することがある。 そば抗原は、熱に安定性があるため、加熱調理後もアレルゲン性は弱くならない。 「ふりかけ」の隠し味にそば粉が使われる場合もある。

✚ 除去食物の要点

▶鶏卵アレルギー

- 鶏卵は加熱により抗原性が大きく低減する。このため、加熱卵が摂取できても、生や半熟卵の摂取には注意を要する。
- 卵黄よりも卵白の方が抗原として反応することが多く、卵黄から解除になる場合が多い。
- 卵殻カルシウム（焼成・未焼成とも）は、鶏卵を含まないので食べられる。
- 基本的に鶏肉・魚卵は除去する必要がない。

▶牛乳アレルギー

- 牛乳は加熱や発酵させることで抗原性を低減させることは難しい。
- カルシウム摂取不足が問題となるため、アレルギー用ミルクや他のカルシウムを多く含む食品から摂取する。
- 乳化剤・乳酸カルシウム・乳酸ナトリウム・乳酸菌は、牛乳を含まないので食べられる。
- 基本的に牛肉は除去する必要がない。

▶大豆アレルギー

- 精製した油に蛋白質はほとんど含まれないため、微量反応する重症な大豆アレルギーでなければ大豆油を除去する必要は基本的にない。

▶小麦アレルギー

- 醤油は原材料に小麦の表示があるが、完成した醤油には小麦の蛋白質は残存しないため、小麦アレルギーでも醤油を除去する必要は基本的にない。

▶米アレルギー

- 米が食べられない場合は、パンやうどんなどの小麦を使った食品、また穀物として粟・きび・ライ麦などを代替食品とすることができる。
- 米を含む注意食品としては、玄米・もち米・上新粉・白玉粉や米加工品のビーフン・玄米茶・みりん・清酒、さらに、もち菓子・煎餅などの菓子がある。

▶ピーナッツアレルギー

- 学校給食で使用されたり、チョコレートなどの菓子類に含まれたりすることが多いため、誤食がないように注意する。
- ピーナッツ・樹木ナッツ（クルミ・カシューナッツなど）・ごまなどをひとくくりにまとめて除去をしない。

▶そばアレルギー

- そばと同じ汁で茹でたうどんを避けるなど、混入に注意する。

（保坂幸一）